Gewidmet meiner Frau Barbara
und unseren Töchtern Lisa und Clara,
die mir durch ihre große Toleranz
die Arbeit an dem Buch erst ermöglicht haben.

Geleitwort

Im vorliegenden Buch hat sich der Autor erfolgreich bemüht, das weite Feld der Behinderungen und Folgezustände nach neuropädiatrischen Erkrankungen bei Kindern für Ärzte, Angehörige medizinischer Berufe im weitesten Sinn und betroffene Eltern in kurzer und verständlicher Form darzulegen. Da es das primäre Anliegen des Buchs ist, das Verständnis für die Entstehung und Handhabung von Behinderungen zu fördern, sind neuropädiatrische Erkrankungen, die nicht zu einer Behinderung führen, nicht erwähnt.

Therapiekonzepte sind nur insoweit besprochen, als es zum grundsätzlichen Verständnis und zur Nachvollziehbarkeit der Therapie-Idee notwendig erscheint. Eine Anleitung zu Therapien soll nicht gegeben werden.

Auch die Literaturangaben sind nicht als lückenlose Quellenangabe, sondern mehr als Hinweis für weiterführende Darstellungen zu verstehen. Medizinische Fachausdrücke und (unvermeidliche) Abkürzungen werden verständlich erläutert, sofern sie sich nicht ausreichend in medizinischen Wörterbüchern erklärt finden.

Die leicht lesbare und engagiert geschriebene Darstellung ist in ihren Schwerpunkten geschickt ausgewählt und zeigt, daß der Autor mit behinderten Kindern und ihren Betreuungspersonen in engagierter Weise umzugehen versteht.

Im Interesse verständnisvoller Einsicht für die Nöte und Bedürfnisse der behinderten Kinder wünsche ich dem Buch eine weite Verbreitung im angesprochenen Personenkreis.

Dr. Ingomar Mutz

Vorwort zur zweiten Auflage

Das Buch „Neuropädiatrie – Ursachen und Formen der Behinderung" wendet sich an die verschiedensten Interessens- und Berufsgruppen, die allerdings eines verbindet: das fachliche und persönliche Interesse am neurologisch kranken oder behinderten Kind.

Gerade angesichts eines so heterogenen Leserkreises ist es mir daher eine große Freude, daß dieses Buch – weil bereits vergriffen – nun in die zweite Auflage geht. Bedeutet es doch offenkundig, daß das Interesse im gesamten deutschsprachigen Raum groß ist. Daneben hat sich erfreulicherweise auch das angebotene Demonstrationsvideo zum „Handling" von Säuglingen und Kleinkindern sehr bewährt.

Obwohl ich in dem Buch überwiegend Basiswissen zum Einstieg und zur Orientierung vermitteln möchte, wurde eine Neuauflage nach fünf Jahren auch notwendig, um den Inhalt neuen medizinischen Erkenntnissen anzupassen. Hinzu kommen Anregungen von Kolleginnen und Kollegen und Studentinnen und Studenten, für die ich mich recht herzlich bedanken möchte, und die ich gerne in die Neuauflage aufnehme. Insbesondere möchte ich mich an dieser Stelle bei Herrn Univ.-Prof. Dr.med. E. Boltshauser und Herrn Univ.-Prof. Dr.med. Gert Jacobi für ihre wertvollen Anregungen bedanken.

Selbstverständlich sind in einem kurzen Kompendium zu einer so umfassenden Thematik Abweichungen gegenüber der Gliederung und Vollständigkeit einschlägiger Lehrbücher unumgänglich, zum Beispiel im Kapitel über die kindliche Epilepsie: für den zum größeren Teil nichtärztlichen Leserkreis spielen Vollständigkeit und Gliederung von Krankheitsbildern eine untergeordnete Rolle, wenn es darum geht, sich rasch einen Überblick über die komplexe Thematik zu verschaffen. Dementsprechend haben häufigere Krankheitsbilder und Fragestellungen weiterhin Priorität behalten vor seltenen. Diesen Stil beizubehalten, haben mich unter anderen meine Studentinnen und Studenten bestärkt: der Nachteil, nicht alle Krankheitsformen zu finden, werde durch den problemlosen Einstieg und die rasche Erfaßbarkeit komplexer Krankheitsbilder bei weitem aufgewogen.

Abschließend möchte ich auf den neu eingefügten Anhang hinweisen. Er stellt das aktuelle Konsenspapier einiger wichtiger neuropädiatrischer Krankheitsformen dar, wie wir es in unserer Gesellschaft Neuropädiatrie festgelegt haben. Ich freue mich, durch Aufnahme in die 2. Auflage meines Buchs zur Verbreitung dieses wichtigen Papiers beitragen zu können.

Graz, im Januar 1998 Michael Millner

Vorwort zur ersten Auflage

Neuropädiatrische, also kinderneurologische Fragen haben einen beträchtlichen Anteil am Spektrum der gesamten Kinderheilkunde. Angeboren oder erworben, führen nicht wenige dieser Erkrankungen zu bleibender Behinderung.

Den Gedenkjahren, der Medienwerbung und der Adaptierung öffentlicher Einrichtungen (Bauten, Gesetze) zum Trotz – Behinderte bleiben für viele Laien etwas Seltsames, Unheimliches, vielleicht sogar Angstmachendes.

Zwei Dinge sind dafür maßgebend:

Erstens ist es die verständliche Unsicherheit des Menschen gegenüber ungewohnten Verhaltensmustern, befremdenden Bewegungsmustern und eventuell auch Denkmustern, wie sie Behinderte zeigen. Es ist mir unvergeßlich, wie meine damals 7jährige Tochter auf der Straße erstmals in ihrem Leben einen jungen Mann mit einer schweren spastischen Hemiplegie erblickte: Wie ihr ist der Schreck und die Befangenheit niemandem – auch keinem Erwachsenen – zu verdenken, wenn er sehr selten mit Behinderung konfrontiert wird.

Zweitens ist es das fehlende Fachwissen, das Unsicherheit oder gar Ungerechtigkeit hervorruft. Hier kann man ansetzen: Denn nur derjenige wird dem Behinderten adäquat begegnen, ihn richtig behandeln, der über Ursachen, Manifestationen, Möglichkeiten der Therapie bzw. Prognose grundsätzlich Bescheid weiß.

Ich zweifle nicht an der fundierten Ausbildung von Angehörigen der betreffenden Berufe in deutschsprachigen Ländern, aber mit abgeschlossener Berufsausbildung weiß beispielsweise die Krankengymnastin wenig über neurodiagnostische Methoden und der Neurochirurg wenig über das Bobath-Konzept.

Gerade vermittelbares Wissen um Art der Erkrankung oder die verfügbare Therapie kann jedoch unsere Hilflosigkeit und Unsicherheit gegenüber Kindern und Eltern mindern.

Dieses Wissen soll hier im Überblick vermittelt werden, immer mit dem Ziel im Auge, ein „ganzheitliches Verständnis“ für die Problematik der Erkrankung zu erreichen und nicht etwa Detailwissen, das anderswo nachlesbar ist.

Seinem Anliegen entsprechend erhebt das Buch daher in keiner Weise den Anspruch, vollständiges Wissen über neuropädiatrische Erkrankungen oder Behandlungsmöglichkeiten zu vermitteln. (In diesem Sinne wird etwa krankengymnastisches, ergotherapeutisches, heilpädagogisches oder logopädisches Grundwissen hier nicht angeführt.)

Das vorliegende Kompendium entstand aus einer praxisnahen Situation, nämlich in Beantwortung vieler Fragen, die von seiten der Eltern, der betreuenden Kollegen und vor allem der TherapeutInnen behinderter Kinder an den Neuropädiater herangetragen wurden: Fragen nach den Ursachen der Behinderung, nach ihrer Verhinderbarkeit, nach dem Wiederholungsrisiko, nach grundsätzlichen pathophysiologischen Vorgängen, nach den Möglichkeiten therapeutischer Ansätze und – oftmals – nach der Lebensprognose.

An dieser Stelle möchte ich meinen verehrten Lehrern meinen besonderen Dank aussprechen: Univ. Prof. Dr. med. Ingomar Mutz und Univ. Prof. Dr. med. Ronald Kurz, dem Vorstand unserer Kinderklinik, die mich gelehrt haben, solche Fragestellungen immer auch aus der Sicht des Fragenden zu beantworten.

Des weiteren danke ich Herrn Dr. phil. Manfred Bäck, Herrn Univ. Doz. Dr. med. Johann Deutsch, Herrn Univ. Prof. Dr. med. Franz Ebner, Frau Maria Eder-Schützenhofer, Herrn Dr. med. Wolfgang Erwa, Herrn Univ. Prof. Dr. med. Hubert Haberfellner, Herrn Dr. med. Reinhold Kerbl, Frau Elisabeth Löwenstein, Herrn Univ. Prof. Dr. med. Wilhelm Müller, Herrn Dr. med. Adriano Murri, Frau Eva Pürstner, Herrn Univ. Prof. Dr. med. Walter Rosenkranz, Herrn Dr. med. Konrad-Diether Spork und Herrn Dr. med. Werner Zenz für ihre wertvollen Anregungen, Frau Maria Glatz und Frau Elisabeth Stockreiter für ihre unermüdliche „Textverarbeitung“ und besonders Frau Christine von Busch für ihre fachkompetente Begleitung in den Entstehungsphasen des Buches.

All denen, welche tagtäglich mit den verschiedensten Formen der Behinderung Umgang haben, möge das Buch helfen, die individuelle Krankheit des Kindes besser zu verstehen und so mit seiner Behinderung einfühlsamer umzugehen.

Graz, im August 1992 Michael Millner

Inhalt

Teil I – Krankheitsbilder

Teil II – Diagnostik

Teil III – Therapien

Hinweis

Alle verwendeten Fachausdrücke sind im Text wenigstens einmal erläutert (Suche über Sachverzeichnis) oder in medizinischen Wörterbüchern zu finden.

Teil I – Krankheitsbilder

1 Konzeption bis Geburt

1.1 Vorbemerkungen

Bei der Befruchtung (**Konzeption, Empfängnis**) dringt von 200–500 Millionen männlichen Samenzellen normalerweise nur eine einzige in die weibliche Eizelle ein; beide vereinigen sich zur ersten Zelle des neuen Lebens, der **Zygote.** Diese Zelle teilt sich weiter und nistet sich schließlich in der Gebärmutterwand ein (**Nidation**), die Schwangerschaft hat begonnen.

Die **Embryonalzeit** dauert bis zum Ende der 12. Schwangerschaftswoche (SSW) bzw. 10.Woche nach Befruchtung. In dieser Zeit entwickeln sich die Organe und deren Funktionen; gegen Ende dieser Phase hat sich die **Plazenta** ausgebildet und die Herzaktion des Kindes ist im Ultraschall bereits sichtbar.

Durch Schädigung der befruchteten Eizelle auf dem Weg zur **Nidation** kommt es in den meisten Fällen zum Fruchttod, in seltenen Fällen führt dies jedoch zur Fehlbildung großer Körperteile oder zu großen Spaltbildungen der Bauchwand oder des Rückens (siehe 2.4.2.3). Diese seltenen und schweren Krankheitsbilder sind entweder schon präpartal mit der Sonographie (siehe 12.3) oder unmittelbar nach der Geburt erkennbar. Eine Vorbeugung oder kurative Therapie ist nicht bekannt.

Nach der 7. SSW resultieren bei Schädigung der Frucht kleinere morphologische Defekte bzw. Störungen der Organfunktion. Einzelne Organe bzw. Organsysteme sind in bestimmten Phasen der Schwangerschaft besonders empfindlich für Schädigungen:

- Herz: 3.–6. SSW
- Zentralnervensystem: 4.–6. SSW
- Extremitäten: 4.–7. SSW
- Äußeres Genitale: 7.–9. SSW

Etwa in der 16. SSW sind die ersten Kindsbewegungen spürbar. Von hier an bis zum Ende der Schwangerschft in der 40. SSW dauert die **Fetalzeit.**

Während dieser Zeit erfolgt im wesentlichen eine Vervollkommnung der Körper- und Organfunktionen. **Extrauterin** (außerhalb des Mutterleibes) lebensfähig ist ein Kind frühestens ab der 26. (25.) SSW. Über Defekte der Erbanlagen siehe Kapitel 11.

Vorbedingungen für den Eintritt in eine Schwangerschaft sollten sein:
- Nikotinabstinenz (siehe 1.6.3)
- Alkoholabstinenz (siehe 1.6.2)
- positiver Röteln-Titer (siehe 1.6.6)
- bekannter Rhesusfaktor der Mutter
- Folsäuregaben: Wenn bei einer früheren Schwangerschaft ein Neuralrohr-Defekt festgestellt worden ist, kann dieses Vitamin, im Zeitraum um die Konzeption verabreicht, angeblich einem neuerlichen Neuralrohrdefekt vorbeugen (Lancet, 1991). Der Wirkmechanismus ist unbekannt.

Im folgenden werden mögliche Probleme während einer Schwangerschaft besprochen, soweit sie Folgen für das spätere Schicksal des Kindes haben können – eventuell auch in Form einer Behinderung.

1.2 Blutungen

Blutungen, vor allem in der Frühschwangerschaft, können ein Zeichen für eine drohende Fehlgeburt **(Abort)** sein. Etwaige Fehlbildungen der Frucht sind eher Ursache als Folge davon. Einerseits sind Blutungen in der Frühschwangerschaft meist harmlos und ohne Folgen, andererseits ist die Rate von Kindern mit Fehlbildungen bei denjenigen Frauen etwas höher, die in der Frühschwangerschaft Blutungen hatten.

1.3 Vorzeitige Wehentätigkeit

Leichte Anzeichen für Wehentätigkeit zu irgendeinem Zeitpunkt der Schwangerschaft sind häufig und harmlos. In besonderen Fällen können sie jedoch die Tendenz des mütterlichen Organismus anzeigen, die

Frucht abzustoßen. Die Therapie besteht in Bettruhe und wehenhemmenden Medikamenten.

Per definitionem bezeichnet man als vorzeitig jede vor der 37. SSW eintretende Wehentätigkeit.

1.4 Blutbildveränderungen

Blutbildkontrollen in der Schwangerschaft fahnden vor allem nach einer Anämie, durch die unter Umständen die Frucht eine Mangelnährung erleiden würde (siehe auch 4.2). Insbesondere in der Spätschwangerschaft entwickelt ein Gutteil der werdenden Mütter einen Eisenmangel, der an der (noch normalen) Zahl der Erythrozyten nicht ablesbar, sondern nur mit besonderen Untersuchungen aufzudecken ist (Hämoglobinwert, Serum-Eisen-Spiegel etc.). Die u. U. nötige orale Substitution von Eisen ist einfach und gefahrlos.

1.5 Risikogravidität

Sollte bei einer Schwangerschaft einer der folgenden Faktoren vorliegen, gilt diese als Risikoschwangerschaft. In der Folge kommen in der Mehrzahl der Fälle gesunde Kinder zur Welt; diese sind dann keineswegs alle als „Risikokinder" zu bezeichnen.

1.5.1 Die Familie betreffend

Neurometabolische bzw. neurodegenerative Erkrankungen (Kap. 7) oder Kinder mit sogenannten Dysmorphiesyndromen (siehe 2.4.2.7) innerhalb der Familie sind vor allem dann ein Risikofaktor für die momentane Gravidität, wenn keine Diagnose existiert, und die Humangenetik daher weder eine pränatale Diagnostik (siehe 11.4) anbieten noch das exakte Wiederholungsrisiko nennen kann.

Aus diesem Grund sollte bei einer möglicherweise genetisch bedingten Erkrankung unbedingt eine Diagnose angestrebt werden, auch wenn keinerlei Aussicht auf Behandlung für den Betroffenen besteht. Selbst die Obduktion wird in solchen Fällen angezeigt sein, um wenigstens post mortem zu einer Diagnose zu gelangen. Eine genetische Familienberatung (siehe 11.5) kann praktisch nur funktionieren, wenn die Diagnose des Betroffenen feststeht.

1.5.2 Die Schwangerschaft betreffend

- Fehlende Vorsorgeuntersuchungen (Mutter-Paß bzw. Mutter-Kind-Paß)
- chronische Krankheiten (Diabetes mellitus, Herzerkrankungen)
- Infektionskrankheiten
- Medikamenten- bzw. Drogeneinnahme
- Blutgruppeninkompatibilität (= -unverträglichkeit)
- Blutungen
- Mehrlingsschwangerschaft
- vorausgegangene Fehlgeburt/Sectio
- Erstgebärende >35 Jahre, <16 Jahre
- pathologischer Ultraschall
- unzureichende Ernährung (Anorexie)

sind statistisch nachgewiesene Risikofaktoren für das Ungeborene.

1.5.3 Die Geburt betreffend

- Verdacht auf Sauerstoffmangel vor oder während der Geburt
- Plazenta- und Nabelschnuranomalien
- Wehenschwäche
- Geburtskanalanomalien
- Lageanomalien
- Sectio caesarea (siehe 2.2.8)

1.5.4 Die Neugeborenenperiode betreffend

- pp-Asphyxie (siehe 2.2.1), Apgar 1 < 5 oder > 2 Minuten bis zum 1. Atemzug

- neurologische Auffälligkeiten (siehe 2.4.2)
- Hypoglykämie, Azidose, Icterus gravis (schwere Neugeborenen-Gelbsucht), Infektionen

Definitionsgemäß liegt eine Risikoschwangerschaft auch vor bei der

1.5.5 EPH-Gestose

- **E** = edema = Ödeme
- **P** = proteinuria = Eiweiß im Harn
- **H** = hypertension = hoher Blutdruck

Diese Symptomkombination bedarf engmaschiger ärztlicher Kontrollen, da sich daraus eine

1.5.6 Eklampsie

entwickeln kann. Sie kündigt sich mit Augenflimmern, Kopfschmerzen, Erbrechen und Doppelbildern an, dann treten Bewußtlosigkeit und Krampfanfälle hinzu, die therapeutisch nur äußerst schwer zu beherrschen sind. Die Eklampsie ist für Mutter und Kind immer eine lebensbedrohliche Erkrankung.

Einen großen Stellenwert in der Schwangerenbetreuung nehmen die Ultraschall-Untersuchungen ein (siehe 12.3).

1.6 Präpartale Schädigungen

Generell gilt, daß Folgezustände von exogenen Schädigungen in der Schwangerschaft kaum vorhersagbar sind. Immer wieder kommen trotz Einwirkung von potentiell schwer schädigenden Noxen – wie etwa Alkohol oder Drogen – gesunde Kinder zur Welt. Auch eine Prognose für das neurologisch auffällige Neugeborene ohne Beobachtung der weiteren Entwicklung sollte äußerst vorsichtig gehandhabt werden. Dies ist bei jedem Gespräch mit den Eltern des Kindes zu beachten.

1.6.1 Medikamente

1.6.1.1 Antikonvulsiva (Antiepileptika)

sind Medikamente zur Behandlung von Krampfanfällen. Daß ihre Einnahme während der Schwangerschaft die Frucht schädigen kann, ist seit langem bekannt (Müllers-Küppers, 1963; Koch 1996).

Die **Teratogenität** konnte seither in einer Reihe von Untersuchungen belegt werden: Mikrozephalus, Herzfehler, Lippen-Kiefer-Gaumenspalten, mentale Retardierung, leichte Gesichtsdysmorphien (die sich später wahrscheinlich verlieren) und Dysplasien der Finger(-nägel) sind bei **Hydantoin, Primidon, Valproinsäure** und **Carbamazepin** beschrieben worden.

Keines der beschriebenen Syndrome ist medikamentenspezifisch. Allerdings erhöht die Valproinsäure, ein sonst sehr gut verträgliches Antikonvulsivum, für den Fetus das Risiko für eine Spaltbildung seiner Wirbelsäule (MMC, siehe 2.4.2.3) auf 1–1,5%, das ist eine ca. 20mal höhere Wahrscheinlichkeit als in der Normalbevölkerung.

Wenngleich an den Berichten nicht zu zweifeln ist (Yerby, 1990), wird doch die Gefahr einer Epilepsie bzw. Medikamenteneinnahme während der Schwangerschaft vielfach überschätzt. Statistisch gesichert sind:

1. erhöhte Anfallsfrequenz bei der Mutter (33%)
2. Fehlbildungen der Frucht in etwa 4–6%, besonders bei Einnahme von Antikonvulsiva-Kombinationen. (Das Risiko für eine kongenitale Fehlbildung beträgt in der Normalbevölkerung 2–3%)
3. milde Gesichtsdysmorphien (<10%), die sich (mit Ausnahme des **Hypertelorismus**) später verlieren.

Die Empfehlungen für Epilepsie und Schwangerschaft lauten daher:

1. Die Schwangere sollte vom Neurologen und vom Frauenarzt gemeinsam betreut werden.
2. Valproinsäure sollte nicht eingesetzt werden.
3. Eine Monotherapie mit dem niedrigstmöglichen Blutspiegel ist anzustreben.
4. Eine antikonvulsive Therapie rechtfertigt nicht von vornherein die Interruptio aus medizinischer Indikation, da die Risiken insgesamt gering und Fehlbildungen zum Teil pränatal ausschließbar sind

(z. B. die MMC mit Hilfe von Sonographie und Bestimmung von α-1-Fetoprotein im Blut der Schwangeren).

5. Antikonvulsiva gelangen zwar in die Muttermilch, der Blutspiegel beträgt dort jedoch nur einen Bruchteil des Blutspiegels der Mutter. Da sich letzterer leicht bestimmen läßt, ist die Einnahme von Antikonvulsiva während der Stillperiode nicht a priori ein Anlaß abzustillen.

1.6.1.2 Zytostatika

sind Medikamente, die die Zellteilung insbesondere von Krebszellen, aber auch in anderen schnellwachsenden Geweben hemmen. Daher werden folgende schnell wachsende Zellsysteme potentiell ebenfalls geschädigt: Blutzellen (Anämie), Zellen des Magen-Darm-Trakts (Geschwüre), Haarwurzeln (Haarausfall), Keimdrüsen (Verlust der Fortpflanzungsfähigkeit).

Das Beispiel **Contergan**® (Thalidomid), ein bis dahin als harmlos erachtetes Beruhigungsmittel, hat vor bald 40 Jahren durch seine unvermuteten Dysmelien (Fehlen von Teilen von Gliedmaßen) gezeigt, daß

- Medikamente vor allem in der frühesten Schwangerschaft Schädigungen hervorrufen können, zu einem Zeitpunkt also, wo viele werdende Mütter von ihrer Schwangerschaft noch nichts wissen,
- auch ausführliche Tierversuche bei der Ratte noch keine Garantie dafür sind, daß ein Wirkstoff auch beim Menschen harmlos ist. (Wie sich später herausstellte, ist Thalidomid bei vielen Tieren ebenfalls teratogen, nur eben nicht bei der Ratte, wo es geprüft worden war.)

In jedem Falle ist die Notwendigkeit eines Medikaments in der Schwangerschaft genauestens mit dem Arzt zu überlegen. Prinzipiell gilt, je jünger die Schwangerschaft, je kleiner also die Frucht, desto empfindlicher muß sie eingeschätzt werden, und um so größer ist die Gefahr einer Schädigung.

1.6.2 Alkohol: Embryofetales Alkoholsyndrom (EFAS)

Alkoholmißbrauch der werdenden Mutter in der Schwangerschaft kann zu körperlichen, geistigen und seelischen Schädigungen des Kindes führen. Das Krankheitsbild (EFAS) wurde allerdings erst vor knapp 30 Jahren als solches erkannt (Lemoine, 1968).

1.6.2.1 Pathogenese

In Tierversuchen konnte nachgewiesen werden, daß Alkohol (Azetaldehyd) den werdenden Organismus schädigt, indem er eine Verringerung der Gesamtzahl aller Zellen des Organismus bewirkt (Hypotrophie praktisch aller Gewebe). Vorwiegend betroffen sind Gehirnzellen. Es ist sowohl ihre Zahl verringert als auch ihre Ausreifung verzögert (Abel, 1982).

Über die Schwellendosis, oberhalb derer es zur Schädigung kommt, ist noch wenig bekannt. Eine Reihe von Untersuchungen stimmen darin überein, daß

- bei täglichen Alkoholmengen von ca. 50 g (z.B. ca. 2/4 Wein oder 3 Flaschen Bier) eine Schädigung der Frucht bereits möglich, bei Tagesmengen von > 200 g diese aber noch nicht zwingend ist,
- kein linearer Zusammenhang zwischen Trinkmenge und Grad der Schädigung erkennbar ist,
- sehr wohl ein Zusammenhang zwischen Krankheitsphase und Schädigungsgrad besteht (Majewski, 1987). Mütter in der bereits chronischen Phase der Alkoholkrankheit (nach Jellinek, 1952) bringen zu etwa 42% (!) alkoholgeschädigte Kinder zur Welt.

Derzeit ist unklar, warum Mütter mit regelmäßigen exzessiven Alkoholkonsummengen während der Schwangerschaft trotzdem zu nahezu 60% gesunde Kinder zur Welt bringen. Möglicherweise lassen erst zusätzliche toxische Substanzen oder Mangelzustände der Mutter ein EFAS manifest werden. Angeschuldigt werden Nikotin, Marihuana, Heroin, Amphetamine, Tranquilizer, Barbiturate sowie Zinkmangel, Hypoglykämie und der höhere Azetaldehydspiegel bei chronisch alkoholkranken Frauen. Möglicherweise entsteht das EFAS überhaupt erst durch Kombination von Alkohol mit einer oder mehreren der genannten toxischen Substanzen (Rosman, 1990).

1.6.2.2 Klinisches Bild (siehe Abb. 1)

Das Vollbild eines EFAS umfaßt:

1. Minderwuchs, Untergewicht und Mikrozephalus (vor- und nachgeburtlich)
2. verzögerte mentale Entwicklung in über 90% (oftmals mit Verhaltensstörungen)
3. verzögerte statomotorische Entwicklung (oft mit muskulärer Hypotonie und **Hyperexzitabilität**)
4. typische Gesichtsdysmorphie (flaches Gesicht mit niedriger, runder Stirn, verkürztem Nasenrücken, antimongoloiden Lidachsen, kurzer Lidspalte, flachem Philtrum und vor allem schmalem Oberlippenrot)
5. diverse innere Fehlbildungen (z.B. Herzfehler, Fehlbildungen des Urogenitaltrakts etc.)

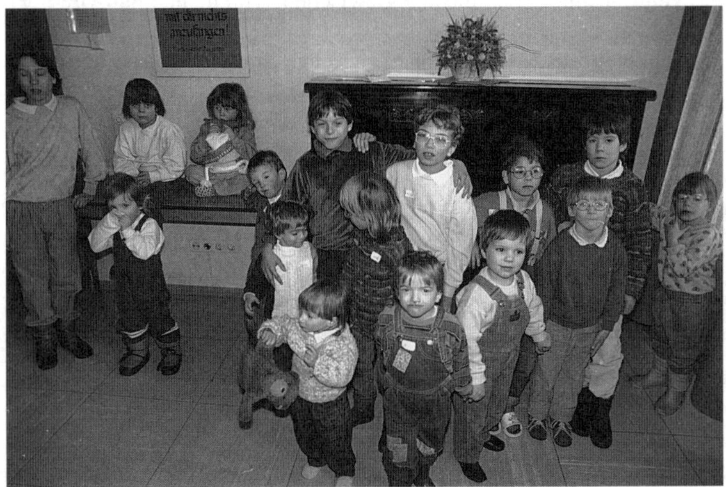

Abb. 1 Gruppe von Kindern mit Alkoholembryopathie. Alle Kinder sind durch mütterlichen Alkoholgenuß während der Schwangerschaft in unterschiedlichem Ausmaß alkoholgeschädigt: schwächlich, minderwüchsig, z. T. geistig retardiert, typische Gesichtsveränderungen (Ausnahme drittes vorderes Kind von rechts, helle Bluse).

Zudem ließen sich Trink- und Schlafstörungen im Säuglingsalter, Innenohrschwerhörigkeit, Störungen der akustischen Perzeption, der Sprachentwicklung, der Aufmerksamkeit, der Konzentration, des Verhaltens und vor allem **Hyperaktivität** (siehe 5.2.9) in nahezu 3/4 der Kinder als Folge des mütterlichen Alkoholabusus nachweisen (Löser, 1990).

1.6.2.3 Diagnose

Majewski (1987) gliedert mit Hilfe eines Punkte-Scores in drei Schweregrade:

- Grad I: normale Fazies, nur Minderwuchs und Mikrozephalus, häufigste Form
- Grad II: alle Zeichen, innere Fehlbildungen jedoch selten
- Grad III: alle Zeichen einschließlich innerer Fehlbildungen

Bei Schweregrad I und II kann die Diagnose nur bei gesichertem Alkoholismus der Mutter gestellt werden. Anlaß zur Diagnose eines EFAS gibt in den seltensten Fällen die Alkoholanamnese der Mutter oder das beschriebene Vollbild der Erkrankung. Oft fallen mit der Geburt nur ein niedriges Geburtsgewicht (< 2500 g = **small for date**) und bald Trinkschwierigkeiten auf. Dann lenken erst Monate später die statomotorische und mentale Entwicklungsverzögerung, das mangelhafte Kopfwachstum (**„sekundärer Mikrozephalus“**) und schlechtes Gedeihen **(Dystrophie**) den Verdacht auf die Alkoholkrankheit der Mutter.

Möglicherweise werden viele leichtere oder abortive Formen der Erkrankung erst im Schulalter oder überhaupt nie diagnostiziert.

1.6.2.4 Prognose

Aus der Natur der einzelnen Stigmata ergibt sich zum Teil ihre Prognose. Die faziale Dysmorphie scheint sich mit zunehmendem Alter zu verlieren, der Minderwuchs und vor allem die mentale Retardierung werden aber niemals aufgeholt.

Zudem bedeutet das Aufwachsen des Kindes in der alkoholkranken Familie (> 40 % der Väter sind nach Sokolowski (1989) ebenfalls alkoholkrank!) eine zusätzliche Schädigung im psychosozialen Bereich (**soziale Deprivation**, physische Gewalt). Beobachtungen an Kindern aus Adoptivfamilien weisen jedoch auch auf eine primär krankheitsspezifische **Verhaltensstörung** hin. Die Kinder gelten als eher aggressionsarm und fröhlich, dabei aber zutraulich bis distanzlos, unruhig bis rastlos, und vor allem sehr stimmungslabil.

So treten im späteren Leben oft Schwierigkeiten in der Partnerwahl, Berufswahl, Berufsausübung und in den Sozialkontakten auf.

Etwa 70% der Kinder mit EFAS müssen aufgrund von mentaler Retardierung bzw. Störung der Sprachentwicklung, Konzentration, MCD/Hyperaktivität etc. die Sonderschule besuchen (Spohr, 1988).

1.6.2.5 Häufigkeit

Zumal exakte Angaben über die Häufigkeit des EFAS schwer erhebbar sind, mögen die folgenden statistischen Angaben die Größenordnung des Problems erkennen lassen:

- Etwa 94% der Frauen in Deutschland trinken Alkohol, nur etwa 6% sind abstinent.
- Etwa 1,7 Millionen Menschen in Deutschland sind alkoholkrank, etwa 25% davon sind Frauen (ca. 600.000).
- In Schweden leidet 1 von 600 Neugeborenen an einem EFAS (Olegard, 1979), in Nordfrankreich sogar 1 von 200 Neugeborenen (Dehaene, 1981).
- In Deutschland werden in jedem Jahr ca. 1800 Kinder mit gesichertem EFAS geboren (Löser, 1987), in Relation zur Bevölkerungszahl wären das für Österreich ca. 180/Jahr. Die Dunkelziffer liegt wahrscheinlich 2- bis 3mal so hoch.

1.6.2.6 Prävention

Die beste Prävention ist die Abstinenz während einer Schwangerschaft. (Werdende) Mütter tendieren häufig dazu, im Schuldgefühl gegen ihr Kind die genossenen Alkoholmengen zu bagatellisieren. Insofern sind wahrheitsgetreue Mengenangaben wohl kaum verfügbar.

Es konnte gezeigt werden, daß betreuende Frauenärzte bei 92% (!) der betreuten Schwangeren über deren Alkoholkrankheit überhaupt nicht Bescheid wußten (Sokolowski, 1989).

Möglicherweise wird das EFAS nicht nur durch Alkohol (Azetaldehyd) allein, sondern erst im Zusammenwirken mit anderen toxischen Substanzen ausgelöst. Der steigende Mißbrauch solcher Substanzen während der Schwangerschaft innerhalb der letzten Jahrzehnte würde jedenfalls erklären, warum das EFAS nicht schon viele Jahrzehnte früher als Entität erkannt worden ist. Heute gilt als gesichert, daß das EFAS in unserem Sprachraum die häufigste erkennbare Ursache für eine intrauterine Gedeihstörung und eine mentale Retardierung ist. Um diese verhinderbare Erkrankung zurückzudrängen, werden in Zukunft große präventive Anstrengungen nötig sein.

1.6.3 Nikotin

Viele werdenden Mütter stellen das Rauchen erst ein, wenn die Schwangerschaft schon einige Wochen alt ist. Gesichert ist ein dosisabhängiger Zusammenhang zwischen Nikotinabusus während der Schwangerschaft und geringem Geburtsgewicht (SFD) bzw. intrauteriner Dystrophie. Auch ein Zusammenhang mit Frühgeburtlichkeit und Entwicklungsrückstand wird diskutiert.

Möglicherweise potenziert Nikotin die schädigende Wirkung von Alkohol.

1.6.4 Suchtgifte

Neugeborene von drogenabhängigen Müttern sind häufig dystroph und zeigen mehr oder minder ausgeprägte Entzugserscheinungen: Unruhe, Schreckhaftigkeit (Irritabilität), Hyperexzitabilität und schrilles Schreien sind in 20–30% (Jacobi, 1991) vergesellschaftet mit Krampfanfällen (siehe 2.4.2.1). Viele sind auch noch Jahre später zu klein, mikrozephal und geistig retardiert.

Mehr und mehr muß auch an eine mögliche HIV-Infektion von Kind und Mutter gedacht werden (siehe 1.6.9).

1.6.5 Strahlenexposition

Prinzipiell sind alle harten (= besonders kurzwelligen) Strahlen (= elektromagnetischen Wellen) teratogen, je kurzwelliger, desto mehr. In Frage kommen kaum diagnostische Strahlen (zu geringe Dosen), sondern eher die therapeutische Bestrahlung.

Nicht undenkbar ist die Exposition mit radioaktiven Strahlen bei Unfällen in Atomkernkraftwerken (AKWs), wie der Atomunfall von Tschernobyl/UdSSR im Jahre 1986 gezeigt hat.

Neue wissenschaftliche Arbeiten weisen allerdings darauf hin, daß bereits sehr geringe Dosen radioaktiver Strahlung gefährlicher sind als bisher angenommen worden war. Es gilt jetzt als gesichert, daß bei Kindern aus der Umgebung auch völlig intakter AKWs deutlich mehr bösartige Erkrankungen beobachtet werden als anderswo (Gardner, 1990).

Radioaktive Strahlung ruft nicht nur direkte Organschäden, sondern vor allem auch eine Schädigung der Erbanlagen (Chromosomen) hervor. Das kann durch Schäden am Erbgut die Weitergabe der Schädigung an die nächste Generation bedeuten.

1.6.6 Rötelnembryopathie

1941 von dem australischen Augenarzt *Gregg* nach einer Rötelnepidemie erstmals beschrieben, ist die klassische Virusembryopathie mit Einführung der Schutzimpfung gegen Röteln eine vollkommen verhinderbare Erkrankung geworden.

Jede Frau im gebärfähigen Alter sollte deshalb über ihren Röteln-Titer Bescheid wissen, zumal die Annahme, Röteln durchgemacht zu haben, oftmals auf (u. U. auch ärztlichen) Fehlbeurteilungen irgendwelcher Exantheme (Hautausschläge) beruht.

Bei Infektion einer ungeschützten Schwangeren mit Röteln in den ersten 12 Schwangerschaftswochen kommt es in ca. 75–90% der Fälle (Enders, 1988) zu einer schweren Schädigung des Embryos:

- Linsentrübung **(Katarakt)**
- Innenohrschwerhörigkeit oder Taubheit
- statomotorische und mentale Retardierung
- Defektheilung nach Entzündung innerer Organe (Gehirn, Lunge, Leber, Herz betreffend)

Der Prozentsatz der fetalen Infektionsrate wird danach (12.–17. SSW) immer geringer, eine noch spätere Infektion bleibt wohl meist folgenlos für die Frucht (Enders, 1988). In milden Fällen kann z.B. Schwerhörigkeit das einzige Symptom sein und in Unkenntnis der mütterlichen Infektion viele Monate lang unbemerkt bleiben (!).

1.6.7 Konnatale Toxoplasmose

Die Toxoplasmose ist beim Erwachsenen eine harmlose Erkrankung, die entweder mit leichtem Fieber und Lymphknotenschwellungen einhergeht oder überhaupt symptomlos bleibt. Für den Fetus kann die Infektion, die ihn über Entzündungsherde in der Plazenta erreicht, eine schwere Schädigung bedeuten.

In Westeuropa kommt es in 3 bis 12 von 1000 Schwangerschaften zu einer Toxoplasmoseinfektion der Mutter. Unbehandelt führt sie in jedem 5. Fall zu einer pränatalen Infektion.

In Österreich sind Tests auf eine Toxoplasmoseinfektion im Mutter-Kind-Paß vorgesehen, in Deutschland und weiteren Ländern wird dies ebenfalls überlegt.

1.6.7.1 Symptome

Trotz konnataler Infektion weisen nur etwa 10–15% der Neugeborenen Symptome auf. Sie umfassen eine generalisierte Muskelhypotonie (Verdacht auf Zerebralparese), intrazerebrale Verkalkungen, Mikrozephalus, Hydrozephalus, Chorioretinitis, Mikrophthalmus und Krampfanfälle. Bei der generalisierten Form kommt eine Mitbeteiligung von Leber, Lunge und Herz (Herzfehler) hinzu.

1.6.7.2 Diagnostik

- klinischer Verdacht
- intrazerebrale Verkalkungen (siehe 12.2.2)
- Antikörpernachweis (Sabin-Feldmann-Test) bzw.
- Bestimmung von spezifischen Antikörpern der IgM-Klasse, besonders im Liquor

Wegen der unsicheren Antikörperbildung bei Früh- und Neugeborenen können alle serologischen Untersuchungen versagen (siehe auch konnatale HIV-Infektion, siehe 1.6.9.4). In späteren Lebensaltern ist die retrospektive serologische Diagnose der konnatalen Infektion gar nicht mehr möglich, weil vorhandene Antikörper auch postnatal erworben sein könnten. In naher Zukunft wird der direkte, von einer Antikörperbildung unabhängige, Erregernachweis mit der Polymerase-Kettenreaktion (PCR, siehe 12.13) in der Routine eingeführt sein (Grover, 1990).

Bei Fieber und Lymphknotenschwellung jeder werdenden Mutter ist eine Blutuntersuchung auf Toxoplasmose angezeigt. Eine rasche Behandlung kann die Infektion der Frucht nämlich verhindern oder abschwächen. Ein enger Kontakt mit Tieren (vor allem Hauskatzen) und der Genuß rohen Fleisches sind von der Schwangeren wegen der Gefahr einer Toxoplasmoseinfektion zu meiden. Die

1.6.8 Konnatale Zytomegalie (CMV-, Speicheldrüsenviruserkrankung)

verläuft außerhalb der Schwangerschaft als harmlose Erkrankung, oder sie wird gar nicht bemerkt („klinisch inapparent"). Eine Zytomegalie-Infektion ist in der Schwangerschaft für die Schwangere meist ebenfalls symptomlos, eventuell bestehen leichtes Fieber und/oder Lymphknotenschwellungen. Die Folge kann jedoch eine schwere, generalisierte intrauterine Infektion der Frucht sein. Bei Infektion der Mutter während der Schwangerschaft erkrankt das Ungeborene nur in etwa 5 % der Fälle. Leider ist ein Impfschutz nicht verfügbar.

Typisch für eine konnatale CMV-Infektion sind ebenfalls die pränatale Dystrophie mit Mikrozephalus (und evtl. intrazerebralen Verkalkungen), die statomotorische und mentale Retardierung, Krampfanfälle, Sehschäden (bis zur Erblindung), Hörschäden (bis zur Taubheit) sowie Schäden an inneren Organen und Herzfehlbildungen.

1.6.9 HIV-Infektion (AIDS)

- HIV = human immunodeficiency virus
- AIDS = acquired immune deficiency syndrome

Die Infektion mit dem HIV führt nach monate- bis jahrelanger Inkubationszeit zu einer Erkrankung, die durch sukzessive Zerstörung der Körperabwehr gekennzeichnet ist (Immundefizienz). Die Erkrankung, die vor zwei Jahrzehnten noch unbekannt war, endet höchstwahrscheinlich in allen Fällen tödlich. Bisherige therapeutische Erfolge können lediglich das Fortschreiten der Krankheit verzögern und die lebensbedrohlichen Sekundärinfektionen beherrschen.

1.6.9.1 Statistische Angaben (Stand 1998)

- ca. 28 Millionen HIV-Infizierte weltweit, davon 26 Millionen in den Entwicklungsländern (ca. 7000 Neuinfektionen/Tag)
- für das Jahr 2000 (also in 3 Jahren) werden weltweit 40 bis 100 Millionen Infizierte – davon ca. 5 Millionen Kinder – und jährlich ca. 1 Million Tote weltweit hochgerechnet (WHO)
- in Deutschland wissen mehrere 10.000 Menschen nichts von ihrer HIV-Infektion, sie stecken daher ihre Sexualpartner unwissentlich an
- geschätzte 150.000 HIV-Infizierte in Deutschland, ca. 15.000 in Österreich

1.6.9.2 Übertragungsweg

Als Übertragungsmodus kommen in Frage:

- sexueller Intimkontakt
- die sogenannte **„vertikale Transmission"** von der infizierten Mutter auf ihr ungeborenes Kind
- Übertragung durch infizierte Blutprodukte

Keinerlei Ansteckungsgefahr bedeuten Händedruck, die gemeinschaftliche Benützung von Geschirr oder sanitären Anlagen oder Anhusten.

Längst ist AIDS in den Industriestaaten nicht mehr die Krankheit homosexueller Männer oder i.v.-Drogenabhängiger. Vielmehr stellt der heterosexuelle Intimkontakt die häufigste Infektionsart dar (85 %). Dabei spielen Drogenabhängige und Sextouristen eine besondere Rolle.

In den Jahren von etwa 1979 bis 1984 wurde durch HIV-infizierte Blutprodukte (Faktor-VIII-Präparate) ein Großteil hämophiler Kinder (und auch Erwachsener) HIV-infiziert. Diese Infektionsgefahr ist seit 1985 (1988) praktisch gebannt. Ein sehr geringes Infektionsrisiko von etwa 1:1 Million besteht immer noch bei Bluttransfusionen (das würde für Österreich eine statistische Wahrscheinlichkeit von ca. 1 HIV-Infektion alle 1–2 Jahre bedeuten).

Kinder HIV-infizierter Mütter werden nur zu etwa einem Drittel intrauterin infiziert.

1.6.9.3 Klinisches Bild

Das klinische Bild der HIV-Infektion bei Erwachsenen unterscheidet sich von dem bei Kindern; es existiert eine eigene Definition und Stadieneinteilung der Weltgesundheitsorganisation (WHO) für Kinder. Nur von diesem kindlichen Krankheitsbild soll hier die Rede sein.

Die vertikale Transmission kann zwar zu intrauteriner Dystrophie, Frühgeburtlichkeit, dysmorphen Stigmata und schwerer Erkrankung des Neugeborenen führen, meist aber kommt das infizierte Kind klinisch gesund zur Welt. Diese Kinder werden dann erst im ersten, zweiten oder gar erst im dritten Lebensjahr auffällig (Belman, 1990).

Die HIV-Erkrankung des Kindes präsentiert sich also anders als die des Erwachsenen:

1. Zeichen der HIV-Erkrankung bei Geburt (siehe oben) können vorhanden sein, sind aber nicht obligat.
2. Da die Kinder monate- bis jahrelang gesund wirken, sind mit 12 Monaten nur etwa die Hälfte, mit 36 Monaten erst 82 % der Kinder diagnostiziert (Belman, 1990).
3. Virale Infektionen und Pilzinfektionen sind seltener.
4. Bösartige Tumoren (z. B. das **Kaposi-Sarkom**) sind ganz selten.
5. Häufig stellt die sogenannte **HIV-Enzephalopathie** die Erstmanifestation der Erkrankung dar. Ihr mit bildgebenden Verfahren (siehe 12.3.1, 12.4, 12.5) darstellbares Substrat ist die **Hirnatrophie.**
   Ihr klinisches Korrelat scheint in Ausprägung und Progredienz sehr variabel zu sein; es umfaßt den statomotorischen und vor allem mentalen Entwicklungsrückstand, den sekundären Mikrozephalus, Gangstörungen und Spastizität sowie Sprach- und Wahrnehmungsstörungen.

Gerade weil sich die HIV-Infektion bei Kindern unspezifisch als **langsam progrediente neurologische Erkrankung** (z. B. als mentale und motorische Behinderung) präsentieren kann, muß differentialdiagnostisch mehr und mehr an sie gedacht werden. Die Annahme, nur ein Kind einer i.v.-Drogenabhängigen oder einer Prostituierten könne HIV-infiziert sein, wird mit jedem Tag unzutreffender. Bereits heute ist der normale heterosexuelle Sexualkontakt der häufigste Infektionsmodus.

1.6.9.4 Diagnose

Meßbare HIV-Antikörper stammen ca. 15 Monate lang von der infizierten Mutter und sind kein Beweis für eine Infektion des Kindes.

Serologische Untersuchungen (Nachweis kindlicher HIV-Antikörper) können bis zu zwei Jahre versagen (falsch negativ sein); in dieser Zeit ist ein Ausschluß der HIV-Infektion nicht möglich; hier wäre nur der direkte Nachweis von Viren oder Virusteilen aus Körperflüssigkeiten zur Diagnosesicherung geeignet (siehe PCR, 12.13).

Angesichts dieser schwierigen Situation spielen im Verdachtsfall eine exakte Entwicklungsdiagnostik (Dystrophie, statomotorische und dann sprachliche Entwicklungsrückschritte) und neurodiagnostische Zusatzuntersuchungen (Kap. 12) eine wichtige Rolle.

1.6.9.5 Therapie

In Deutschland sind seit 1985 Kinder mit vertikaler HIV-Transmission bekannt.

Große Fortschritte wurden in den letzten Jahren in der Behandlung viraler, bakterieller, mykotischer und parasitärer Sekundärinfektionen erzielt.

Zur Behandlung der erworbenen Immunschwäche selbst stehen derzeit lediglich Präparate zur Verfügung, die die Lebensqualität verbessern bzw. den Krankheitsverlauf hinauszögern (AZT = Retrovir®, ddC = Hivid®, DDI = Videx®). Wenngleich die neuen Proteasehemmer (Proteinase-Inhibitoren, z. B. Saquinavir®) einen großen therapeutischen Fortschritt darstellen, gibt es zur Zeit noch keinerlei Hinweise für eine Heilbarkeit.

1.6.9.6 Prognose

Viele intrauterin infizierte Kinder sterben im ersten Lebensjahr, viele sind aber in dem Alter noch völlig gesund und entwickeln erst innerhalb der nächsten Lebensjahre Symptome.

Der weitere Krankheitsverlauf scheint sehr variabel zu sein. Ist die HIV-Enzephalopathie das vorherrschende Symptom, muß mit unaufhaltsamer Progredienz, also mit völligem Verlust der erworbenen statomotorischen und mentalen Fähigkeiten und schließlich Tod gerechnet werden.

1.6.9.7 Psychosoziale Aspekte

Da der größte Teil der Kinder eine HIV-infizierte Mutter hat, nicht selten auch einen HIV-infizierten Vater, gestaltet sich die Arbeit mit diesen Familien oft äußerst schwierig.

Hinzu kommt die undifferenziert ablehnende Haltung weiter Teile der Bevölkerung, die z. B. einem HIV-infizierten Kind den Besuch eines Kindergartens verwehren.

1.6.9.8 Prävention

Zu den Kinder-Schutzimpfungen:
Leider ist die Meinung immer noch weit verbreitet, Kinder mit Zerebralschäden könnten durch Schutzimpfungen zusätzlich Schaden nehmen, sie seien mehr gefährdet als gesunde Kinder.

Richtig ist, daß diese Kinder in besonderem Maße der Schutzimpfungen bedürfen und bei ihnen keine erhöhte Gefahr besteht, einen zerebralen „Impfschaden" zu erleiden.

Eine Einschränkung ist lediglich für die extrem seltenen floriden Entzündungsprozesse des Zentralnervensystems (ZNS) anzugeben, wie sie etwa die SSPE (siehe 5.4.1) oder eben die HIV-Infektion darstellen. Bei letzterer sollten asymptomatische Kinder alle empfohlenen Schutzimpfungen, und Kinder mit manifester Erkrankung keine Lebendimpfung erhalten, sondern bei Exposition Hyperimmunglobuline.

Entgegen Meldungen der Boulevardpresse kann mit einer sicheren Impfung gegen die Erkrankung in diesem Jahrhundert nicht mehr gerechnet werden.

So sehr in der Bevölkerung übertriebene, irrationale Ängste verbreitet sind, so wenig haben sich trotz großer Aufklärungskampagnen Präventivgrundsätze etabliert: Kein Sexualpartner ist heute als Infektionsüberträger ausschließbar. Die gängige Vorstellung, nur bestimmte soziale Randgruppen könnten die Erkrankung in sich tragen, ist längst absolut falsch. Ein großer Prozentsatz der Neuinfektionen wäre zu verhindern, wenn die generelle Forderung des Sexualpartners nach einem Kondom nicht mehr als Mißtrauen verstanden würde, sondern als Vernunft, als Selbstverständlichkeit.

Dies sollte in den Kampagnen höchste Priorität besitzen angesichts der Tatsache, daß die „Discojugend", also die Altersgruppe zwischen 16 und 25 bis 30 Jahren, derzeit den höchsten Anteil an Neuinfektionen stellt (M. Kronawetter, 1997, persönliche Mitteilung).

1.6.10 Weitere Infektionen

Bei Verdacht auf konnatale Infektion des Neugeborenen wird auch an Syphilis, Listeriose, Ornithose und Herpes-simplex-Infektion zu denken sein.

Weitere Viren vermögen auf dem Wege der mütterlichen Infektion das Ungeborene potentiell zu schädigen (z.B. Varizellen); diese Formen sind allerdings extrem selten bzw. wenig erforscht, zumal im Einzelfall oft nicht sicher beweisbar.

1.6.11 Intrauterine Mangelernährung

In manchen Fällen wirkt sich eine mütterliche Fehl- oder Unterernährung auf die Frucht im Sinne einer Mangelernährung aus. In vielen Fällen ist aber keine Ursache für das schlechte intrauterine Gedeihen **(Dystrophie)** erkennbar.

Dieses manifestiert sich bald in einem deutlich verlangsamten Kopfwachstum **(Dezeleration)** bzw. einem zu kleinen biparietalen Kopfdurchmesser **(Mikrozephalus)** und einem verzögerten Längenwachstum des Oberschenkelknochens (Femur-Länge).

Hierin liegt u.a. die Bedeutung der Vorsorgeuntersuchungen: den Minderwuchs in den anberaumten Ultraschalluntersuchungen zu erkennen und weitere diagnostische, nötigenfalls therapeutische Maßnahmen zu erwägen (in manchen Fällen wird die Sectio angezeigt sein).

1.7 Folgen der Schädigungen

Sofort nach der Geburt können Störungen der Atmung, der Organfunktionen, der Herztätigkeit, der Spontanmotorik und des Trinkverhaltens auf das Problem hinweisen. Oder es stellt sich eine **mangelnde Weiterentwicklung** im Laufe der folgenden Monate ein, ein „Zurückbleiben“, eine Retardierung. Die Folgen einer intrauterinen Schädigung der Frucht müssen also keineswegs schon bei der Geburt manifest sein. Vielmehr werden oft erst im Laufe der folgenden Monate auffällig:

- Trinkverhalten: Trinkschwäche in den ersten Lebensmonaten stellt immer ein sehr ernstzunehmendes Symptom dar.
- Muskeltonus (Hypotonie, Hypertonie, siehe ICP, Kap. 4)
- Gewicht (Dystrophie)
- Größe (Minderwuchs)
- Kopfwachstum (Mikrozephalus)
- Allgemeine Entwicklungsverzögerung (statomotorische, mentale)
- Anfallsleiden

Literatur

Abel EL. Fetal alcohol syndrome. Behavioral teratology of alcohol. Psychol Bull 1981; 90: 564–81.

Belman AL. AIDS and pediatric neurology. In: Pediatric Neurology. Bodensteiner JB, ed. Philadelphia, London, Toronto, Montreal, Sydney, Tokyo: WB Saunders 1990; 571–603.

Dehaene P, et al. Aspects épidémiologiques du syndrome d'alcoolisme foetal. 45 observations en 3 ans. Nouv Presse Méd 1981; 10: 2639–43.

Enders G. Infektionen und Impfungen in der Schwangerschaft. München, Wien, Baltimore: Urban & Schwarzenberg 1988; 9–15.

Gardner MJ, Snee MP, Hall AJ, Powell CA, Downes S, Terrell JD. Results of a case-controlled study of leukaemia and lymphoma among young people near Sellafield nuclear plant in West Cumbria. BMJ 1990; 300(6722):423–9.

Grover CM. Rapid prenatal diagnosis of congenital Toxoplasma infection by using polymerase chain reaction and amniotic fluid. J Clin Microbiol 1990; 28:2297–301.

Jacobi G. Klinisches Bild und Prognose neonataler Anfälle. In: Epilepsien des Kindesalters. Jacobi G, Meier-Ewert K, Hrsg. Stuttgart, Jena, New York: Gustav Fischer 1991; 1–18.

Jellinek EM. Phases of alcohol addiction. Quart J Stud Alcohol 1952; 13:673–84.

Koch S. Antiepileptic drug treatment in pregnancy: side effects in the neonate and neurological outcome. Acta paediatrica 1996; 84:739-46.

Kronawetter M. Persönliche Mitteilung 1997.

Lemoine P, Harouesseau H, Boteyru JP, Menuet JC. Les infants de parents alcooliques; anomalies observées, a propos de 127 cas. Quest Med 1968; 25:477–82.

Löser H. Was ist Alkoholembryopathie? In: Alkoholschäden bei Kindern. Vom Knappen B, Thater H, Löser H, Hrsg. Freiburg: Lambertus 1987; 3–7.

Löser H. Geistige und seelische Störungen bei Kindern mit Alkoholembryopathie. Kinderarzt 1990; 21(3):331–6.

Majewski F. Die Alkoholembryopathie. Frankfurt: Umwelt & Medizin 1987.

Müllers-Küppers M. Embryopathy during pregnancy caused by taking anticonvulsants. Acta Paedopsychiatr 1963; 30:401–5.

Olegard R. Effects on the child of alcohol abuse during pregnancy. Retrospective and prospective studies. Acta Paediatr Scand 1979; 275(Suppl): 112–21.

Prevention of neural tube defects: results of the Medical Research Council Vitamin Study: Lancet 1991; 338(8760): 131–7.

Rosman J. The Fetal alcohol syndrome. Child Neurology Society (Vortrag), Okt. 1990, Atlanta, Georgia, USA.

Schrod L, Roos Th, Gross U, Müller JG. Konnatale Toxoplasmose. Probleme der Diagnostik und Therapie. Pädiatr Prax 1991; 43:3–13.

Sokolowski F, Sokolowski A, Majewski F. Risiken für die Nachkommen alkoholkranker Frauen. Pädiatr Prax 1989; 38:373–87.

Spohr HL, Stoltenberg-Didinger G. Zum Problem der „abortiven" Alkoholembryopathie. Monatsschr Kinderheilkd 1983; 131:96–9.

Yerby MS, Leppik I. Epilepsy and the outcome of pregnancy. J Epilepsy 1990; 3:193–9.

2 Geburt

2.1 Die normale Geburt

Die Ausstoßung der Frucht erfolgt durch Wehentätigkeit – also Kontraktion der Gebärmutter – im Rhythmus von ca. 2 Minuten. Dazwischen liegen normalerweise Wehenpausen, in denen sich die Mutter und vor allem das Ungeborene immer wieder erholen können (siehe auch 2.2.2). Ein besonders kritischer Moment ist der Durchtritt des Kopfes durch den Geburtskanal. Tritt hier – etwa durch Wehenschwäche – eine Verzögerung ein, kann es leicht zu Sauerstoffmangel kommen.

Nach Beendigung der Geburt werden durch Abklemmen der Nabelschnur die Sauerstoffzufuhr sowie die CO_2-Abgabe unterbunden. Das löst einen komplexen Reflexmechanismus aus, der mit dem ersten (emotionslosen!) Schrei die Lungen entfaltet. Danach muß sich das Neugeborene rasch an die geänderten Kreislauf-, Atmungs-, Ernährungs-, Temperatur- und Feuchtigkeitsverhältnisse außerhalb des Mutterleibs anpassen **(adaptieren).** Dementsprechend ist die **verzögerte Adaptation** mit niedrigen Apgar-Werten (siehe 2.3.1.1) eine relativ häufig gestellte Diagnose, die u. U. rasches intensivmedizinisches Eingreifen erfordert, um Dauerschäden zu vermeiden.

Das **Mekonium** bildet den Inhalt der unteren Darmabschnitte, die intrauterin noch ohne Peristaltik sind. Bei Sauerstoffmangel vor oder während der Geburt **(Hypoxie)** kann nun unglücklicherweise folgender Ablauf eintreten: verfrühte Peristaltik – Mekoniumausscheidung vor Geburtsbeendigung – verfärbtes Fruchtwasser – verfrühtes Einsetzen der Lungenatmung – Aspiration von Mekonium – **Aspirationspneumonie.**

2.2 Intrapartale Schädigungen

2.2.1 Die pp-Asphyxie

Die Vermeidung von Sauerstoffmangel **(Hypoxie)** vor, während oder kurz nach der Geburt stellt ein zentrales Anliegen von Geburtshilfe und neonataler Intensivmedizin dar. Der Großteil der Probleme des Un- bzw. Neugeborenen mündet in eine oder resultiert aus einer solchen pp-Asphyxie. Dementsprechend vielfältig sind die Auslöser:

- konnatale Infektionen (siehe 1.6.6–1.6.10)
- Frühgeburtlichkeit/IRDS (siehe 2.2.9)
- gestörte Plazentafunktion (vorzeitige Lösung der Plazenta, Placenta praevia)
- protrahierte Geburt (lange Geburtsdauer)
- kardiopulmonale Störungen (siehe 2.2.2)
- mechanisch bedingte Geburtskomplikationen (z.B. Nabelschnur-Umschlingung, enge Beckenmaße, Gehirnblutung (siehe 2.2.3)

Die **pp-Asphyxie** des Neugeborenen manifestiert sich mit blasser oder bläulicher Hautfarbe, niedriger Herzfrequenz **(Bradykardie** < 100/min), unregelmäßiger, flacher oder schnappender Atmung und meist herabgesetztem Muskeltonus. Ihr Schweregrad ist mit dem **Apgar-Score** (siehe 2.3.1.1) rasch und später nachvollziehbar zu dokumentieren. Die pp-Asphyxie vor oder während der Geburt wird lediglich an der erniedrigten Herzfrequenz bzw. an veränderten Blutgaswerten erkennbar sein.

Behandlungsziel muß in jedem Fall die rasche Behebung des Sauerstoffmangels sein (rasche Geburtsbeendigung, Sectio, [maschinelle] Beatmung).

2.2.2 Kardiopulmonale Störungen

Auch unzureichende Blutzirkulation (kardial) oder mangelhafte Sauerstoffbeladung der Erythrozyten in der Lunge (pulmonal) haben eine zerebrale O_2-Mangelversorgung zur Folge. Bereits bei kurz dauerndem Mangel werden Nervenzellen des Gehirns irreversibel geschädigt.

Wehen während des Geburtsakts bedeuten für das Kind immer eine große Belastung. In der Austreibungsphase ist der Druck auf das Kind zum Teil höher als sein eigener systolischer Blutdruck! Daher braucht nicht nur die Mutter, sondern auch ihr Kind immer wieder eine Erholung durch Wehenpausen.

Bei **Dauerwehen** kann sich das Kind nicht erholen, es kann zu Sauerstoffmangel kommen. Dieser kann sich jedoch auch bei **Wehenschwäche** ergeben, weil der Geburtsakt dann zu lange dauert **(protrahierte Geburt)** und schließlich wieder in eine pp-Asphyxie mündet.

2.2.3 Gehirnblutung des Neugeborenen

Mechanische Zerreißungen größerer Gefäße (z.B. bei **Tentorium-Riß)** sind selten, sie bedeuten oft eine irreversible Schädigung des Gehirns.

Viel häufiger sind die kleinen Gehirnblutungen (meist der Frühgeborenen), die häufig unter der Innenauskleidung **(Ependym)** der zerebralen Liquorräume (**Ventrikel**) lokalisiert sind. Diese **subependymalen Blutungen** entstehen wahrscheinlich in erster Linie durch Zerreißungen winziger Blutgefäße während kurzzeitiger Blutdruckspitzen, oder – wenn der Blutdruck abgefallen ist – infolge Sauerstoffmangels der Gefäßwände.

Breitet sich die Blutung in die Ventrikel aus, werden vier Schweregrade dieser **intraventrikulären Hämorrhagie** unterschieden **(IVH** Grad I–IV).

2.2.4 Zangengeburt (Forceps)

Die Zangengeburt ist angezeigt bei Geburtsstillstand; eine Kurznarkose der Mutter ist dann erforderlich. Schädigungen des Kindes durch die Zange sind bei einer Zangengeburt äußerst selten. Meist ist es vielmehr so, daß das Kind infolge verzögerter Geburt (protrahierter Geburt) bereits unter O_2-Mangel zu leiden beginnt, weshalb die Geburt schnellstens mit der Zange beendigt werden muß. Oft wird später von den Eltern irrtümlich eine mechanische Schädigung des Kindes durch die Zange als Ursache für seine Behinderung angeschuldigt.

2.2.5 Vakuumextraktion (Extraktion mit der Saugglocke)

Eine Gummisaugglocke wird am Schädeldach des Kindes angesetzt, durch den Sog einer Pumpe ein genau dosiertes Vakuum erzeugt und dann das Kind extrahiert. Die Vakuumextraktion ist eine schonende Methode für Mutter und Kind. Sie bedeutet für die Mutter nicht mehr Schmerzen, daher ist auch keine Narkose wie bei der Forceps-Geburt angezeigt.

2.2.6 Periphere Fazialisparese (Gesichtslähmung)

Infolge mechanischer Schädigung (Zug, Druck) im Bereich des Gesichts kommt es zur meist einseitigen schlaffen Lähmung des Nervus facialis mit unverkennbarer Gesichtsasymmetrie vor allem beim Schreien. Die periphere Fazialisparese heilt in den meisten Fällen völlig aus.

2.2.7 Plexusparese

Durch starke Lateralflexion (Seitneigung) des Kopfes gegen den Rumpf während der Geburt oder Zug und Dehnung des Arms wird der Nervenplexus des Arms gezerrt, in Extremfällen kann auch die Nervenwurzel ausreißen. Folge kann sein die

Obere Plexusparese (Erb-Parese, C5, C6)
Betroffen sind die Muskeln Rhomboideus major, Teres major, Pectoralis, Deltoideus, Biceps, Brachialis und Brachioradialis. Der gelähmte Arm steht in Schulter-Innenrotation Adduktion, der Ellbogen ist gestreckt, die Hand proniert, die Moro-Reaktion ist nur auf der anderen Seite auslösbar. Das Kind kann greifen.

Untere Plexusparese (Klumpke-Parese, C8, Th1)
Es besteht eine Parese der kleinen Handmuskeln, betroffen sind Flexor ulnaris und Flexor digitorum sowie häufig auch die Strecker. Das Handgelenk ist schlaff gebeugt, manchmal findet sich zusätzlich ein **Horner-Syndrom.** Das Kind greift nicht.

Zur Diagnose werden neben der klinischen Untersuchung in zunehmendem Maße die Messung der evozierten Potentiale, das EMG und eventuell auch das Magnetresonanz-Tomogramm herangezogen (Kap. 12), um das Ausmaß der Schädigung besser beurteilen und das therapeutische Vorgehen danach ausrichten zu können.

Therapeutisch werden Vojta-, Elektro- und Lagerungstherapie zur Vermeidung von Kontrakturen eingesetzt. Bei Wurzelausrissen werden operative Maßnahmen eingesetzt.

Bei der Erb-Lähmung soll die Schulter zeitweise in (leichter) Außenrotation und Abduktion, der Ellbogen gebeugt und die Hand supiniert liegen, bei der Klumpke-Lähmung soll das Handgelenk zeitweise leicht (!) überstreckt gelagert werden.

Die Prognose der Lähmungen variiert je nach Ausmaß der Nervenschädigung und ist bei der Erb-Parese günstiger als bei der Klumpke-Parese.

2.2.8 Sectio caesarea (Kaiserschnitt)

Sie wird entweder aus mütterlicher Indikation (z.B. wegen zu enger Beckenmaße) oder aus kindlicher Indikation durchgeführt (z.B. wenn die Herztöne des Kindes im **Kardiotokogramm (CTG)** zu langsam **(Bradykardie)** sind).

Das Narkotikum, das der Mutter bei der Sectio appliziert werden muß, gelangt zu geringen Teilen auch in den Kreislauf des Kindes; deshalb sind manche Kinder nach der Sectio für einige Minuten auch etwas „verschlafen". Dies hat jedoch keine schädigende Wirkung auf das Kind.

Zu einer Sectio kann es auch „zu spät" sein, wenn die Geburt zum Stillstand kommt, während der Kopf des Kindes schon zu tief in den Geburtskanal eingetreten ist. Gründe für einen solchen Geburtsstillstand können Wehenschwäche, fehlende Wehentätigkeit, Dauerwehen sowie oben genannte mechanische Hindernisse sein.

2.2.9 Das Frühgeborene

Definitionsgemäß versteht man unter Frühgeburtlichkeit eine Schwangerschaftsdauer von < 37 Wochen (Gestationsalter = GA < 37). Frühgeborene mit einem Geburtsgewicht unter 1500 Gramm machen ca. 1% aller Geburten aus, andererseits machen 1% aller Geburten etwa die Hälfte der perinatalen Mortalität aus.

Naturgemäß sind die empfindlichen Frühgeborenen weit mehr als Reifgeborene gefährdet, eine der angeführten intrapartalen Schädigungen (siehe 2.2) zu erleiden.

Der Anteil der Frühgeborenensterblichkeit an der gesamten Neugeborenensterblichkeit (7–14 pro 1.000) beträgt ca. 50%.

Wir unterscheiden **mütterliche Ursachen** für eine Frühgeburtlichkeit (z. B. Blutungen in der Frühschwangerschaft, Probleme mit Plazenta oder Gebärmutter), **kindliche Ursachen** (z. B. intrauterine Infektionen) und in einem hohen Prozentsatz **unbekannte Ursachen** (s. auch Risikoschwangerschaft, (siehe 1.5).

Ein **Hauptproblem** des Frühgeborenen ist die Unreife der Lunge (IRDS = idiopathic respiratory distress syndrome = idiopathisches Atemnotsyndrom, Grad I-IV); die **Hauptgefahren** stellen die Gehirnblutung (siehe 2.2.3) sowie die Infektionsanfälligkeit dar. Hier sind insbesondere während des Geburtsakts im Geburtskanal oder kurze Zeit danach erworbene Infektionen wie etwa die **eitrige Neugeborenenmeningitis** oder die **nekrotisierende Enterokolitis,** (NEC), zu nennen.

Die äußerste **Überlebensgrenze** eines Frühgeborenen wird heute mit der 25. bis 26. SSW angegeben, in Einzelfällen gelang bisher die Aufzucht von Frühgeborenen mit einem Gewicht von ca. 400 g ohne Behinderung (!).

Zusammenfassend soll betont werden, daß es mit Entwicklung der neonatologischen Intensivmedizin **(Neonatologie)** seit den 70er Jahren keinesfalls mehr behinderte Kinder als vorher gibt. Vereinfachend kann man in etwa sagen, daß Kinder, die früher infolge schwerer pp-Asphyxie verstarben, eventuell heute zu den behinderten gehören, und daß diejenigen Kinder, die früher infolge pp-Asphyxie behindert waren, heute gesund sind. Es hat sich also die Zahl der Verstorbenen verringert und die der Gesunden vermehrt. Gesunde Kinder nach immensen neonatalen Problemen – z. B. infolge Frühgeburtlichkeit – sind nicht die Ausnahme, sondern die Regel. Insofern gibt es an der Berechtigung der neonatalen Intensivmedizin nicht den geringsten Zweifel!

2.3 Das gesunde Neugeborene

2.3.1 Beurteilung

2.3.1.1 Apgar-Score

Von der Anästhesistin *Virginia Apgar* wurde eine standardisierte Zustandsbeurteilung des Neugeborenen mit Hilfe eines Punktesystems entwickelt, das Herzfrequenz, Atmung, Haut, Reflexe und Muskeltonus beurteilt. Beurteilt werden nach 1, nach 5 und nach 10 Minuten:

Tab. 1 Apgar-Score (**A**tmung, **P**uls, **G**rundtonus, **A**ussehen, **R**eflexe)

Punkte	**0**	**1**	**2**
Atmung	fehlend	Schnappatmung	regelmäßige Atmung
Herzschlag	fehlend	< 100	> 100
Muskeltonus	schlaff	hypoton	normoton
Hautkolorit	weiß	blau	rosig
Reflexe (beim Absaugen)	fehlend	schwach	normal

Die **Apgar-Werte** haben sich in ihrer Einfachheit als überaus aussagekräftig erwiesen und sind von großer Bedeutung für die spätere, retrospektive Beurteilung der Geburtssituation und etwaige Folgen.

2.3.1.2 Reifezeichen

Verschiedene Merkmale der Reife z. B. von Nägeln, Körperhaaren, Fußsohlenfalten, Gefäßzeichnung der Haut, Reifegrad der äußeren Geschlechtsmerkmale, der Ohrmuscheln etc. werden in ihrer Gesamtheit in einem Punktesystem beurteilt. Insbesondere bei unklarem Zeitpunkt der Konzeption kann man auf diese Weise Rückschlüsse auf das Gestationsalter (= SSW) ziehen.

2.3.1.3 Stoffwechsel-Screening

Dieses Screening (mittels Untersuchung einiger Tropfen Blut jedes Neugeborenen innerhalb der ersten Lebenswoche) dient dem Nachweis von Stoffwechselerkrankungen, die unbehandelt bald zu schwersten irreparablen Schäden vor allem des Zentralnervensystems führen würden (Kap. 7).

- **Phenylketonurie** (siehe 11.6.1), Guthrie-Test
- **Galaktosämie:** Am Chromosom Nr. 9 vererbte Milchzuckerunverträglichkeit, die unbehandelt zu Dystrophie, Katarakt, Leberzirrhose und mentaler Retardierung führt.
- **Homozystinurie:** Am Chromosom Nr. 21 vererbter Defekt im Stoffwechsel der Aminosäuren, der unbehandelt zu mentaler Retardierung, Bluthochdruck und Skelettdeformitäten führt.
- **Ahornsirupkrankheit:** Angeborener Enzymdefekt im Aminosäurenstoffwechsel, der unbehandelt bald zu metabolischer Entgleisung und irreversibler Hirnschädigung führt.
- **Argininbernsteinsäure-Krankheit:** Angeborener Enzymdefekt im Stoffwechsel der Aminosäuren, der unbehandelt vor allem zu mentaler Retardierung führt.
- **Biotinidasedefekt:** Angeborener Enzymdefekt, der unbehandelt zu Krampfanfällen, generalisierter Muskelhypotonie, Ataxie, Haarausfall und ekzematösen Hautausschlägen führt.
- **Hypothyreose:** Infolge angeborener Schilddrüsenunterfunktion kommt es unbehandelt zu Apathie, Dystrophie/Minderwuchs, statomotorischer und mentaler Retardierung und zu Taubheit.

Für den neugeborenen Organismus ist während der ersten Lebenstage aus körpereigenen Produktionsstätten noch nicht genügend Vitamin K verfügbar. Da das Vitamin eine wesentliche Rolle bei der Blutgerinnung spielt, führt Vitamin-K-Mangel zu vermehrter Blutungsneigung des Neugeborenen. Neuere Studien konnten zeigen, daß die Komplikationsrate von Blutungen bei den Neugeborenen deutlich höher ist, wenn sie postpartal kein Vitamin K erhalten. Jedes Neugeborene soll daher unmittelbar nach der Geburt Vitamin K intramuskulär erhalten (Muntean, 1986).

2.3.2 Neurologische Beurteilung

2.3.2.1 Vigilanz (Wachheit)

Die Augen des gesunden Neugeborenen sind geschlossen oder offen, die Empfänglichkeit für Schmerzreize ist – möglicherweise unter dem Einfluß von Endorphin – in den ersten Lebensminuten offensichtlich noch stark herabgesetzt oder gar aufgehoben (persönliche Beobachtung). Weder das Schreien des Neugeborenen noch seine Abwehrbewegungen bei Manipulation (z. B. Absaugen) sind als Schmerzreaktion zu verstehen.

Ein gesundes Neugeborenes hat im Wachzustand normalerweise eine seitengleiche, alternierende, mittellebhafte Spontanmotorik. In Rückenlage liegen die Arme seitlich, in den Schultern etwas abduziert, in den Ellbogen gebeugt, die Finger locker. Die Beine sind in der Hüfte etwas gebeugt, abduziert und in Außenrotation, die Knie- und Sprunggelenke in Mittelstellung.

Der Kopf liegt meist nach einer Seite, die Mittellage ist in diesem Alter untypisch (!).

2.3.2.2 Muskeltonus

Weniger an der tastbaren Spannung der Muskeln, eher an der Körperhaltung und der Stellung der einzelnen Extremitäten einschließlich der Finger und Zehen, ist der Muskeltonus ablesbar: Gestreckte untere Extremitäten oder alle Finger fest zur Faust geschlossen deuten auf **Muskelhypertonus,** umgekehrt ist für eine **Muskelhypotonie** des Neugeborenen typisch, daß alle Körperteile, soweit nur irgendwie möglich, auf der Unterlage aufliegen (**Froschhaltung** der unteren Extremitäten, **„floppy infant",** siehe 8.15). Das typische Bild eines solchen generalisiert herabgesetzten Muskeltonus findet sich z.B. bei der schweren Form der spinalen Muskelatrophie (**Werdnig-Hoffmann-**Erkrankung, siehe 8.4).

2.3.2.3 Spontanmotorik

Die **normale Spontanmotorik** ist rege, alternierend, seitengleich und mittellebhaft, man bezeichnet die unkoordinierten, langsamen „Räkelbewegungen" treffenderweise auch als „Massenbewegungen".

Bei Manipulation kann ein kurzes, grobschlägiges, leicht zu unterbrechendes Zittern hinzukommen, das zum Teil auch als angedeutete Moro-Reaktion (siehe 4.5.3.2) zu verstehen ist.

Herabgesetzte Spontanmotorik finden wir im Schlaf, bei allgemeinem Muskelhypotonus, eventuell auch bei Frakturen, Entzündungen, schlaffen Lähmungen (z.B. der unteren Extremitäten bei Myelomeningozele, siehe 2.4.2.3) oder Kontrakturen (Arthrogryposis multiplex congenita).

Herabgesetzte Spontanmotorik bei erhöhtem Muskeltonus ist beim Neugeborenen verdächtig auf eine sogenannte Krampfbereitschaft (siehe 2.4.2.1) bzw. auf eine infantile Zerebralparese (Kap. 4).

Gesteigerte Spontanmotorik bei normalem Muskeltonus finden wir z.B. bei Kindern mit Suchtgiftentziehungserscheinungen oder mit embryofetalem Alkoholsyndrom (siehe 1.6.2, 1.6.4). Die Neugeborenen wirken fahrig, dauernd in Bewegung **(hyperexzitabel),** und ihr Trinkverhalten ist häufig gestört – wechselnd herabgesetzt oder übersteigert.

Gesteigerte Spontanmotorik mit erhöhtem Muskeltonus ist wiederum verdächtig auf Krampfanfälle (siehe 2.4.2.1).

2.3.2.4 Reflexe und Reaktionen

Auch wenn das Kind neurologisch unauffällig erscheint, sollten die in 4.5.3 beschriebenen Reflexe und Reaktionen geprüft werden.

2.3.2.5 Asymmetrie

Die Beurteilung der Symmetrie in den Spontanbewegungen von Extremitäten und Kopf bedarf einer längeren Betrachtung, da „Momentaufnahmen" immer eine momentane Asymmetrie zeigen werden (siehe auch 4.5.1). Die Betrachtung sollte die Beurteilung von Seitendifferenzen nicht nur der Spontanmotorik, sondern auch der Reflexe, des Muskeltonus und des Aussehens der Gliedmaßen einschließen (Trophik der Muskulatur?, Fehlbildungen?, Hüftluxation?).

Nichtneurologische Ursachen für Asymmetrien des Neugeborenen können sein:

- Hüftluxation
- Sternokleidomastoideushämatom (siehe 2.4.2.5)
- Klavikulafraktur (Schlüsselbeinbruch)
- Kephalhämatom (Geburtsgeschwulst)
- einseitiger Lichteinfall beim Schlafplatz

2.4 Das kranke Neugeborene

Hier soll nicht auf das akut kranke Neugeborene, sondern auf einige Krankheitsbilder eingegangen werden, die für das spätere Leben des Kindes unter Umständen Folgen im Sinne einer Behinderung haben.

2.4.1 Das beatmete Neugeborene

Die künstliche (= maschinelle) Beatmung stellt heute eine intensivmedizinische Routinemaßnahme für alle Früh- und Neugeborenen dar, deren Atmung keine ausreichende Sauerstoffversorgung vor allem des Gehirns gewährleistet. Als Auslöser für eine etwaige spätere Behinderung kommt natürlich nicht die maschinelle Beatmung in Betracht, sondern der schlechte Zustand des Kindes, der diese erforderte.

Folgende Nachteile der mechanischen Ventilation müssen dabei in Kauf genommen werden:
- Durch den Tubus in der Trachea wird das Flimmerepithel außer Kraft gesetzt und damit die natürliche Beförderung von Sekret nach außen gestört.
- Mit der bloß mechanischen (passiven) Ventilation werden manche Lungenareale minder belüftet.
- Beides kann eine **Atelektase** oder eine **Pneumonie** zur Folge haben.
- Langzeitbeatmung über viele Wochen kann bei Lungenunreife bzw. bei notwendiger hoher Sauerstoffkonzentration chronische Lungenschäden zur Folge haben **(bronchopulmonale Dysplasie).**
- Vor allem bei Beatmung mit hohem Druck, wie sie etwa nach Aspiration von Mekonium nötig ist, besteht erhöhte Gefahr für einen **Pneumothorax.** Klinisches Zeichen dieses lebensbedrohlichen Ereignisses ist die rapide Verschlechterung des Allgemeinzustands mit blaßfahler Hautfarbe, kühlen Extremitäten und plötzlicher Verschlechterung der Sauerstoffsättigung des Bluts. Es besteht akute Lebensgefahr. Die Diagnose ist mit dem Thorax-Röntgen zu stellen.

In seltenen Fällen kommt es auch ohne erkennbare Ursache zu einem sogenannten **Spontan-Pneumothorax** eines nicht beatmeten Kindes.

In beiden Fällen ist die Therapie der Wahl die sofortige **Pleura-Saugdrainage.**

2.4.2 Das neurologisch auffällige Neugeborene

2.4.2.1 Neugeborenenkrämpfe

Die **Häufigkeit** neonataler Konvulsionen wird mit 1–5 Promille für Neugeborene und mit 1,6 bis > 20% für Frühgeborene angegeben (Aicardi, 1986).

Ursachen: In der überwiegenden Mehrzahl bilden Neugeborenenkrämpfe das Symptom von schweren zerebralen Erkrankungen wie Hypoxie und/oder Hirnblutung (50–75%), Infektionen (12%), Strukturanomalien des Gehirns (1–8%), neurometabolischen und neurodegenerativen Erkrankungen und Opiatentzug. In bis zu einem Drittel bleibt die Ursache der Anfälle unklar (Jacobi, 1991).

Klinisch geht den Krampfanfällen oft eine sogenannte **Krampfbereitschaft** mit erhöhtem Muskeltonus sowie verstärkter oder verminderter Spontanmotorik voraus. Dann kann schon eine Manipulation oder gar nur Berührung genügen, um den Krampfanfall auszulösen, der dann nicht tonisch-klonisch, sondern (infolge Unreife des Gehirns) **fragmentarisch** abläuft: In Lokalisiation und Ausprägung wechseln sich Kloni der Extremitäten, feinschlägige („flatternde") Myoklonien der Augenlider, Zehen und Finger, orale Automatismen mit vermehrtem Speichelfluß und paroxysmale Blickwendungen ab. Besonders im REM-Schlaf manifestieren sich die Anfälle manchmal als Atemdepression ohne jegliche motorische Symptomatik (also mit bloßer Apnoe oder gar nur Lippenzyanose durch Bradykardie!). Andererseits sind bei weitem nicht alle ruckenden oder rhythmischen Bewegungen des Neugeborenen epileptische Anfälle.

Zur **Diagnose** sollten das EEG und die Suche nach einer Grundkrankheit führen (s. oben), in jedem Fall wird zuerst eine Hypoglykämie auszuschließen sein.

Differentialdiagnostisch muß das kurzdauernde physiologische „Zittern" des Neugeborenen (z. B. des Unterkiefers) abgegrenzt werden, das monoform, in voller Gesundheit und manuell unterbrechbar abläuft.

Eine Verwechslung mit Fieberkrämpfen oder BNS-Krämpfen (siehe 6.5.3) ist nicht möglich, da beide in diesem Alter nicht auftreten.

Therapeutisch sind neben der Akuttherapie (zur sofortigen Beendigung des Anfalls) die Dauermedikation (mit Antikonvulsiva) zu nennen und nicht zuletzt die Suche nach einer etwaigen zugrundeliegenden Krankheit (Hypoxie-Schaden, siehe 2.2.1; Fehlbildung im Gehirn; neurometabolische Erkrankung, Tab. 7).

Prognostisch entwickeln sich etwa drei Viertel der Kinder später normal, bei den übrigen muß man mit einer Zerebralparese und/oder einer mentalen Retardierung, bei über 10 Prozent sogar mit dem Tod rechnen.

2.4.2.2 Der Verdacht auf Zerebralparese (ICP)

Dieser ergibt sich in der Neugeborenenperiode keineswegs immer durch die klinischen Symptome einer ICP, sondern auch durch folgende Anamnese bzw. Auffälligkeiten:

1. „schwere Geburt", also Verdacht auf pp-Asphyxie (siehe 2.2.1) in Anbetracht niedriger Apgarwerte (siehe 2.3.1.1)
2. Muskelhypotonie **(„floppy infant"),** mit der sich in dieser Altersperiode eine schwere Zerebralparese ankündigen kann (siehe 8.15)
3. Krampfanfälle bzw. sogenannte „Krampfbereitschaft" (siehe 2.4.2.1)
4. Trinkschwäche (Saugreflex oder Muskeltonus insgesamt herabgesetzt)
5. ständig wechselnder Muskeltonus (siehe 4.6.4, 4.6.8.4)

2.4.2.3 Die Myelomeningozele („MMC")

ist als eine sogenannte Hemmungsfehlbildung aufzufassen, bei der das Neuralrohr im Laufe der intrauterinen Entwicklung nicht oder nur unvollständig verschlossen wurde **(Neuralrohr-Defekt).** Es resultiert daraus eine schwere Störung der Funktionen des Rückenmarks und der zugehörigen peripheren Nerven in und unterhalb der Läsionshöhe. Die verschließende Operation muß in den ersten Lebensstunden erfolgen, da sonst eine Infektion der offenliegenden Rückenmarkshäute eintritt **(Meningitis).** Die nötige Operation kann jedoch die Funktion nicht verbessern. Je höher das Niveau der Läsion, desto gravierender das Krankheitsbild. Zu einer klassischen MMC gehören:

1. **Parese:** Teils schlaffe, teils spastische Lähmung der unteren Extremitäten von verschiedenem Lähmungsniveau. Sie ist bei Geburt und in den ersten Lebenswochen oft nur erkennbar an einer

2. **Muskelhypotonie** und **-schwäche** der unteren Extremitäten („in Froschhaltung") und
3. **Klumpfüßen** (siehe 2.4.2.4) oder bloß etwas auffallender Stellung der Sprunggelenke.
4. **Sensibilitätsstörungen** fallen beim Neugeborenen und kleinen Säugling spontan nicht auf und sind praktisch nicht exakt prüfbar. (Cave: Fersenblutabnahmen!)
5. **Trophische Störungen** (z. B. als Neigung zu kalten, schlecht durchbluteten Füßchen) bestehen häufig.
6. **Blasenfunktionsstörungen** sind beim Neugeborenen und Säugling klinisch natürlich nicht auffällig.
7. **Mastdarm-Störungen** sind seltener, meist ist dann die Schließmuskelfunktion gestört.
8. **Hüftluxation** kann angeboren sein oder sie entwickelt sich erst später (!).
9. **Hydrozephalus** besteht in 3/4 der Fälle, bei Geburt u.U. noch nicht ausgeprägt.

Bei vielen Kindern gelingen die Rückenmarksoperation und die Einpflanzung eines gehirnflüssigkeitsableitenden Ventilschlauchs **(Hydrozephalus-Shunt)** technisch gut; meist konnten Infektionen des Systems (also Meningitis) verhindert oder beherrscht werden. Jedoch sind einem solchen Baby die genannten schweren Störungen des Nervensystems kaum anzusehen, weshalb oft großes Unverständnis der Eltern für die Notwendigkeit der vielen speziellen Therapien und Kontrollen besteht, wie sie während der ganzen Kindheit nötig sind:

- **Neurochirurgie:** Regelmäßige Überprüfung der Shuntfunktion ist angezeigt, da der durch einen verlegten Shunt behinderte Liquorabfluß infolge Druckerhöhung das Gehirn neuerlich schädigen würde.
- **Physiotherapie und Neuropädiatrie:** Therapie und Kontrolle von bestehenden Funktionen
- **Neuroorthopädie:** Operation an Hüfte (Luxation), Füßen (Spitzfuß, siehe 14.12.4), Anpassung von Rollstuhl bzw. Gehhilfen, orthopädisch zugerichteten Schuhen und Korsetts gegen die Entwicklung von Skoliosen (siehe 14.11.3)
- **Urologie:** Obwohl anfangs gar nicht erkennbar, leiden alle Kinder an einer chronischen Blasenfunktionsstörung, die unterstützend,

jedoch nicht kurativ (=heilend) behandelt werden kann (sogenannter „intermittierender Katheterismus", Medikamente, Operationen).

Gelegentlich kommt eine mentale Retardierung mit konsekutiven Schulproblemen hinzu und können untenstehende Folgezustände oder Komplikationen trotz optimaler Betreuung in vielen Fällen nicht vermieden werden:

- wiederholte Funktionsstörungen und/oder Infektionen des Shunts (wiederholte Meningitis)
- sekundäre Hüftluxation
- extreme Fußdeformitäten
- extreme Skoliosen
- Harninkontinenz und rezidivierende Harnwegsinfekte

Im Erwachsenenalter setzen die fehlende Fortpflanzungsfähigkeit, die Unfähigkeit, frei zu gehen sowie das Nierenversagen nach wiederholten Harnwegsinfektionen der Lebensqualität Grenzen.

Unter **Myelodysplasie** versteht man eine Dysplasie von Rückenmarksabschnitten im Rahmen einer geschlossenen Wirbelspaltbildung **(Spina bifida).** Daraus können u. U. Störungen der Sensibilität und der Trophik der unteren Extremitäten resultieren (Durchblutungsstörungen, sogenannte Storchenbeine, sekundäre Fußdeformitäten).

Als **Spina bifida occulta** wird die äußerlich nicht sichtbare Form der Wirbelspaltbildung bezeichnet, die man manchmal zwar mit Hautveränderungen über dem Wirbelbereich sehen kann (Pigmentierung, verstärkte Behaarung, Grübchenbildung), die aber niemals mit neurologischen Erscheinungen einhergeht.

2.4.2.4 Der Klumpfuß (Pes equinovarus)

Schwere Verformung des Fußes, bei der die fächerförmige Konstruktion der plantaren Auftrittsfläche zu einem Klumpen zusammengerollt ist – im Italienischen plastisch mit „piede torto" ausgedrückt. Die drei wesentlichen Faktoren des Klumpfußes sind die Vorfußadduktion, die Spitzfußhaltung und die Varusstellung der Ferse. Prinzipiell handelt es sich um eine Fußdeformität, die während des gesamten Wachstumsalters immer wieder zur Verschlechterung neigt (Rezidiv-Klumpfuß).

Ursächlich kommen sowohl erbliche Faktoren, mechanische Druckschädigungen in utero („Lagerungsklumpfuß"), die infantile Zerebralparese, Schädel-Hirn-Traumata, die MMC bzw. Myelodysplasie sowie in früheren Jahrzehnten die Kinderlähmung **(Poliomyelitis)** in Betracht.

Therapeutisch entscheidend ist die Sofortbehandlung, und zwar vom ersten Lebenstag an (!) und dann täglich, da die sonst unweigerlich einsetzende Weichteilschrumpfung jede weitere Therapie erschwert:

- **Physiotherapie:** die manuelle Redression soll alle drei Komponenten dosiert, mit federnder Druckkraft der Finger redressieren, um die Weichteilschädigungen möglichst gering zu halten. Daneben sind die neurophysiologischen Konzepte nach Vojta und Bobath sehr hilfreich. Der anschließende
- **Redressionsgips** kann nur das Erreichte erhalten und muß beim Neugeborenen etwa wöchentlich (!) erneuert werden. Beim spastischen Lähmungsklumpfuß ist auch an eine mögliche (plantare) Sensibilitätsstörung zu denken. Zusammen mit der Spastizität würde sie Drucknekrosen begünstigen (siehe 14.11.4).
- **Operationsmethoden:** Fasziotomie, Kapsulotomie, Achillessehnenverlängerung (siehe 14.12.4) – jeweils mit anschließender Gipsbehandlung – werden um so schwieriger sein, je weiter fortgeschritten die Weichteilschrumpfung bzw. Kontrakturen sind.

2.4.2.5 Das Sternokleidomastoideushämatom

Hierbei handelt es sich um eine nicht seltene und harmlose Geburtsverletzung, die oft mit Klavikulafraktur, selten mit Plexusparese (siehe 2.2.7) vergesellschaftet ist. Der am Hals tastbaren, gewöhnlich aber nicht sichtbaren Vorwölbung entspricht die Schonhaltung (Neigung des Kopfes zur betroffenen Seite), die ohne krankengymnastische Maßnahmen eine bleibende Verkürzung des Sternokleidomastoideus, eine Skoliose der Wirbelsäule sowie eine Schädel- und Gesichtsasymmetrie **(„Gesichtsskoliose")** zur Folge haben kann. Ist eine Physiotherapie nicht ausreichend effektiv, muß der verkürzte Muskel in manchen Fällen später operativ verlängert werden.

Eine Asymmetrie im Gefolge eines Hämatoms kann sehr eindrucksvoll sein, stellt jedoch bloß ein „pseudoneurologisches" Phänomen dar (siehe 4.5.1).

2.4.2.6 Angeborene Kontrakturen/Frakturen

Angeborene Kontrakturen bei der **Arthrogryposis multiplex congenita** oder angeborene Frakturen bei der **Osteogenesis imperfecta** sind sehr selten, können aber durch die fehlende Spontanmotorik ein **floppy infant** bzw. ein schweres neurologisches Krankheitsbild imitieren (siehe auch Tab. 10).

2.4.2.7 Kommentar zu den Syndromen

Das Wort „Syndrom" wird uneinheitlich gebraucht.

Als Syndrom 1. Ordnung werden abgrenzbare Muster klinisch erkennbarer Symptome ohne Berücksichtigung ihrer Ursachen bezeichnet.

Syndrome 2. Ordnung, auch als pathogenetische Syndrome oder **Sequenzen** bezeichnet, haben eine unbekannte oder uneinheitliche Ätiologie (z. B. Cushing-Syndrom).

Syndrome 3. Ordnung sind ätiologisch definiert, haben also eine einzige Ursache (z. B. Genmutation), ihre Pathogenese ist jedoch meist unbekannt (z. B. Rett-Syndrom), (Leiber, 1990).

Im neuropädiatrischen Sprachgebrauch wird auch gern der Begriff „Dysmorphiesyndrom" gebraucht, solange eine diagnostische Abklärung noch nicht abgeschlossen ist. Meist betreffen die vorliegenden Symptome die äußerlich sichtbare Form bzw. **Gestalt** eines Kindes. Vielfach bestehen zudem innere (Organ-)Fehlbildungen, nicht selten (der Verdacht auf) eine mentale Störung (Kap. 10) und oft (der Verdacht auf) eine neurometabolische Erkrankung (Kap. 7).

Bei den meisten der heute bekannten Syndrome ist eine kurative (heilende) Behandlung nicht möglich. Trotzdem sollte eine exakte humangenetische Abklärung versucht werden, einmal mit der Frage nach dem Wiederholungsrisiko bzw. der Vererbungsmöglichkeit innerhalb der Familie, zum andern aber durchaus auch aus Gründen des unabdingbaren medizinischen Fortschritts (siehe 11.5).

2.4.2.8 Zur postnatalen Gehirnentwicklung

Die Bildung der etwa 30–100 Milliarden Neurone (Nervenzellen) des menschlichen Gehirns ist zum Zeitpunkt der Geburt abgeschlossen. Allerdings erfolgt etwa in den ersten zwei Lebensjahren eine ganz wesentliche funktionelle Verbesserung durch die **Myelinisierung,** die Bildung der Markscheiden. Diese „Isolierung" der Nervenfasern voneinander trägt zur Erhöhung der Leitgeschwindigkeit bei. Außerdem sprossen bis zu mehrere Tausend kurzer Fortsätze **(Dendriten)** aus jedem einzelnen Neuron und vervielfachen so die Kommunikation der Zellen untereinander. Die genannten Vorgänge stellen den Kern der **Gehirnreifung** dar.

Dysmyelinisierung wird dementsprechend eine primäre Störung während der Markscheidenbildung bezeichnet. Eine **Demyelinisierung** (Entmarkung) liegt vor, wenn im Rahmen neurodegenerativer Prozesse diese Markscheiden sekundär wieder zerstört werden (z.B. Multiple Sklerose, HSMN, Kap. 7, 8).

2.5 Aspekte der Prävention

1974 betrug die perinatale Mortalität (Säuglingssterblichkeit) in Westdeutschland 19,3, zehn Jahre später nur mehr 8,6 Promille (Dudenhausen, 1988).

Eine ähnliche Entwicklung läßt sich in den meisten Staaten der Westlichen Welt beobachten. Ohne Zweifel schlägt sich hier der Einfluß der regelmäßigen Schwangerenuntersuchungen sowie der hohe Technisierungsgrad der Perinatologie positiv nieder.

Perinatale Erkrankungen sind aber noch immer die häufigste Todesursache im ersten Lebensjahr.

Die entscheidende Voraussetzung für eine optimale Perinatologie ist die geographische Einheit und Verzahnung der Entbindungsanstalten mit hochspezialisierten pädiatrischen bzw. neonatologischen Intensiveinheiten. Diese ist von den Erfolgen der präventiven Perinatologie nicht zu trennen.

Unzweifelhaft hat diese Hochspezialisierung auch Nachteile gebracht (z. B. die u. U. „kalte und unpersönliche Apparatemedizin", weite Anfahrtswege zur Spezialstation etc.). In Zukunft wird es daher möglich sein müssen, die Kenntnisse und Angebote der modernen Geburtshilfe und Neonatologie mit persönlicher Betreuung und freundlicher, familiärer Atmosphäre zu verbinden.

Sogenannte alternative Konzepte argumentieren bisher leider oft um den Preis eines unverantwortbar hohen Risikos für Kind und Mutter.

Literatur

Aicardi J. Neonatal seizures. In: Epilepsy in children. Aicardi J. New York: Raven Press 1986; 183–204.

Dudenhausen JW. Geburtshilfliche Prävention perinataler Schäden. In: Früherkennung und Verhütung von Behinderungen im Kindesalter. Spranger J, Hrsg. Frankfurt/Main: Umwelt und Medizin 1988; 27–33.

Jacobi G. Klinisches Bild und Prognose neonataler Anfälle. In: Epilepsien des Kindesalters. Jacobi G, Meier-Ewert K, Hrsg. Stuttgart, Jena, New York: G. Fischer 1991; 1–18.

Leiber B, Olbrich G. Die klinischen Syndrome. Burg G, Kunze J et al., Hrsg. München, Wien, Baltimore: Urban & Schwarzenberg 1990.

Muntean W. Vitamin-K-Prophylaxe beim Neugeborenen. Gynäkol Prax 1986; 10:417–24.

3 Die statomotorische Entwicklung im 1. Lebensjahr

3.1 Vorbemerkung

Der gesunde Säugling erreicht jeden bestimmten Entwicklungsschritt in einem bestimmten Alter. Praktisch jedem Lebensmonat sind vorhersehbar bestimmte neue Leistungen zugeordnet (siehe auch Abb. 9). Im Einzelfall kann diese Entwicklung um einige Wochen variieren. Auch darüber hinaus kann eine verzögerte Entwicklung harmlose Ursachen haben. So kann bei einem frühgeborenen Baby die Verzögerung im 1. Lebensjahr noch das volle Ausmaß der Frühgeburtlichkeit betragen. Ein Frühgeborenes der 28.SSW (12 Wochen zu früh geboren) sitzt dann mit 10 Monaten etwa wie ein gesundes 7 Monate altes Baby oder erlernt das freie Gehen erst mit 14–15 Monaten. Bei dieser reinen Entwicklungsverzögerung führt das Kind alle statomotorischen Leistungen physiologisch richtig aus, allerdings wie ein jüngeres Kind (**primäre Muster,** siehe 14.7.7).

Davon zu unterscheiden sind statomotorische Fehlentwicklungen: die Bewegungsmuster eines Kindes mit einer infantilen Zerebralparese laufen anders ab als beim gesunden, aber auch anders als beim entwicklungsverzögerten Kind. Man bezeichnet sie daher als **pathologische Muster**. Diese oft schwierige Unterscheidung zwischen „normal", „primär" oder „pathologisch" soll anhand typischer Muster in der folgenden Entwicklungstafel erläutert werden.

3.2 Entwicklungstafel der Statomotorik

Normal	Pathologisch
1. Monat (siehe auch 2.3.2, 4.5.3)	
Rückenlage	
Spontanmotorik sehr variabel, „mittellebhaft“, Muskeltonus „normoton“.	Spontanmotorik wenig variabel, meist herabgesetzt, oder auch sehr fahrig/unruhig, Muskeltonus generalisiert hypoton oder hyperton. Die im folgenden genannten Auffälligkeiten werden oft erst in den folgenden Lebensmonaten erkennbar.
Spontanmotorik, auch passives Bewegtwerden wird meist lustvoll erlebt.	Spontanmotorik, auch passives Bewegtwerden wird meist unangenehm empfunden.
Mäßige Beugehaltung der Extremitäten überwiegt.	Insgesamt auffallende Streck- oder auffallende Beugehaltung.
Mäßiger Widerstand gegen passive Bewegung.	Widerstand gegen passive Bewegung erhöht oder erniedrigt.
Kopf nie in Mittellinie, sondern einmal links, einmal rechts; Rumpf und Kopf nie symmetrisch, sondern instabil. Arme etwas abduziert, Ellbogen gebeugt, Finger locker in Mittelstellung, zeitweise spontanes Fingerstrecken, die Daumen können gelegentlich eingeschlagen sein.	Kopf meist in unveränderter Stellung, der Nacken verkürzt, die Arme adduziert, die Ellbogen gestreckt oder die Arme in Henkelstellung, die Handgelenke gebeugt, die Finger meist zur Faust geschlossen, die Daumen permanent eingeschlagen.

Normal	Pathologisch
Moro-Reaktion (siehe 4.5.3.2) und ATNR (siehe 4.5.3.3) sind altersgemäß auslösbar.	Moro-Reaktionen salvenartig gehäuft (häufig auch akustisch oder durch Vibration ausgelöst), Verwechslung mit einem Krampfanfall möglich!
Passive Drehung en bloc (ohne Rumpfrotation).	Passive Drehung en bloc (ohne Rumpfrotation).
Hüften in Abduktion (ABD) und mäßiger Flexion, Knie in Mittelstellung, Sprunggelenke in wechselnder Stellung.	Hüften in Adduktion (ADD) und Innenrotation (IR), Knie oft in Streckung, Sprunggelenke oft plantarflektiert (Spitzfußtendenz).
Bauchlage	
Beugehaltung überwiegt, Knie liegen neben (oder fast unter) dem Rumpf.	Extreme Beuge- oder Streckhaltung (**„totales Bewegungsmuster“**).
Alternierende Kriechbewegungen (aber ohne Bewegungseffekt).	Kaum Spontanmotorik.
Spontanes Kopfdrehen von einer zur anderen Seite.	Kein spontanes Kopfdrehen (keine **automatische Reaktion**, siehe 4.5.3.1).
Eventuell kurzes Kopfheben.	Kein Kopfheben.
Traktion (Hochziehen zum Sitzen)	
Kein Mitnehmen des Kopfes, keine Kopfkontrolle, Rücken ganz rund.	Kein Mitnehmen des Kopfes, keine Kopfkontrolle, Rücken entweder ganz rund oder überstreckt.
Kein Widerstand gegen Hüftbeugung.	Widerstand gegen Hüftbeugung.

Normal	Pathologisch
Gehaltener Stand	
Kurze Gewichtsübernahme (ohne Kopf- oder Rumpfkontrolle), dann Zusammensinken.	Keine Gewichtsübernahme (generalisierte Muskelhypotonie) oder die Beine wie eine starre Säule mit Spitzfußtendenz.
2. Monat	
Rückenlage	
Aktives Kopfdrehen, Schultern locker.	Kopfhaltung (und oft der Körper) permanent asymmetrisch (ATNR), Schultern protrahiert.
Alternierendes Strampeln.	Kein alternierendes Strampeln.
Wechselnde Bewegungsmuster.	Wenige, sehr uniforme Bewegungsmuster.
Moro-Reaktion selten.	Häufige Moro-Reaktionen.
Bauchlage	
Kopf kurz bis max. 45 Grad gehoben.	Kein oder kaum Kopfheben.
Traktion (Hochziehen zum Sitzen)	
Kopf wird schon etwas mitgenommen, beginnende (noch sehr wackelige) Kopfkontrolle im Sitzen.	Keine Kopfkontrolle.
Kein Hüftbeugewiderstand.	Hüftbeugewiderstand.
Hören	
Säugling stellt bei mittellauten Geräuschen Bewegungen ein („hält inne“), (siehe auch 4.5.4, Tab. 3).	

Sehen
Eventuell kurzes Fixieren, noch kein deutliches Nachblicken.

Normal	Pathologisch
3. Monat	
Rückenlage	
Kopf kann aktiv in Mittellinie gehalten werden, spontanes Kopfdrehen nach links/rechts, oft auch schon als Blickfolgebewegung.	Kopfhaltung bevorzugt immer nach einer Seite, erschwertes Nachblicken.
Beginnender Hand-Hand-, Hand-Mund- und Hand-Augen-Kontakt in Mittellinie; festgehaltene Gegenstände können noch nicht aktiv losgelassen werden.	Hände immer seitlich, nur mit Mühe nach vorn, Schultern protrahiert.
	Opisthotonushaltung
ATNR möglich, aber spontan auflösbar.	ATNR häufig, Rumpfasymmetrie ebenfalls häufig, meist immer nach derselben Seite.
Palmarer Greifreflex kaum auslösbar.	Palmarer Greifreflex vorhanden.
Bauchlage	
Kopfhalten bis 45 Grad, kurzer, noch instabiler Ellbogenstütz, beginnende Streckung der WS.	Keine Kopfkontrolle (Beugemuster oder verkürzter Nacken).
Finger beim Ellbogenstütz meist offen, eventuell auch locker zur Faust.	Wenn Ellbogenstütz, dann meist steif und ohne Balance, die Arme extrem proniert, die Finger fest

Normal	Pathologisch
	zur Faust, wirkt steif, Kind fällt bald seitlich um.
Beine in ABD, AR, Knie etwas gebeugt, wechselnde Stellung der Sprunggelenke, viel alternierende Spontanmotorik.	Hüften in ADD, IR, Knie gestreckt, Füße in Plantarflexion, wenig Spontanmotorik, eventuell Überkreuzungsphänomen.
Traktion (Hochziehen zum Sitzen)	
Kopf wird schon recht gut mitgenommen, im Sitzen wackelt er noch.	Keine Kopfkontrolle oder Kopf im hochgezogenen Schultergürtel „wie eingemauert“.
Beim Aufziehen Hüftbeugung ohne Widerstand, Rücken noch rund.	Beim Hochziehen erschwerte Hüftbeugung, Rücken überstreckt oder ganz rund.
4. Monat	
Rückenlage	
Symmetrie und Rotation im Oberkörper wechseln einander ab.	Asymmetrien wiederkehrend oder konstant, nie symmetrisch; wenn aktive Drehung, dann ohne Rotation (en bloc).
Beginn von Greifversuchen (von lateral her und noch in Pronation) mit Blickfolge in alle Richtungen, Gegenstände werden zum Mund geführt.	Kein oder (durch ATNR und Fäusteln) behindertes Greifen, die Finger kommen nicht zum Mund.
Palmarer Greifreflex und ATNR kaum mehr wirksam.	Palmarer Greifreflex und ATNR noch häufig wirksam.
Viel alternierendes Strampeln („Fahrradfahren“).	Strampeln „in die Streckung“.

Normal	Pathologisch
Bauchlage	
Kopfdrehen und Kopfheben bis 90 Grad.	Kopfheben kaum möglich und/ oder Nacken und Rücken ständig überstreckt.
Ellbogenstütz mit schon guter Balance, Beine alternierend strampelnd, Sprunggelenke variabel.	Wenn überhaupt Armstütz, dann mit pronierten, steifen Armen ohne Balance, häufiges Umkippen. Unter der Brust liegendes Ärmchen kann nicht aktiv herausgezogen werden. Hüften in ADD, IR, Streckung, Spitzfußtendenz.
Traktion (Hochziehen zum Sitzen)	
Gute Kopfkontrolle beim Hochziehen, dabei ungehinderte Beugung in Hüften und Knien, im Sitzen beginnende Rückenstreckung.	Keine Kopfkontrolle beim Hochziehen oder sogar Opisthotonustendenz, erschwerte Hüftbeugung, im Sitzen ist der Rücken instabil (ganz rund oder überstreckt).
Gehaltener Stand	
Kurze Gewichtsübernahme auf ganzer Sohle, dann weiches Einknicken.	Bei Hypertonus scheinbares Stehen auf starrer Beinsäule, oft im Spitzfuß, bei Hypotonie keine Gewichtsübernahme.

5. Monat – normal

Rückenlage

Vorwiegend alternierendes Strampeln, gelegentlich auch symmetrisches Strecken/Beugen, macht Brücke, kann ergriffene Gegenstände nun loslassen (!)

Bauchlage

Im Unterarmstütz nun Gewichtsverlagerung möglich bis zum Drei-Punkt-Stütz. Stütz auf Becken und einen Arm, um den anderen Arm zum Greifen freizubekommen.

Traktion (Hochziehen zum Sitzen)

Gutes Kopfmitnehmen (lustvoll!), im Sitzen schon kurze Rückenstreckung möglich, das Abstützen nach vorne beginnt.

Gehaltener Stand

Gewichtsübernahme bei noch nicht voll gestreckter Hüfte mit beginnendem Wippen; keine tonischen Reflexe mehr; Keks wird von einer Hand in die andere genommen und allein gegessen; eventuell Kopfwendung nach einer Geräuschquelle.

6. Monat – normal

Rückenlage

Hand-Fuß-Mund-Kontakt, Umdrehen von RL in BL, die Rückenlage wird nicht mehr bevorzugt.

Bauchlage

Perfekter Handstütz mit Balance (auf offenen Händen).

Gehaltener Stand

Zeitweise gute Gewichtsübernahme mit Wippen.

Sprache

„Erzählen“, auch wenn allein, lacht und quietscht laut, beginnendes „Fremdeln“ (Unterscheidung von vertraut und fremd).

Hören

Kopfwendung nach einer Geräuschquelle (nicht immer).

7. Monat – normal

Von RL in BL und zurück, eventuell beginnendes Robben.

Im Sitzen Rücken gestreckt, guter Stütz nach vorne, beginnender Seitstütz.

Im gehaltenen Stand beginnende Hüftstreckung bei Gewichtsübernahme.

Gute Sprungbereitschaft.

Eventuell beginnender Pinzettengriff, beginnende Fähigkeit, aus Tasse zu trinken.

Normal	Pathologisch
8. Monat	
Ständig Bewegungsübergänge von BL in RL bzw. von RL in BL und über die Hüftbeugung in die Krabbelposition.	Bewegungsübergänge wenig, nur über eine Seite oder gar nicht.
Von der BL über die Seite in den freien Sitz.	In BL schlechte Kopfkontrolle, Beine starr und oft überkreuzt, Arme meist proniert, Hände zur Faust geschlossen, kein Drei-Punkt-Stütz.
	Im Sitzen Rundrücken („Sitzen am Steiß") und Instabilität, mangelnde Kopfkontrolle, kein Abstützen mit den Armen, schlechte Hüftbeugung oder Nachvornkippen, wenig Spontanmotorik der Beine.

Normal	Pathologisch
Im Stand zeitweises Zehenkrallen möglich.	Im Stand permanentes Zehenkrallen, Hüften in IR, Beine in Knien und Sprunggelenken gestreckt und überkreuzt (Überkreuzungsphänomen).

9. Monat – normal

RL und BL werden nur noch selten eingenommen, vielmehr
BL → Seitenlage → Sitzen oder
BL → 4-Füßler-Stand → Krabbeln oder
BL → 4-Füßler-Stand → Seitsitz, dort guter Armstütz nach vorne und nach der Seite.

Gute Rumpfrotation beim Greifen nach der Seite – „Drehen auf dem Po“.

Krabbeln – „schon viel unterwegs“, zieht sich aus dieser Position an Gegenständen zum Stand hoch, wippt im Stand, macht eventuell schon einige Schritte seitlich an Möbeln entlang.

Greifen im Kneifzangengriff.

Ißt vom Löffel.

Artikuliert Wünsche schon sehr deutlich.

10. Monat – normal

Stehen ohne Halten für Sekunden.

Mama, Papa, ungerichtet.

12. Monat – normal

Manchmal Fortbewegung im Bärengang, als Vorstufe zum freien Gehen oft nur für einige Tage.

Aufstehen aus der Krabbelposition meist über den Halbkniestand, manchmal schon ohne Festhalten.

Interesse an Gegenständen auch außer Reichweite führt zu viel Bewegung.*

Beginnendes freies Gehen (breitbasig, in „physiologischer Ataxie").

15. Monat – pathologisch

Verminderter output (Motorik).

Verminderter input (Sensorium).

Bewegungsarmut in allen Positionen (evtl. konstante Asymmetrien).

In Rückenlage zuviel Streckung, in Bauchlage zuviel Beugung.

Sitzen instabil mit schlechter Hüftbeugung, Rundrücken („Sitzen am Steiß"), schlechter Kopfkontrolle und Beinen in ADD.

In BL keine dissoziierten Beinbewegungen, **keine Amphibienreaktion.****

Kein Krabbeln.

Stand: wenn überhaupt, ohne Balance, eventuell Beine überkreuzt.

Sprungbereitschaft: schlecht oder gar nicht.

Hand-Mund-, Hand-Hand-, Hand-Fuß-Kontakt schlecht oder gar nicht.

Viel Schreien/Weinen durch Frustration bzw. große Diskrepanz zwischen Wunsch und motorischer Verwirklichung; gestörte Fähigkeit, Wünsche zu äußern.

* Ist bei mentaler Retardierung oft deutlich reduziert (siehe 10.5.1).

** **Amphibienreaktion:** In BL wird bei Gewichtsverlagerung und Ellbogenstütz auf eine Seite das kontralaterale (gegenseitige) Bein angezogen. Das Erlernen dieser ersten **dissoziierten Beinbewegung** (ein Bein gestreckt, ein Bein gebeugt) ist eine Voraussetzung für das Krabbeln bzw. später für das freie Gehen.

4 Die infantile Zerebralparese (ICP, CP)

Der Name „Morbus Little“ oder die Bezeichnung „Spastiker“ sollten nicht mehr verwendet werden. Am gebräuchlichsten ist der Terminus **zerebrale Bewegungsstörung,** der alle unten beschriebenen Krankheitsbilder umfaßt.

4.1 Definition

Bei der CP handelt es sich um eine „sensomotorische“ Störung von Haltung und Bewegung durch eine permanente, nicht progrediente Läsion des unreifen Gehirns. Die CP ist bis heute weder ursächlich behandelbar noch heilbar. Unbehandelt sind ihre Folgen progredient. Daraus leitet sich die Notwendigkeit zur Behandlung ab (Kap. 14).

4.2 Ursachen

Sauerstoffmangel des Gehirns (Hirnstammes) vor, während oder kurz nach der Geburt führt zum Untergang von Gehirnzellen. Bei Reifgeborenen entstehen allerdings etwa die Hälfte der spastischen Tetraplegien und etwa ein Drittel der übrigen CP-Formen auf der Basis von angeborenen (intrauterin erworbenen) Erkrankungen (Naeye, 1989). Entweder wird das Gehirn schon während der Schwangerschaft durch chronische Hypoxie geschädigt (z.B. chronische Plazentainsuffizienz, Anämie, eventuell auch Nikotinabusus und Alkoholabusus der Mutter) oder die pp-Asphyxie ist die Folge einer angeborenen Erkrankung (z.B. Organfehlbildung, Infektion etc.).

Es ist also darauf hinzuweisen, daß eine pp-Asphyxie keineswegs immer aus der unmittelbaren Geburtssituation heraus allein erklärbar ist, sondern auch als Folge bereits bestehender Erkrankungen ablaufen kann.

Der Anteil der Zerebralparesen infolge primärer pp-Asphyxie geht durch verbesserte, in Westeuropa großenteils schon flächendeckende geburtshilfliche Maßnahmen und pädiatrische Erstversorgung stetig zurück. Die Prävalenz der CP in den Ländern der Westlichen Welt wird mit 1 bis 5 Promille aller Geburten angegeben (Paneth, 1984), bei ca. der Hälfte betrifft sie Frühgeborene.

Die irreversible Zerstörung von Zellen bedeutet eine irreversible Störung bestimmter motorischer und sensorischer Funktionen des Gehirns. Dieses bildet – vor allem, wenn nicht behandelt wird – bestimmte **abnorme Haltungs- und Bewegungsmuster** aus.

4.3 Motorik

Primär ist die zentrale Steuerung des Bewegungsapparats gestört. Das Zusammenspiel (Koordination) der Muskelgruppen (Agonisten-Antagonisten) funktioniert nur mangelhaft, die reziproke Innervation (siehe 4.6.8.2) ist gestört. Manche Muskelgruppen haben zu wenig, manche zu viel Spannung **(Tonus).**

Auch das Begleitschielen (gestörtes Kräfteverhältnis der Augenmuskeln, siehe 4.7.1) entwickelt sich bei der CP mit aus diesen Gründen. Das beeinträchtigte Zusammenspiel der Skelettmuskeln hemmt Willkürbewegungen, verursacht pathologische Bewegungsmuster und bringt Gelenke dauernd in Extremstellungen. Das gestörte Kräfteverhältnis **(Imbalance)** der Muskeln ist verantwortlich für

4.3.1 Sekundärveränderungen

wie Knick-Senk-Fuß, Skoliose, Kyphose, Hals- und Rumpfasymmetrie, funktionelle Verkürzung einer Extremität **(Pseudo-Beinlängendifferenz),** Thoraxdeformitäten und

4.3.2 Kontrakturen

Am Beispiel des Unterschenkels: Der überwiegende Zug der Wadenmuskulatur (im Ungleichgewicht zu seinen Antagonisten) bringt den Fuß ständig in Plantarflexion **(Spitzfußhaltung),** wodurch sich in der Folge die Wadenmuskeln und die Achillessehne verkürzen. So entsteht durch Fixierung des Sprunggelenks in dieser am häufigsten eingenommenen Position der **Spitzfuß.**

Die operative Verlängerung der Achillessehne ist möglich, solange sich die übrigen Weichteile (Gelenkkapsel etc.) noch dehnen lassen. Sind diese jedoch bereits ebenfalls geschrumpft **(kontrakter Spitzfuß),** könnte selbst eine sehnenverlängernde Operation (siehe 14.12.4) das Sprunggelenk nicht wieder voll beweglich machen.

Kontrakturen können angeboren sein (z.B. **Arthrogryposis multiplex congenita,** die mit einer ICP nichts zu tun hat), oder sie entwickeln sich im Rahmen einer Zerebralparese oder einer neuromuskulären Erkrankung (siehe 8.9.1).

4.3.3 Tertiärveränderungen

Hierunter kann man die resultierenden knöchernen Veränderungen zusammenfassen. Sie bedeuten einen irreversiblen Endzustand, der bei schwerer Zerebralparese nach jahrelanger Einwirkung fehlerhafter **Biomechanik** auch zu **Schmerzen** führen kann.

4.4 Sensorium

Beim motorisch gesunden Säugling nehmen Augen, Ohren und der Tastsinn (Oberflächenempfindung, Tiefenempfindung bzw. Vibrationssinn und Lagesinn) ständig eine große Menge von Sinneseindrücken auf. In optimaler Koordination werden alle diese Reize verarbeitet. Nach vielen Monaten ist eines der Resultate die Vorstellung des Kindes über den eigenen Körper im Raum **(„Körperschema“).**

Beim zerebralparetischen Kind ist die Zahl der sensorischen Reize (input) durch das sensorische und motorische Defizit vermindert. Diese relative Reizarmut (sensorisches Defizit) *behindert* die optimale Entwicklung sowohl der einzelnen Sinne, als auch der höheren Koordinationsleistungen. So ist zu verstehen, daß etwa die Hand-Augen-Koordination oder der Hand-Mund-Kontakt, im weiteren auch das Körperschema, das „Begreifen", also die abstrakte Vorstellungskraft in ihrer Entwicklung behindert werden.

Krankengymnastische Behandlungstechniken (Kap. 14) sind eine überaus wichtige Maßnahme für das Kind. Sie werden aber nur den halben Erfolg bringen, wenn sie das sensorische Defizit des Kindes nicht ständig mit besonders reichlichem Angebot ausgleichen.

Das Unverständnis der Betreuenden für diese kombiniert **senso**motorische Störung kann dann Ursache dafür sein, daß das Kind bestimmte Fähigkeiten trotz regelmäßiger Behandlung nicht erlernt.

4.5 Diagnostik

4.5.1 Untersuchungsbedingungen

Auch ohne einschlägige Geburtsanamnese ergibt sich nicht selten der Verdacht auf eine zerebrale Bewegungsstörung. Da die Diagnose eine rein klinische ist und durch neurodiagnostische Hilfsuntersuchungen (Kap. 12) bestenfalls bekräftigt, aber nicht ausgeschlossen werden kann, besteht bei manchen Kindern viele Monate ein *Verdacht auf Zerebralparese* (siehe auch 2.4.2.2).

Ein guter Untersuchungsbefund steht und fällt mit der Erhebung einiger allgemeiner anamnestischer Angaben und den Untersuchungsbedingungen:

Anamnese	Frühgeburtlichkeit? (siehe 2.2.9) Fütterungsdauer?, häufiges Verschlucken? (siehe 8.4.1) Ständige Unruhe?, häufige Schreckreaktionen? (siehe 4.5.3.2) Extrem ruhig/brav? (floppy infant!), Ständiges Fäusteln? (siehe 3.2) Bezüglich **Asymmetrie:** siehe auch 2.3.2.5 Trinkt das Kind nur an einer Brust? (siehe 4.6.2, 4.6.3) Klavikularfraktur?, Sternokleidomastoideushämatom? Häusliche Situation: asymmetrischer Lichteinfall? Wird einseitiges Tragen am Arm der Mutter bevorzugt?
Umgebung	warm diffuses Licht Ruhe
Kind	wach ausgeschlafen satt intern möglichst gesund unbekleidet

Bei der Untersuchung ist vor allem zu beachten, ob eine Übereinstimmung mit den Beobachtungen der Mutter besteht, und ob die beobachteten Auffälligkeiten konstant während mehrerer Untersuchungen festzustellen sind. Die **Konstanz der Auffälligkeiten** ist ein deutlicher Hinweis für das Vorliegen einer CP, wohingegen der Wechsel normaler mit pathologischen Mustern eine solche eher ausschließt.

4.5.2 Motorische Meilensteine

Statomotorische Entwicklungsschritte werden vom Kind normalerweise zu bestimmten Zeitabschnitten durchlaufen. Stellen sich diese Schritte verzögert ein, sollte man sich keinesfalls mit der vorläufigen Diagnose eines „Spätentwicklers“ zufrieden geben. Hinter der Diagnose einer statomotorischen Entwicklungsverzögerung kann sich ebensogut eine beginnende Zerebralparese verbergen (siehe Tab. 2).

Tab. 2 Stark vereinfachtes Schema als Orientierungshilfe zur motorischen Entwicklung, das sich in etwa an die Vorsorgeuntersuchungen im deutschen **Kinder-Untersuchungsheft** bzw. im österreichischen **Mutter-Kind-Paß** hält. BL = Bauchlage, RL = Rückenlage.

4.–6. Woche	
Kopf	BL: Kopfheben für einige Sekunden möglich, noch keine Orientierung zur Mittellinie, oft eine Seite bevorzugt (ATNR physiologisch)
Arme	RL: noch seitlich, Finger häufig zur Faust geschlossen
Beine	RL: Strampeln meist reziprok in ABD und AR, passives Umdrehen noch ohne Rotation („en bloc“)
3.–4. Monat	
Kopf	BL: sicheres Kopfheben RL: Orientierung zur Mittellinie (= Leistung!)
Arme	RL: kommen nach vorn (Hand-Hand-, Hand-Mund-Kontakt)
Rumpf	RL: aktives Seitdrehen noch praktisch „en bloc“
7.–9. Monat	
Kopf	freie Kopfkontrolle im Sitz, dort
Arme	Abstützen nach vorn, BL: Drei-Punkt-Stütz, RL: Hand-Fuß-Spiel (Flexionsmuster).
Rumpf	im Sitz beginnende Balance und Rumpfrotation; Umdrehen, Kriechen
Sprache	Plappern
10.–15. Monat	
Motorik	alle Bewegungsübergänge, Hochziehen zum Stand, Stehen, schließlich freies Gehen
Sprache	erste Worte

4.5.3 Reflexe und Reaktionen

4.5.3.1 Automatische Reaktion

Seitdrehen des Kopfes zur Freihaltung der Atemwege in Bauchlage. Fehlt sie, ist das Neugeborene schwer krank.

4.5.3.2 Moro-Reaktion (0–4. Monat) (siehe Abb. 9, S. 219)

Man legt sich bei der Untersuchung das Kind auf einen Unterarm und unterstützt den Kopf mit der anderen Hand. Die kopfhaltende Hand wird dann rasch nach unten bewegt, der Kopf des Kindes fällt in die offene Hand (siehe Abb. 9): Nun öffnet der Säugling den Mund, bewegt die Arme nach oben und außen und streckt die Finger fächerförmig (erste Phase). Dann schließt sich der Mund wieder, die Arme werden gebeugt und nach vorne zusammengeführt (zweite Phase, meist nur rudimentär erkennbar).

Bedeutung: Bei Persistenz dieser Reaktion kann ein Kind keinen Armstütz und kein Sitzen lernen, den Mund zum Essen nicht schließen, den Speichel nicht schlucken und nicht sprechen lernen.

Bei Kindern mit einer zerebralen Bewegungsstörung kann die Moro-Reaktion nicht nur persistieren, sondern wird oft schon durch Erschütterung der Unterlage **(Vibration)** oder durch akustische Impulse (z. B. Tür fällt zu) oder auch durch Manipulation ausgelöst. Nicht selten wird die Moro-Reaktion vom Unerfahrenen mit einer Schreckreaktion verwechselt.

Die Moro-Reaktion ist bei Armplexusparese (siehe 2.2.7) asymmetrisch.

4.5.3.3 Asymmetrisch-tonischer Nackenreflex (ATNR, 0–6. Monat) (siehe Abb. 9, S. 219)

Bei isolierter (aktiver oder passiver) Drehung des Kopfes zu einer Seite werden die gesichtsseitigen Extremitäten gestreckt (einschließlich der Finger), die hinterhauptseitigen gebeugt.

Bedeutung: Persistenz *behindert* eine sinnvolle Hand-Augen-Koordination. Die Entwicklung der notwendigen Symmetrie ist unmöglich. Letzten Endes ist der ATNR nach Jahren für die Ausbildung extremer Asymmetrien von Rumpf und Extremitäten mit Skoliose, Kontrakturen und sekundärer Hüftgelenksluxation mitverantwortlich.

4.5.3.4 Tonischer Labyrinthreflex (TLR, meist pathologisch)

Bei aktiver oder passiver Kopfbeugung in Bauchlage kommt es zur totalen Beugung (der Kopf wird nicht zur Seite gedreht). Bei aktiver oder passiver Kopfstreckung (z. B. in RL) werden Hals, Rumpf und die Beine in Adduktion und Innenrotation gestreckt, die Arme werden gebeugt, die Schultern protrahiert, die Finger sind zur Faust geschlossen. Beim gesunden Kind kann der TLR für einige Monate in ganz leichter Ausprägung vorhanden sein.

Bedeutung: Starke Ausprägung bzw. Persistenz (z.B. bei spastischer Tetraplegie) *behindert* das Aufrichten aus der RL bzw. die Hüftbeugung beim Traktionsversuch, aus der Bauchlage behindert der Reflex die Rumpfstreckung.

4.5.3.5 Palmarer Greifreflex (0–5. Monat) (siehe Abb. 9, S. 219)

Berührung der Handinnenflächen (palmae) von ulnar her schließt die Finger fest (Irrtum des Laien, Neugeborenes halte Papas Finger schon aktiv fest!). Der Reflex verstärkt sich physiologischerweise beim Saugen (siehe 14.3.2.3).

Bedeutung: Persistenz *behindert* normale Greiffunktionen bzw. das Abstützen. Beides wird erst durch Öffnen der Finger sinnvoll.

4.5.3.6 Landau-Reaktion (5.–12. Monat)

Der Säugling hebt in horizontaler Bauchlage-Schwebe automatisch den Kopf in Verlängerung der Körperachse, dann folgen die symmetrische Streckung von Nacken, Rumpf und meist Beinen. Bei plötzlicher (passiver) Kopfbeugung läßt der Strecktonus nach.

Bedeutung: Fehlt die Landau-Reaktion, wird das Kind wenig über seine Stellung im Raum erfahren; eine schwere Störung des **Körperschemas** kann die Folge sein.

4.5.3.7 Sprungbereitschaft (ab 6.–12. Monat, zeitlebens)

Sie wird auch als „parachute reaction“ bezeichnet: Der mit beiden Händen an der Taille gehaltene Säugling streckt – wenn man ihn in BL schnell der Unterlage nähert – die Arme wie zum Abstützen aus.

Bedeutung: Konstantes Fehlen dieser Reaktion kann bedeuten, daß ein Aufrichten aus der Bauchlage nicht erlernt wird.

4.5.3.8 Muskeleigenreflexe (MER)

sind Reflexe, bei denen durch einen adäquaten Reiz (z. B. Schlag auf die Muskelsehne) über einen (spinalen) Reflexbogen eine einzige, kurze Kontraktion des jeweiligen Muskels erfolgt. Muskeleigenreflexe sind willentlich nicht unterdrückbar. Eine Abschwächung bzw. Aufhebung der MER tritt bei Funktionsstörung des Muskels (Muskelerkrankung) und/oder zugehöriger Nerven ein (schlaffe Lähmung). Bei Kindern etwa mit spastischer Zerebralparese sind die Reflexauslösezonen verbreitert, die MER gesteigert (Hyperreflexie) und u. U. klonisch (mit mehrfachen rhythmischen Nachkontraktionen) auslösbar.

4.5.4 Hören

Die Frage an die Eltern, ob ihr Kind hört, wird meist spontan bejaht.

Diese Aussage ist nicht immer verläßlich richtig. Im Rahmen einer klinischen Untersuchung sollte sie möglichst unvoreingenommen überprüft werden:

Bei mittellautem bis lautem akustischem Reiz, angeboten in größeren Zeitabständen von etwa 10 Sekunden und unter Ausschluß einer Wahrnehmung durch Augen, Luftzug oder Erschütterung der Unterlage (Vibrationssinn) wird erkennbar, ob der Säugling hört. Als positiv gilt schon das „Innehalten“ beim Saugen oder der leichte (reizsynchrone) Lidschlag. Eine Kopfwendung zur Signalquelle erfolgt erst mit etwa 1/2 Jahr und dann noch lange nicht konstant (siehe 3.2/6.Monat).

Tab. 3 Meilensteine der Sprachentwicklung

4.–6. Woche	kurze, gutturale Laute
3.–4. Monat	spontanes Vokalisieren
7.–9. Monat	Vokalisieren auf Ansprache, Silbenketten
10.–15. Monat	Doppelsilben (ma-ma, pa-pa, la-la), evtl. Einzelworte
16.–24. Monat	Einwortsprache
3. Lebensjahr	Mehrwortsätze

Übrigens können taube Kinder durchaus spontanes Vokalisieren entwickeln, stellen die Lautbildung jedoch gegen Ende des ersten Lebensjahrs wieder ein, wenn eine Rückmeldung fehlt. Die Messung der frühen akustisch evozierten Potentiale (siehe 12.10) ermöglicht die objektive Beurteilung der Hörbahn.

4.5.5 Sehen

Sehen ist eine äußerst komplexe Gehirnleistung, bei der dem Auge lediglich die Rolle eines Perzeptionsorgans (Sensors) zukommt. Der Sinn des Sehens ergibt sich erst aus der zerebralen Verarbeitung der Impulse, die der Sensor liefert.

Sehen bedeutet nicht allein Perzeption von Formen, Bewegung und Farben, es bedeutet auch sinnvolle Zuordnung des Gesehenen und **Wiedererkennung,** also die Fähigkeit, neue Bilder mit gespeicherten in Bruchteilen einer Sekunde daraufhin zu vergleichen, ob eine signifikante Ähnlichkeit erkennbar ist.

Die hohe Qualität dieser Leistung hat zu tun mit **Fähigkeit zur Abstraktion** bzw. **Fehlertoleranz:** Bekanntlich deutet schon der Säugling zwei Punkte mit zwei Strichen in bestimmter Anordnung als Gesicht. Die tatsächlich nur geringe Ähnlichkeit zwischen einem lebendigen Gesicht und einer solchen Skizze beleuchtet die unglaubliche Fähigkeit des menschlichen Gehirns zur Abstraktion bzw. Fehlertoleranz. Sie erklärt, daß schon der Säugling seine Mutter trotz ganz unterschiedlicher Mimik, Frisur und Kleidung immer wiedererkennt.

Nachverarbeitende Gehirnfunktionen spielen also eine bedeutsame Rolle bei der Frage, ob und mit welcher Qualität ein Kind sieht. Für Eltern ist nicht leicht verständlich, wo das Sehproblem liegt, wenn doch eine ophthalmologische Untersuchung ergeben hat, daß „das Auge gesund ist".

Zerbralparetische Kinder bzw. behinderte Kinder sind nur in den seltensten Fällen blind. Häufig aber leiden sie an Sehstörungen, bei denen die oben geschilderten komplexen Verarbeitungsvorgänge in verschiedener Ausprägung und Kombination *behindert* sind.

Mit der Messung der **visuell evozierten Potentiale** (siehe 12.10) ist eine Funktionskontrolle der Sehbahn – also von der Netzhaut über den Sehnerv bis zur Sehrinde am hinteren Hirnpol – möglich. Über die komplexen, nachverarbeitenden Gehirnfunktionen können visuell evozierte

Potentiale jedoch nichts aussagen. Hier wird es an der Beobachtungsgabe und Erfahrung des Betreuenden liegen, Sehdefizite in Art und Schweregrad zu erkennen und darauf mit einem angepaßten Förderungskonzept zu reagieren. Unter diesem Aspekt hat sich die sogenannte **Sehfrühförderung** als sehr nützlicher Therapieansatz früh erkennbarer Sehstörungen erwiesen.

Hat man nun die optimalen Bedingungen für die Untersuchung geschaffen (siehe 4.5.1), sollte diese unter Beachtung der motorischen Meilensteine (siehe 4.5.2) sowie der besprochenen Reflexe und Reaktionen (siehe 4.5.3) in einer bestimmten Reihenfolge erfolgen (siehe Tab. 4.).

Tab. 4 Empfohlene Reihenfolge bei der Untersuchung des Säuglings (älteren Kindes). Die Untersuchung sollte mindestens eine halbe Stunde dauern und bei Unklarheiten jedenfalls wiederholt werden.

Anamnese
Rückenlage Bauchlage Hochziehen aus der RL zum Sitzen **(Traktion)** Stehen Krabbeln Gehen (Laufen) Stellreaktionen Gleichgewichtsreaktionen
Symmetrie Reflexe/Reaktionen Lagereaktionen nach *Vojta* Feinmotorik Sprache und sozialer Kontakt Hören Sehen
Verrichtungen des täglichen Lebens Emotionales Verhalten.

4.6 Formen der Zerebralparese

Zwischen Sitz der Läsion und der Art der Bewegungsstörung läßt sich, grob vereinfacht, folgende anatomisch-funktionelle Beziehung herstellen:

Sitz der Läsion	Typ der Bewegungsstörung
Kortex	Spastizität
Stammganglien (Striatum)	Dyskinesie (Athetose)
Kleinhirn	Hypotonie, Ataxie

4.6.1 Spastische Tetraplegie

Die oberen Körperpartien sind zumindest gleich stark oder noch stärker betroffen als die unteren.

Ursachen
Hypoxie in der Schwangerschaft oder pp-Asphyxie, prä- oder perinatale Meningoenzephalitis, Fehlbildungen im Gehirn, neurometabolische Erkrankungen (Kap. 7), near-miss-SIDS (siehe 9.1) oder schwere Schädel-Hirn-Traumata in den ersten Lebensmonaten.

Klinisches Bild
In der Neugeborenenperiode kann oft ein **„Hypotonie-Apathie-Syndrom"** zu sehen sein. Das Neugeborene ist also nicht nur hypoton (floppy infant wie bei der Werdnig-Hoffmann-Erkrankung, siehe 8.4), sondern auch apathisch. In den folgenden Wochen nimmt der Muskeltonus rasch zu, die Spastizität prägt sich in den oberen Extremitäten stärker aus als in den unteren, und auch die bulbäre Muskulatur ist stark mitbetroffen. Letzteres führt zu Schwierigkeiten beim Trinken und später beim Erwerb der Sprache.

Freies Gehen wird nicht erlernt.

Die Muskeleigenreflexe (MER) sind gesteigert, es besteht permanent die Gefahr von Kontrakturen. Infolge starker Asymmetrie durch permanenten Einfluß des ATNR (siehe 4.5.3.3) ist auch die Gefahr der Entwicklung einer Skoliose und einer sekundären Hüftluxation gegeben. Oft bestehen eine schwere geistige Behinderung und ein Mikrozephalus, häufig zusätzlich ein Anfallsleiden (BNS-Krämpfe, 6.5.3, Grand mal, 6.5.1.1).

4.6.2 Spastische Diplegie

Diese Erkrankung ist wesentlich leichter als die spastische Tetraplegie. Vorwiegend betroffen ist die untere Körperhälfte, die obere erscheint manchmal (fast) unauffällig. Wir unterscheiden eine schwere von einer mittelschweren und einer leichten spastischen Diplegie.

Ursachen

Hypoxie in der Schwangerschaft oder pp-Asphyxie, oft in Verbindung mit Frühgeburtlichkeit.

Klinisches Bild

Die Kinder wirken in der Neugeborenenperiode oft unauffällig (!). Eine genaue neuropädiatrische Untersuchung, die pathologische Bewegungsmuster ans Licht bringen würde, erfolgt oft nur bei besonderen Verdachtsmomenten, etwa nach komplizierter Neonatalperiode. Liegt eine deutliche Seitenbetonung der CP vor, wird das Kind recht bald auffällig durch konstante Asymmetrie (bevorzugte Kopfhaltung nach einer Seite, einseitige Rumpfverkürzung, häufigen ATNR oder indem es nur an einer Brust gerne trinkt). Andernfalls wird der Mutter erst in den folgenden Lebensmonaten auffallen, daß ihr Kind

- eine Neigung zur Extension in den Beinen (pathologische Streckmuster) zeigt,
- sich nicht umdreht,
- nicht krabbelt, oder wenn, sich nur mit Hilfe der Arme fortbewegt und die Beine passiv nachschleppt,
- sich aus der RL schlecht zum Sitzen aufziehen läßt und dann den Kopf schlecht mitnehmen kann,

- nicht zeitgerecht sitzen kann (oder nur mühsam, mit deutlichem Rundrücken, wegen erschwerter Hüftflexion),
- schlecht stehen kann (gerne in Spitzfußstellung, ungeschickt schmalbasig) und
- (noch immer) nicht frei gehen kann.

Aus der Aufzählung wird erkennbar, wie leicht der Unerfahrene (auch der Arzt!) das betroffene Kind als sogenannten „Spätentwickler" fehlinterpretiert (siehe auch 14.7.7). Die Muskeleigenreflexe (MER) insbesondere der unteren Extremitäten sind gesteigert. Das Gehen wird dann oft stark verzögert erlernt (2.–4. Lebensjahr).

Gangbild

Obwohl jede spastische Diplegie beim Gehen ihre besondere Eigenart in den Bewegungsabläufen und ihre individuellen Problemschwerpunkte hat, seien einige typische Muster beschrieben:

Meist besteht eine Plantarflexion der Füße („Spitzfußgehen"), eine Innenrotation der Beine, nicht durchgestreckte (oder aber überstreckte) Knie sowie mangelnde Rumpfrotation und Hyperlordose infolge mangelhafter Beckenaufrichtung.

All das ruft das typische Gangbild einer spastischen Diplegie hervor mit der manchmal extremen Links-rechts-Seitneigung des Oberkörpers bei jedem Schritt und den assoziierten Bewegungen der Arme („in Henkelstellung").

Bei vielen Kindern dekompensiert die Spitzfußstellung zu einer unter Umständen schweren Knick-Senk-Fuß-Stellung. Die Fehlbelastung am Fußinnenrand läßt das physiologische Fußgewölbe zusammenbrechen **(dekompensierter Knick-Senk-Fuß),** was nur unvollständig behandelbar ist (siehe 14.11) und in späteren Jahren auch Schmerzen verursachen kann.

Die Sprache kann etwas verspätet einsetzen (siehe 4.7.6), die Intelligenz ist meist normal, zusätzliche Anfallsleiden sind äußerst selten.

4.6.3 Spastische Hemiplegie

Per definitionem ist hier nur eine Körperhälfte betroffen, die andere Seite ganz unauffällig. Wieder werden eine schwere, eine mittelschwere und eine leichte Form unterschieden. In praxi sind die Grenzen zwischen stark seitenbetonter spastischer Diplegie und Hemiplegie aber fließend. Die reine Hemiplegie, bei der eine Seite völlig gesund ist, scheint sehr selten zu sein. Die Benennung des Krankheitsbilds einmal als „Hemiplegie", dann wieder als „stark seitenbetonte Diplegie" ist kein Widerspruch, sie spiegelt lediglich die verschiedenen Schwerpunkte therapeutischer Perspektiven wider.

Ursachen

Vorwiegend werden pränatale Ursachen angenommen. In Frage kommen Verschluß, Fehlbildung oder Hypoxie im Bereich kleiner Gefäße (Nelson, 1991). Die Darstellung solcher Läsionen gelang mit bildgebenden Verfahren bisher nur selten (Ultraschall, Computertomogramm). Neue magnetresonanztomographische Befunde zeigen jedoch in einem höheren Prozentsatz (83 %) zerebrale Läsionen (Good, 1992).

Zur typischen Ausprägung der infantilen Zerebralparese kommt es nur dann, wenn die Schädigung das ganz unreife Gehirn trifft. Tritt eine solche Schädigung erst gegen Ende des ersten Lebensjahrs oder später auf (akute Hemiplegie nach Schädel-Hirntrauma oder Tumoren), sieht die Störung anders aus. Das Gangbild nähert sich in diesen Fällen der Erwachsenenform der Zerebralparese an, mit der **Zirkumduktion,** also dem typisch halbkreisförmigen Ausschwingen des kranken Schwungbeins beim Gehen.

Klinisches Bild

Bei der konnatalen spastischen Hemiplegie ist das Neugeborene meist unauffällig, ohne faßbare Asymmetrie (die Moro-Reaktion ist nicht asymmetrisch! Siehe 4.5.3.2).

Erst im Alter von 3–4 Monaten fällt auf, daß der betroffene Arm in der Schulter protrahiert und im Ellbogen gebeugt ist. Bei genauer bzw. längerer Beobachtung wird deutlich, daß die Finger ein und derselben Hand häufig zur Faust geschlossen sind. Das Kind greift nur mit dem gesunden Arm, hier aber – **pathologischerweise** – über die Mittellinie (!)

Das betroffene Bein ist im ersten Lebensjahr meist primär gebeugt, eventuell zeigt es etwas weniger Spontanmotorik. Erst später kommen eine Strecktendenz des Beins sowie gegenüber der gesunden Seite gesteigerte Muskeleigenreflexe hinzu. Der Gehbeginn ist meist verspätet, dann fallen Spitzfußneigung (Zehengang) und Überstreckung im Knie auf.

In schweren Fällen ist der Arm **kontrakt** in der Schulter adduziert, im Ellbogengelenk, im Handgelenk und in den Fingern gebeugt (sogenannte **Wernicke-Mann-Stellung).**

Geistig sind die Kinder in der Mehrzahl normal, Krampfanfälle (in Form motorischer Herdanfälle) kommen vor.

Das „asymmetrische Sensorium" einer spastischen Hemiplegie führt zur **Störung der Wahrnehmung** komplexer räumlicher Vorgänge und damit zur Störung des **Körperschemas,** das den Betroffenen zeitlebens merklich *behindert* (Links-rechts-Unterscheidung, Gefühl für Symmetrie, allgemeine körperliche Geschicklichkeit).

Da vielfach keine Geburtskomplikation in der Anamnese dieser Kinder zu erheben ist, liegt die Entdeckung der Störung (meist in Form einer konstanten Asymmetrie) ausschließlich bei der Aufmerksamkeit von Mutter und (Kinder)arzt.

4.6.4 Athetose

Während Spastizität eher Verarmung an Bewegung bedeutet, finden wir bei der Athetose häufig überschießende, unwillkürliche Bewegungen, die für den Betrachter bizarr, geschraubt und überdehnt wirken. Der Muskeltonus wechselt ständig zwischen hypoton und hyperton (= dyston).

Ursachen

Schwere Hypoxie (im Rahmen neurometabolischer Grunderkrankungen) oder **Kernikterus** (Kern = Corpus striatum, Ikterus = Hyperbilirubinämie des Neugeborenen). Letzterer entsteht, wenn im Rahmen einer besonders schweren Neugeborenen-Gelbsucht der Farbstoff Bilirubin ins Zentralnervensystem übertritt und dort bestimmte Kerngebiete schädigt. Infolge verbesserter neonataler Versorgung sollte ein Kernikterus heute nicht mehr vorkommen.

Klinisches Bild

Anfangs besteht ein **Hypotonie-Apathie-Syndrom,** das in den folgenden Monaten immer häufiger mit der Aktivität tonischer Reflexaktivitäten abwechselt.

Erst gegen Ende des ersten Lebensjahres treten die (später typischen) **dyskinetischen Attacken** in Form von plötzlich einschießenden, nur einige Sekunden dauernden hypertonen Streckmustern auf.

Im 2. Lebensjahr setzen dann die typischen unkontrollierbaren Hyperkinesien und athetotischen Bewegungsmuster ein mit der ständigen Bewegungsunruhe, den überschießenden Bewegungen und dem Grimassieren während jeder versuchten Willküraktivität.

Die **dystone Athetose** stellt mit ständig wechselndem Muskeltonus und athetotischen Bewegungsmustern eine besonders schwere Form dar.

Der Erwerb statomotorischer Fähigkeiten macht nur sehr langsame Fortschritte, da die athetotischen Bewegungen normale Stellreaktionen *behindern.*

Der ständig wechselnde Muskeltonus und die Hyperkinesie verhindern wenigstens die Entwicklung von Kontrakturen, wie sie bei reiner Spastizität dieser Stärke die Regel sind.

Mental sind die Kinder meist normal, können sich aber sehr schlecht ausdrücken, zumal ihre Mimik bizarr und nur schwer deutbar ist und ihre Sprache spät, extrem schlecht artikuliert oder gar nicht einsetzt. Krampfanfälle treten fast nie hinzu.

Obwohl die reine Athetose heute selten geworden ist, verdient sie doch Erwähnung als oft wesentliche Komponente bei den häufigen Mischformen (siehe 4.6.6). Die

4.6.5 (Hypoton-)ataktische Form der ICP

wird auch als zentrale Hypotonie oder als Ataxie bezeichnet. Diese rein deskriptiven Begriffe sind meist Verlegenheitsdiagnosen, deren Entität und Zugehörigkeit zu den Formen der ICP somit sehr fraglich ist.

Ursachen

Fehlbildungen des Kleinhirns, peripartale Asphyxie, neurometabolische Grunderkrankungen, häufig unklar.

Klinisches Bild

Es besteht anfangs das Bild eines floppy infant (siehe 8.15), die Kinder sind also schon als Neugeborene hypoton. Während die Hypotonie bestehen bleibt, stellen sich – in Diskrepanz dazu – deutlich gesteigerte Sehnenreflexe ein.

Die Aufrichtung gegen die Schwerkraft entwickelt sich nur langsam (reduzierter Haltungstonus), das Gleichgewicht ist schwer gestört; die Kinder beginnen erst gegen Ende der Kleinkindperiode vorsichtig, breitbasig, zittrig und unsicher (ataktisch) zu gehen. Die Ataxie ändert sich später kaum, oft entwickeln sich angesichts der Hypotonie massive Knick-Senk-Füße.

Die Intelligenz ist oft deutlich gestört, Krampfanfälle sind jedoch selten.

4.6.6 Mischformen

Die erwähnten reinen Formen der CP sind eher selten. Viel häufiger finden sich Mischformen, vor allem zwischen spastischer Tetraplegie und Athetose, zwischen Hemiplegie und Diplegie oder Ataxie und Diplegie.

Die Bezeichnung des Krankheitsbildes erfolgt nach der führenden Symptomatik, ist aber für die Prognose meist nicht essentiell.

4.6.7 Transiente Dystonie

Die transiente Dystonie wird auch als **neurologisches Durchgangssyndrom** bezeichnet und ist keine Zerebralparese.

Es werden hierunter auffällige (dystone) Bewegungsmuster im Sinne oder wenigstens ähnlich einer CP verstanden, wie sie besonders häufig in Entwicklungskontrollen nach Frühgeburtlichkeit diagnostiziert werden.

Auffällig sind Art und Verteilungsmuster der Bewegungen, die oft ungewöhnlich steif und eckig wirken und so an eine beginnende CP erinnern. Da eine solche zu diesem Zeitpunkt nicht sicher auszuschließen ist, sollte – um keine Zeit zu verlieren – unbedingt eine Physiotherapie eingeleitet werden.

Die Frage, ob eine beginnende CP dann durch Therapie geheilt wurde oder lediglich eine transiente Dystonie vorlag, die auch ohne

Behandlung verschwunden wäre, ist sowohl für den Einzelfall als auch generell äußerst schwer zu beantworten.

Ein in Verlaufsuntersuchungen gesehener Häufigkeitsgipfel dieser neurologischen Auffälligkeiten zwischen dem 3. und dem 8. Lebensmonat korreliert jedenfalls nicht mit der tatsächlichen Frequenz permanenter Behinderungen (Zerebralparesen), (Michaelis, 1988).

Zur Zeit ist noch nicht restlos geklärt, ob die limitierte Erfahrung des Untersuchers oder etwa die angewandte entwicklungsdiagnostische Methode für diese offensichtliche „Überdiagnostik" verantwortlich ist.

4.6.8 Anhang

Die komplexe Störung bei einer Zerebralparese ergibt sich somit aus folgenden Faktoren:

4.6.8.1 Abnormer Muskeltonus

Bei der **Spastizität** ist der Muskeltonus in Form des Widerstandes gegen passive Bewegungen erhöht.

Bei einer **Athetose** ist der Grundtonus der Muskulatur zwar meist vermindert, es treten jedoch plötzlich einschießende (hypertone) Spasmen auf.

Bei **(hypoton-) ataktischen Formen** bleibt der Muskeltonus ständig vermindert.

Der Haltungstonus gegen die Schwerkraft kann bei allen Formen der Zerebralparese (auch trotz Spastizität) vermindert sein.

4.6.8.2 Störung der reziproken Innervation

Für eine normale Bewegung ist eine sehr fein abgestimmte Koordination zwischen Agonisten und Antagonisten erforderlich. Dieses Zusammenspiel ist bei der zerebralen Bewegungsstörung *gestört.*

4.6.8.3 Spastizität

Hierbei findet sich bei Innervation des Agonisten meist eine fast gleich starke Innervation des Antagonisten **(Ko-Kontraktion).** Jede Bewegung muß also gegen den eigenen Muskelwiderstand durchgeführt werden (!).

Es herrschen überwiegend **totale Muster** vor (totale Streckung oder totale Beugung), und die Ausführung sogenannter **dissoziierter Bewegungen** macht große Schwierigkeiten (z.B. ein Bein beugen und gleichzeitig das andere strecken, wie es etwa für die **Amphibienreaktion** oder später das normale Gehen benötigt wird). Bei der

4.6.8.4 Athetose

ist das Zusammenspiel zwischen Agonisten und Antagonisten gestört. Die Athetose zeigt einerseits einen ständig wechselnden Muskeltonus (der die Haltung *behindert),* andererseits ständig ungebremste, überschießende Bewegungen in bizarren Formen (die gezielte Bewegungen *behindern).* Bei der

4.6.8.5 Ataxie

wird die bremsende Funktion des Antagonisten zu spät eingesetzt. Aus dieser Übersteuerung resultieren die mangelhafte Koordination jeder Bewegung, mangelhaftes Gleichgewicht und über das Ziel hinausschießende Willkürbewegungen.

4.6.8.6 Persistenz tonischer Reflexmuster

Durch den Ausfall höherer Zentren können tonische Reflexmuster, die in Mittel- und Stammhirn lokalisiert sind, ungehemmt wirksam werden (siehe Abb. 8, 4.5.3.4 und 14.3.2).

4.6.8.7 Assoziierte Reaktionen

Jede aktive Bewegung einer einzelnen Extremität – manchmal auch bloß psychische Anspannung – führt zur Tonuserhöhung in alternierenden oder allen Körperteilen.

So führt etwa beim Kind mit einer spastischen Diplegie die Willküraktivität der Arme zu einer Verschlechterung der Bewegungsmuster der Beine. Bei der spastischen Hemiplegie führt eine Anstrengung der gesunden Seite zur Tonuserhöhung und damit massiven Verschlechterung der Haltung der kranken Seite. („...der Arm geht in die Pathologie").

Eine solche Verschlechterung ist somit einmal akut im Rahmen einer anstrengenden Bewegung zu beobachten, sie führt aber auch chronisch zu einer dauernden Verschlechterung der Bewegungsmuster und Funktionen in den betroffenen Körperpartien.

Bei der Untersuchung feinmotorischer Tätigkeit sollte also nicht die betroffene Seite, sondern vielmehr die gesunde Seite (!) beobachtet werden, um **assoziierte Reaktionen** zu erkennen.

Bei ganz leichten Formen von motorischen Störungen (sogenannte MCD, Kap. 5) sind solche assoziierten Reaktionen manchmal die einzigen diagnostischen Hinweise (z.B. steif abgewinkelte Ellbogen und zur Faust geschlossene Finger bei *raschem* Laufen).

Von den assoziierten Reaktionen zu unterscheiden sind assoziierte Störungen.

4.7 Assoziierte Störungen

4.7.1 (Begleit-)Schielen

4.7.2 Nystagmus (selten)

4.7.3 Optikusatrophie

Der Sehnerv (Nervus opticus) kann nach einem peripartalen Sauerstoffmangel als ein Teil des Gehirns geschädigt sein. Das Resultat ist eine **partielle** oder **totale Optikusatrophie,** was Sehstörungen ganz verschiedener Grade bedingt.

Bei der spastischen Tetraplegie ist die (oft schwere) Optikusatrophie eine typische assoziierte Störung. Es ist wichtig zu wissen, daß eine Optikusatrophie durch eine augenärztliche Untersuchung des Augenhintergrunds („Fundusuntersuchung“) in den ersten Lebensmonaten nicht immer sicher verifiziert bzw. ausgeschlossen werden kann. Eventuell kann die Messung der visuell evozierten Potentiale (siehe 12.10) objektiv zur Diagnose des Sehvermögens beitragen.

4.7.4 Teilleistungsstörungen

Zum Beispiel Störungen der Form-Hintergrund-Wahrnehmung (siehe 10.4.3.4).

4.7.5 Hörstörungen

Diese finden sich selten im Sinne einer Schwerhörigkeit, häufiger in der Art einer zentralen Verarbeitungsstörung (analog zu Sehstörungen, siehe 4.5.5): Die Fähigkeit, Laute, z.B. Sprache, vor einem Geräuschhintergrund gut wahrzunehmen, ist hier herabgesetzt.

4.7.6 Sprachstörungen

Die der Zerebralparese eigene Störung der gesamten Sensomotorik erstreckt sich auch auf den Mund-, Schlund- und perioralen Bereich. Störungen im Muskeltonus und Persistenz oraler Reflexe (siehe 14.3.2) verhindern in schweren Fällen (spastische Tetraplegie, Athetose) die Sprachentwicklung (siehe auch 14.4).

In Fällen spastischer Diplegie bedingen sie oft einen verspäteten Sprachbeginn und in der Folge eine breite, etwas langsame Sprache. Diese Auffälligkeit wird vom Unerfahrenen oder von Gleichaltrigen leider oft als Langsamkeit im Denken, als geistige Behinderung fehlgedeutet (siehe Kap. 10).

In Wirklichkeit läßt diese milde Auffälligkeit keinerlei Rückschluß auf den Intelligenzgrad zu.

Die ebenfalls hierher gehörigen

4.7.7 Anfallsleiden

werden in Kapitel 6 behandelt.

4.8 Frühe Verhaltensstörungen

Folgende typische Verkettung von Vorgängen sei angeführt, um früh entstehende Beziehungsstörungen (**Interaktionsstörungen**) zwischen Mutter und Kind durch dessen motorische Behinderung zu beschreiben:

- Bei einem Kind mit einer zerebralen Bewegungsstörung werden beim Fütterungsversuch durch die Mutter pathologische orale Reflexe ausgelöst (pathologischer Zungenstoß, Beißreflex, evtl. Würgereflex, siehe 14.3.2).
- Die Mutter empfindet dieses Verhalten ihres Kindes intuitiv als befremdend, zumindest aber als ablehnend gegenüber der Nahrungsaufnahme. Ohne therapeutische Hilfe hat sie nur zwei Möglichkeiten: entweder läßt sie das Kind hungern, oder sie zwingt es zum Essen.
- Dieses permanente Fehlverhalten der Mutter, der ihre mütterliche Intuition hier nicht weiterhelfen kann, führt zum Erleben von Angst, Schreck und Ablehnung und so zur **Verhaltensstörung** des Kindes, das ja seine Mutter als ständig unsicher, verstört oder gar gewaltsam erlebt.

Nicht mütterliches Feingefühl oder psychologische Vorkenntnisse, sondern nur gezielte therapeutische Hilfestellung, wie sie unter 14.3 beschrieben ist, kann eine solche unglückliche Verkettung verhindern oder auflösen.

Literatur

Good M, Steinlin M, Martin E, Largo R, Boltshauser E. MRI in hemiplegic cerebral palsy: correlation with the severity of motor and developmental abnormality. Persönliche Mitteilung 1992.

Michaelis R, Krägeloh-Mann I. Früherkennung neurologischer Ausfälle und psychomotorischer Retardierungen bei Kindern. In: Früherkennung und Verhütung von Behinderungen im Kindesalter. Spranger J, Hrsg. Frankfurt/Main: Umwelt und Medizin 1988.

Naeye RL, Peters EC, Bartholomew M, Landis JR. Origins of cerebral palsy. Am J Dis Child 1989; 143:1154–61.

Nelson KB. Prenatal origin of hemiparetic cerebral palsy: How often and why? Pediatrics 1991; 88(5):1059–62.

Paneth N, Kiely J. The frequency of cerebral palsy. A review of population studies in industrialized nations since 1950. In: The epidemiology of the cerebral palsies. Clinics in Developmental Medicine 87. Stanley F, Alerman X, eds. Philadelphia 1984.

Ruf-Bächtiger L. Das frühkindliche psycho-organische Syndrom. Stuttgart, New York: Thieme 1987.

5 Die minimale zerebrale Dysfunktion (MCD)

5.1 Vorbemerkung

Die Idee einer primären Verhaltensauffälligkeit aufgrund einer Hirnschädigung stammt aus den 20er, 30er und 40er Jahren (Ebaugh, 1923; Bond, 1932; Strauss, 1947). Die Vorstellung, daß analog zur Zerebralparese (CP) bei der sogenannten minimalen zerebralen Dysfunktion (MCD) z.B. eine perinatale Hirnschädigung stattgefunden haben *muß*, ist heute nicht mehr haltbar.

Langjährige Verlaufsuntersuchungen von ehemaligen Frühgeborenen (mit oder ohne pp-Asphyxie verschiedener Grade) lassen zwar einen gewissen prädisponierenden Einfluß für minimale Formen einer CP erkennen; da aber in vielen anderen Fällen eine entsprechende Anamnese fehlt, kann Frühgeburtlichkeit und/oder pp-Asphyxie als alleinige Ursache einer sogenannten MCD nicht angeschuldigt werden.

Mangels eindeutiger ätiologischer Zuordnung (genetische Faktoren, Störungen im Hirnstoffwechsel, Schwermetalle in subtoxischen Dosen, Zusatzstoffe zu Nahrungsmitteln?) und mangels uneinheitlicher Symptomatik wird heute das Konzept einer „MCD“ überhaupt in Frage gestellt (Shaffer, 1985; Taylor, 1987a). Angesichts fehlender neuer Konzepte und wohl auch angesichts der großen Verbreitung dieses Konzepts sei der Begriff „MCD“ hier dennoch gebraucht.

Die sogenannte MCD präsentiert sich mit einer Reihe von Symptomen in wechselnder Ausprägung. Die anschließend beschriebenen Einzelstörungen treten in verschiedenster Kombination auf; im folgenden wird nicht mehr darauf eingegangen, ob eine die Folge einer anderen ist oder aber mehrere Problemkreise notwendigerweise von Beginn an zusammengehören.

Das Manifestationsalter einer sogenannten MCD fällt typischerweise in das Kindergarten- oder frühe Schulalter, bei genauer Anamneseerhebung lassen sich Auffälligkeiten manchmal bis in das Kleinkindes- oder sogar Säuglingsalter zurückverfolgen („Schreibaby“).

Die Manifestation der Symptome in ganz anderen Lebensabschnitten (frühes Kleinkindesalter, spätes Volksschulalter oder noch später) machen die Diagnose jedenfalls eher unwahrscheinlich (siehe 5.4).

Die Aufzählung der Synonyma bzw. verwandter Begriffe in Tabelle 5 spiegelt die Extreme wider: die Störungen werden entweder als komplexe Gesamtheit verstanden oder aber nach ihrem Leitsymptom benannt.

Tab. 5 Sogenannte minimale zerebrale Dysfunktion (MCD) und verwandte Begriffe

MCP	(**m**inimal **c**erebral **p**alsy)
MBD	(**m**inimal **b**rain **d**ysfunction, **m**inimal **b**rain **d**amage) Minimale Hirnfunktionsstörung
Clumsy-child-Syndrom („ungeschicktes Kind“)	
ADS	(**A**ufmerksamkeits**d**efizit**s**yndrom) =
ADD	(**a**ttention **d**eficit **d**isorder)
ADHS	(**a**ttention **d**eficit **h**yperactivity **s**yndrome, **A**ufmerksamkeits**d**efizit**h**yperaktivitäts**s**yndrom)
POS	(frühkindliches **p**sycho**o**rganisches **S**yndrom), (Ruf-Bächtiger, 1987)
HKS	(**h**yper**k**inetisches **S**yndrom)
Hyperaktivitätssyndrom	

Entscheidend für das Kind, für sein Selbstverständnis und für die Förderung seiner Persönlichkeit ist das Verständnis des Erwachsenen um den Mechanismus jedes der im folgenden beschriebenen Einzelstörungen, und wie sie sich gegenseitig beeinflussen.

5.2 Einzelstörungen

5.2.1 Verkürzte Aufmerksamkeitsspanne

Die Aufmerksamkeitsspanne ist eine altersabhängige höhere Hirnfunktion, die bei manchen Kindern verzögert ausreift. Diese haben u.U.

sowohl im auditiven als auch im visuellen oder taktil-kinästhetischen Bereich Schwierigkeiten, für ein und dieselbe Sache aufmerksam zu bleiben. Sie müssen sich viel mehr anstrengen als andere, ermüden daher rascher und neigen nicht selten dazu, ihre Wissenslücken zu kaschieren oder mit eigenen Überlegungen „auszuschmücken".

Eine verkürzte Aufmerksamkeitsspanne ist keineswegs mit einem schlechten Gedächtnis gleichzusetzen.

5.2.2 Verminderte Kanalkapazität

Bei intensiver Öffnung eines „Sinneskanals" (z. B. Gehörsinn) verringert sich naturgemäß der input eines anderen. Diese normale Eigenschaft unseres Wahrnehmungssystems ist bei manchen Kindern extrem ausgeprägt. Dann verringert die Konzentration auf einen Kanal die Aufnahmefähigkeit der anderen Sinneskanäle derart, daß dem Kind Informationen entgehen und komplexe (mehrdimensionale) Aufgaben nur schwer gelöst werden können. Oftmals resultieren hieraus unverständliche Reaktionen des Kindes. Die Bitte des Erwachsenen, zwei Dinge gleichzeitig im Kopf zu behalten, fruchtet nichts; bei Ausrichtung auf **ein** Problem wird das andere einfach „vergessen".

Hierdurch erklärt sich das Phänomen „er kann ja, wenn er nur will": ist das Kind nämlich (interessehalber) auf **eine** Leistung konzentriert, kann es diese leicht und spielerisch lösen. Besteht jedoch Desinteresse – und/oder Interesse anderer Sinneskanäle –, wird die Aufgabe unlösbar.

Eine verminderte Kanalkapazität ist also keineswegs mit mangelnder Intelligenz gleichzusetzen.

5.2.3 Störung der Diskriminationsfähigkeit

Die Fähigkeit eines Menschen, die Gestik, Mimik und Sprachmelodie seines Gegenübers nicht nur zu perzipieren, sondern darin auch schon sehr geringe Unterschiede wahrzunehmen – etwa zu trennen zwischen bedrohlichem oder freundlichem Ausdruck eines Gesichts – entwickelt sich normalerweise sehr früh und sehr fein. Sie ist für die Sicherheit und Geborgenheit eines Kindes von Anfang an essentiell.

Eine gestörte Diskriminationsfähigkeit schafft daher Unsicherheit – das Kind weiß nicht, „wie es der andere meint“ –, oder führt zu Distanzlosigkeit (das Kind „merkt nicht, wenn es lästig oder aufdringlich wird“). Die gestörte Fähigkeit, Situationen richtig einzuschätzen, feine Unterschiede zu registrieren, führt verständlicherweise zu einem von der Umgebung als gestört eingestuften Verhalten.

5.2.4 Störung der Form-Hintergrund-Wahrnehmung

Hier geht es im weitesten Sinne um die gestörte Fähigkeit, Wesentliches von Unwesentlichem zu unterscheiden.

Normalerweise besteht ein Verständnis für gesprochene Worte trotz störender Hintergrundgeräusche, oder im visuellen Bereich wird eine Form – etwa auf einer Skizze – trotz verwirrenden Hintergrundes gut erkannt. Ist diese Fähigkeit gestört, kann das Kind z.B. im akustischen Bereich schwer Prioritäten setzen, unwichtige Sinnesreize nicht ausschalten, es kann sich schlecht vor Reizüberflutung schützen; analog kommt es im visuellen Bereich zu einer mangelnden Gestalterfassung.

Dies kann ein Kind letzten Endes zu einer „anderen Sicht der Dinge“ führen, die auf den Erwachsenen befremdend wirkt oder gar als ärgerlich empfunden wird.

5.2.5 Störung der Reizschwelle

Äußere Sinnesreize werden normalerweise nicht ungebremst aufgenommen, sondern – sinnbildlich gesprochen – durch zerebrale Filtersysteme auf ein sinnvolles Maß reduziert. Ist nun die Reizschwelle erniedrigt, kann das Kind schreckhaft und irritabel wirken, weil es äußere Reize als zu reichlich, zu grell, zu laut und zu intensiv empfindet. Verständlicherweise werden solche Kinder von ihrer Umgebung als überschießend, unberechenbar, unausgeglichen, „übersensibel“ bezeichnet.

Sind die empfangenen Sinnesreize in der Mehrzahl negativ besetzt (etwa eine dauernd gespannte Familienatmosphäre und/oder TV-Gewaltszenen), leiden diese Kinder darunter mehr als andere.

Auf der anderen Seite sind solche Kinder oftmals vermehrt begeisterungsfähig; diese Eigenschaft gilt es dann zu nützen!

5.2.6 Intermodale Störung

Ein Kind muß zuerst Erfahrungen in einzelnen Modalitäten (Sinnesgebieten) sammeln, um im Austausch der einzelnen Modalitäten wiederum neue Qualitäten der Erfahrung kennenzulernen. So, wie ein Säugling schon sehr früh lernt, nach einem erblickten Gegenstand **(visuelle Modalität)** auch mit den Fingern **(taktile Modalität)** zu greifen **(Hand-Augen-Koordination),** ist für das heranreifende Kind der Austausch von Informationen zwischen verschiedenen Modalitäten die Voraussetzung dafür, die Außenwelt als Ganzes erfahren zu können.

Intermodale Störungen sind somit Störungen des Austauschs, der Übertragung von Informationen zwischen den Qualitäten. Dadurch fällt es z. B. schwer, Gesehenes oder Gehörtes – auch wenn es gut erfaßt wurde – mit Hilfe (fein-)motorischer Tätigkeiten umzusetzen, zu reproduzieren (z. B. zu zeichnen).

Störungen im visuell-motorischen System beruhen häufig auf schlechter intermodaler Übertragung. Analog haben viele Kinder später Mühe, Erfahrungen aus einem Lebensbereich auf einen anderen anzuwenden.

5.2.7 Seriale Störung

Die Integration zeitlich nacheinander eintreffender Stimuli zu einem Ganzen wird als seriale Leistung bezeichnet. Sie befähigt z. B. schon den Säugling, den Zusammenhang zwischen Erblicken des Fläschchens und Trinken zu erkennen. Im Falle einer Störung werden nun sowohl bei der Ausführung eigener als auch bei der Reproduktion fremder Handlungsabläufe oft Teile vergessen oder in falscher Reihenfolge eingesetzt. Hingegen gehen automatische Handlungsabläufe, die keine seriale Verknüpfung erfordern, besonders leicht von der Hand (Fahrradfahren, Laufspiele etc.).

Seriale Störungen rufen den Eindruck von feinmotorischer oder logischer Ungeschicklichkeit hervor. Sie verbrauchen sowohl von pädagogischer Seite als auch vom Kind selbst sehr viel mehr Energie, die dann an anderen Stellen fehlt, zu Ermüdung und zu Überdruß führt.

Im weiteren Sinne wird der logische Zusammenhang zwischen der Ursache einer eigenen Handlung und der Wirkung, die dadurch hervorgerufen wurde, schlecht erkannt und eingeschätzt.

5.2.8 Motorische Störung

Die motorischen Störungen einer sogenannten MCD betreffen hauptsächlich die Koordination komplexer (fein-)motorischer Abläufe (Touwen, 1982). Störungen in diesem Bereich sind anatomisch nicht einem einzelnen Gehirnareal zuordenbar (Kleinhirn, Pyramidenbahn oder extrapyramidalem System). Als gestört wird vielmehr eine komplexe Gehirnleistung angenommen, die die Integration der genannten Zentren verwaltet. Bei sogenannten MCD-Kindern ergibt die motorische Störung somit eine mangelhafte Koordination einzelner Leistungen miteinander. De facto bedeutet das

- **körperliche Ungeschicklichkeit**
- **ausgeprägte assoziierte Bewegungen** (siehe 4.6.8.7): Hierunter verstehen wir unwillkürliche Mitbewegungen eines nicht beteiligten Körperteiles bei angestrengter Willkürleistung eines anderen (z. B. Grimassieren beim Nägelschneiden).
- **veränderte Ausdrucksform der Bewegung:** Die Kinder bewegen sich eckig, fahrig, bizarr und ungeschickt **(clumsy child),** sie stolpern häufig, ihre Bewegungen sind ungebremst und überschießend („Malheurkind").

Sekundär entstehen Schwierigkeiten bei der Orientierung im Raum, bei der Links-Rechts-Orientierung und bei der Abschätzung von Größenverhältnissen (will z. B. zu kleines oder zu großes Kleidungsstück anziehen oder in eine viel zu kleine Schachtel kriechen).

Sicherlich wird die ursprüngliche (fein-)motorische Störung von den daraus resultierenden Verhaltensweisen des Kindes überlagert. Eckige Bewegungsmuster werden zu kasperlhafter Körpersprache umfunktioniert, Ungeschicklichkeit führt zu Unsicherheit oder aber zu Unlust an körperlicher Aktivität. Das Kind „treibt nicht gerne Sport, zieht eher ein Buch vor". Hier sieht man, wie pädagogische Führung von seiten der Eltern, Lehrer etc. mitentscheidet, ob die „mangelhafte Anlage“ zu besonderer Leistung in anderen Bereichen geführt oder aber zeitlebens als Minderwertigkeit empfunden wird.

Die motorischen Probleme ergeben zusammen mit der gestörten Raumwahrnehmung ein gestörtes **Körperschema.** Der Körper nimmt sich und seine Lageänderungen im Raum anders wahr. Die anders wahrgenommene eigene Person nimmt – im übertragenen Sinne – letztlich auch ihre Stellung unter den Mitmenschen verändert wahr. Es ist daher nur zu verständlich, daß dieser Störungskomplex wiederum in auffällige Verhaltensmuster münden kann. Es gibt fließende Übergänge zwischen motorischen Auffälligkeiten einer sogenannten MCD und einer echten Zerebralparese.

5.2.9 Hyperaktivität

Unter hyperaktivem oder hyperkinetischem Syndrom im Kindesalter wird eine Störung verstanden, die durch unangemessenen Überschuß an motorischen Bewegungen, Aufmerksamkeitsstörungen, mangelnde Impulskontrolle sowie herabgesetzte Fähigkeit zu emotionaler Hemmung gekennzeichnet ist (Minde, 1985). Die Angaben über die Häufigkeit dieser Störung bei Kindern schwanken zwischen ca. 13 % und 1 %, auch abhängig davon, ob die Diagnosen von Pädagogen oder Psychiatern gestellt wurden (Rutter, 1970; Wender 1971; Lambert, 1978).

Wie diese unterschiedlichen Angaben schon erahnen lassen, wird heute so manches lebhafte, unangepaßte Schulkind als hyperaktiv eingestuft. Das Problem liegt weniger in der theoretischen Definition, sondern in der objektiven Meßbarkeit der Symptome im Einzelfall. Zum Teil liegen hier auch die Ursachen für eine schlechte Vergleichbarkeit wissenschaftlicher Studien und/oder Behauptungen über therapeutische Erfolge (siehe 5.3).

Sowohl für theoretisch-ätiologische als auch praktisch-therapeutische Fragen sollte möglichst klar unterschieden werden:

1. Das „endogene“ Hyperaktivitätssyndrom mit primär gestörter Reizschwelle, gestörter Impulskontrolle und (konsekutiven?) Aufmerksamkeitsstörungen, Lernstörungen, Verhaltensstörungen. Es ist möglicherweise genetisch mitbedingt und zumindest primär unabhängig von familiären/sozialen Spannungsfeldern zu sehen.

2. Die „exogene" einfache Hyperaktivität als Reaktionsmuster
   - auf chronische intellektuelle Überforderung
   - im Rahmen von frühkindlichem Autismus (autistischer Psychopathie?)
   - auf inadäquate chaotische Erziehungspraktiken/soziale Verwahrlosung
   - auf ständige Reizüberflutung (TV-Abusus, siehe 5.3)

Die Beobachtung, daß hyperaktive Auffälligkeiten mit zunehmender äußerer Stimulation abnehmen (etwa in besonders anregender Umgebung), hat zu der Idee geführt, diese Kinder seien *zentral ungenügend stimuliert* und versuchten mit ihrer Hyperaktivität eine verbesserte Interaktion mit der Umgebung. Interessanterweise eignet sich dieses Denkmodell für die chronische intellektuelle Überforderung, für die soziale Verwahrlosung/chaotische Erziehung und für die chronische Reizüberflutung gleichermaßen wie für das „endogene" Hyperaktivitätssyndrom – und es wäre sogar geeignet, die pharmakologische Idee der zentralen Stimulanzien (siehe 5.3) zu stützen.

In unserem Zusammenhang scheint vor allem wichtig, solche theoretischen Überlegungen nutzbar zu machen für differenzierte

5.3 Therapeutische Ansätze

Für alle Formen und Ausprägungen der sogenannten minimalen zerebralen Dysfunktion gilt, daß das **Verständnis für die ursprüngliche Störung** und die **behutsame Führung** des Kindes im Zentrum therapeutischer Ansätze stehen muß.

Fast alle genannten Problemkreise werden durch Unverständnis, Zwang, Druck und Restriktion nicht nur momentan verstärkt, sie führen durch ständiges negatives Feedback zu sekundären Verhaltensstörungen und damit zu einer veränderten Persönlichkeit mit reduziertem Selbstwertgefühl. Im Extremfall steht am Ende ein aggressives und völlig unangepaßtes Kind mit „antisozialem Verhalten".

Unser Anliegen muß es sein, die Auffälligkeiten wertfrei zu verstehen und sie nicht als Unwilligkeit, Ungezogenheit, Böswilligkeit oder gar Dummheit zu mißdeuten.

Je nach Ausprägungsgrad der Einzelstörung wird jedoch das bloße Verständnis der Problematik oftmals nicht ausreichen.

Herrschen hyperaktive Symptome vor, wird zu entscheiden sein, ob eine pädagogische Abstimmung genügt oder aber zusätzlich Lernhilfen, **ergotherapeutische Ansätze, Aufmerksamkeitstraining, Spieltherapie, Musiktherapie, Verhaltenstherapie** oder **Familientherapie** zielführend sind.

Herrschen motorische Symptome vor, erweist sich Physiotherapie in Kindergruppen (3–5 Kinder) als hilfreich, wenn sie in ruhigen Abläufen und ohne Hektik Geschicklichkeitsübungen in komplizierten Bewegungsmustern und Training in praktisch wichtigen Bewegungsabläufen übt.

Mit der **psychomotorischen Übungsbehandlung** nach *Dr. E. J. Kiphard* lernen die Kinder in kleinen Gruppen (6–8 Kinder, 2 Therapeutinnen oder Therapeuten), mit sich selbst und ihrer Umgebung besser umzugehen. Durch verändertes Bewegungsverhalten soll das Kind zu einem anderen psychisch-emotionalen Erleben kommen und sein Selbstwertgefühl gestärkt werden. An unserer Kinderklinik hat sich die gleichzeitige, räumlich getrennte Betreuung der Eltern mit ihren Problemen durch eine Psychologin bewährt.

In entsprechend gelagerten Fällen kann eine lockere Gruppenphysiotherapie jedenfalls mehr ausrichten, mehr Lebenssicherheit vermitteln als Psychotherapien, die entweder vom Ansatz her ungeeignet sind oder – häufig – bald wieder abgebrochen werden.

Für ein Kind mit einer sogenannten MCD, das vorwiegend Hyperaktivität, Sprunghaftigkeit, verminderte Aufmerksamkeitsspanne oder verminderte Kanalkapazität zeigt, hat das Medium **Fernsehen** oft eine große, belastende Bedeutung. Meist ist die motorische Unruhe vor dem Fernsehapparat „wie weggeblasen, da ermüdet das Kind nicht und hat auch keine Konzentrationsschwierigkeiten"; das Kind scheint sich vorerst von seiner Hyperaktivität geradezu zu entspannen, zumindest sind die Erwachsenen währenddessen entspannt („nicht eingespannt", Millner, 1996).

Das Medium Fernsehen kehrt mit seiner „Sprunghaftigkeit", mit seinem **„Zeitraffer-Effekt"** letzten Endes aber genau die problematischen Eigenschaften des Kindes hervor. Es kommt dieser Neigung so stark entgegen, daß sich manchmal geradezu ein Suchtverhalten entwickelt. Die unerwünschten Eigenschaften – wie etwa die Hyperaktivität – verschwinden zwar vorübergehend während der „Suchtausübung“, treten dann aber meist noch stärker hervor („nur wenn die totale Action ist, ist er ruhig, sonst immer unerträglich“). Der vom Kind gelebte Tagesablauf wird mit der Zeit dem hektischen „Zeitraffer-Effekt“ des Fernsehens immer ähnlicher.

Insofern stellt die Einschränkung des Fernsehens (nicht der Zeitspanne, sondern eher der Auswahl der Sendungen) manchmal eine sinnvolle therapeutische Maßnahme dar, der in bisherigen Konzepten zu wenig Beachtung geschenkt wurde (Millner, 1996).

Die Idee, mit zentral stimulierenden **Psychopharmaka (zentrale Stimulanzien)** der Hyperaktivität eines Kindes entgegenzuwirken, stammt aus den 30er Jahren (Bradley, 1937). Sie ist heute folgendermaßen zu hinterfragen:

- Zwar verbessern zentrale Stimulanzien kurzfristig Vigilanz, Reaktionszeit und kognitive Leistungen (für 1–2 Stunden), auf längere Sicht wird die Lernstörung jedoch in keiner Weise gebessert (Rapoport, 1978). Zudem sind alle positiven pharmakologischen Effekte ausschließlich auf die Dauer der Medikamentengabe beschränkt, setzt man sie ab, ist darüber hinaus keine „nachhaltige“ Wirkung zu erwarten.
- Psychopharmaka verändern die Psyche. Amphetamine bzw. das Methylphenidat (Ritalin®) engen die Emotionalität stark ein und schaffen – indem sie Hemmungen erzeugen – ein ruhiges Kind. In Selbstversuchen Erwachsener konnte gezeigt werden, daß die emotionale Hemmung nach innen die Ruhe nach außen erzeugt. Bei monate- oder meist jahrelangem Gebrauch solcher Medikamente ist gerade für den Heranwachsenden eine emotionale Verarmung der Persönlichkeit nicht auszuschließen.
- Mangelnde Impulskontrolle und verminderter Selbstwert sind sicherlich prädisponierende Faktoren für späteres Suchtverhalten. Kindern mit den genannten Störungen Psychopharmaka über Monate oder gar Jahre zu verabreichen, wird nicht nur im Hinblick auf einen (schulischen) Therapieeffekt gut zu überlegen sein, sondern mehr noch auf eine mögliche spätere Suchterkrankung.
- Die genannten Medikamente können nicht nur das Längenwachstum der Kinder hemmen (Safer, 1973) oder die Hyperaktivität gar verschlechtern. Sie können auch Psychosen mit Halluzinationen aus-

lösen (sogenannte „Methylphenidat-Halluzinose"), (Lensing-Hebben, 1989; Taylor, 1987b; Millner, 1990).

Es ist also zu hinterfragen, welcher Grad von Hyperaktivität und welche Aussichtslosigkeit anderer therapeutischer Maßnahmen die Gabe der genannten Substanz rechtfertigen. Das Verhalten eines Kindes durch ständige Gabe von psychotrop wirkenden Pharmaka zu verändern, kann bestenfalls eine kurzfristige Notmaßnahme sein, nachdem alle anderen Möglichkeiten ausgeschöpft sind bzw. versagt haben.

Die **Ursachen** für Hyperaktivität bzw. eine sogenannte MCD liegen selten in einer problematischen Sozialstruktur allein, die Symptome werden mit einer schwierigen Familiensituation allerdings verstärkt. Im Spannungsfeld einer solchen Familie ist die Forderung nach Verhaltensmodifikation der Umgebung des Kindes oft unannehmbar, undurchführbar. Dann fehlt das Wichtigste, dessen ein Kind mit einer solchen Problematik bedarf: die besonders behutsame und liebevolle Zuwendung, die geduldige Ausgeglichenheit, das geregelte, ruhige Umfeld.

Hierher ist die **sogenannte Phosphat-Diät** einzuordnen: *Feingold* (1975 a, b) hat die Hypothese aufgestellt, Farbstoffzusätze und in der Nahrung natürlicherweise vorkommendes Phosphat könnten Hyperaktivität verursachen. Ähnlich nimmt *Hafer* (1986) eine durch erhöhte Phosphatzufuhr ausgelöste Stoffwechselstörung an. Derzeit gibt es keinen wissenschaftlich haltbaren Hinweis dafür, daß Nahrungsmittelzusätze Hyperaktivität verursachen oder heilen können (Minde, 1986). Hilfreich an der Phosphat-Diät ist wohl nicht die angebliche (schlecht meßbare) Reduktion der täglichen Phosphatzufuhr durch die sehr strenge und aufwendige Diät („... ein einziger Diätfehler führt zu null Prozent Erfolg"). Hilfreich kann vielleicht die Änderung der Mutter-Kind-Beziehung sein: Eine Mutter, die jetzt tagaus, tagein mit der aufwendigen Zubereitung einer Spezialdiät für ihr Kind beschäftigt ist, wird sich damit ihrem Kind wie von selbst vermehrt zuwenden, wird die Beziehung zu ihrem „Problemkind" neu gestalten (Karch, 1988).

Diagnostisch und für Verlaufskontrollen werden computerisierte Tests eingesetzt, von denen der TOVA („**T**est **o**f **v**ariables of **a**ttention") erwähnt werden soll.

Prognostisch wird für das Adoleszenten- und Erwachsenenalter eine Abnahme der motorischen Symptome angegeben, die Folgen des anhaltend verminderten Selbstwertgefühls bleiben jedoch weiterhin spürbar.

Weder die Hyperaktivität selbst noch das zu fordernde Verständnis für dieselbe ist übrigens neu: Schon zum Ende des vergangenen Jahrhunderts ließ die einfühlsame Lehrerin eines hyperaktiven englischen Schulkindes dieses jedesmal zehn Minuten um das Schulgebäude rennen, wenn die Unruhe auf der Schulbank dem Knaben unerträglich wurde. Der Knabe hieß Winston Churchill.

5.4 Differentialdiagnostische Überlegungen

Die Initialsymptome einiger neuropädiatrischer/kinderpsychiatrischer Erkrankungen imponieren (zu Beginn) wie eine sogenannte MCD. Ist das Manifestationsalter für letztere untypisch, kann dies ein differentialdiagnostischer Hinweis sein; treten die Symptome jedoch im typischen Alter auf, vergehen meist Monate, bis an eine neurologische Ursache gedacht wird (siehe auch 7.4.3). Als Beispiele seien die nachfolgend angeführten Krankheitsbilder genannt.

5.4.1 Subakut sklerosierende Panenzephalitis

Die Erkrankung beginnt – ausschließlich bei nicht maserngeimpften Kindern – Jahre nach einer Masernerkrankung meist im Grundschul-schulalter mit diskreten Aufmerksamkeitsstörungen und/oder Wesensveränderungen, wie sie für eine sogenannte MCD typisch sind; sie schreitet dann mit einer sukzessiven Zerstörung des Gehirns fort, und führt – da bis heute nahezu unbehandelbar – unaufhaltsam zum Tode.

5.4.2 Epileptogene Abwesenheitszustände (Absencen) (siehe 5.3.4.2)

Die gewöhnlich nur einige Sekunden dauernden Absencen werden besonders in der Schule oft als Unaufmerksamkeit und Konzentrationsstörung fehlgedeutet. Als differentialdiagostisch wichtiger Hinweis kann auch vom Laien geprüft werden, ob während der Abwesenheit (typischerweise 5–15 Sekunden) eine totale Erinnerungslosigkeit z.B. für akustische Signale besteht (Amnesie). Kann sich das Kind nach solchen Zuständen absolut nicht z.B. an ein sehr lautes Klatschen, Husten oder Fallenlassen eines Gegenstands erinnern, liegt der Verdacht auf echte Absencen nahe, die medikamentös gut behandelbar sind.

5.4.3 (Gilles de la) Tourette-Syndrom

Es handelt sich um ein Krankheitsbild, das durch komplex ablaufende motorische, sprachliche oder auch lautgebende Tics **(Phonations-Tics)** auf dem Boden einer nicht selten etwas verhaltensauffälligen Persönlichkeit gekennzeichnet ist. Den häufig hyperaktiven Kindern wird dann Unrecht getan, wenn die oft geradezu seltsame Kombination komplexer Tics (Echopraxien, Echolalien, Koprolalien etc.) den Unerfahrenen an der Unwillkürlichkeit der Symptomproduktion zweifeln läßt.

5.4.4 Embryofetales Alkoholsyndrom (EFAS) (siehe auch 1.6.2)

Da die Alkoholkrankheit der Mutter meist nicht mit der Geburt des Kindes geheilt ist, führt sie innerfamiliär häufig zu Spannungen oder auch sozialer Verwahrlosung des Kindes. Syndrom und Milieu produzieren dann oft ein Persönlichkeitsbild, das einer sogenannten MCD nicht unähnlich ist.

5.4.5 Mentale Retardierung (siehe auch Kap. 10)

Chronische intellektuelle Überforderung eines Kindes infolge mentaler Retardierung kann zu Hyperaktivität und/oder Verhaltensstörung führen, wie wir sie von einer sogenannten MCD kennen (siehe auch Fragiles-X-Syndrom). Autistische Züge werden bei mentaler Retardierung ebenfalls häufig beobachtet. Manchmal sind **autistische Muster** sogar die vorherrschende Auffälligkeit (siehe 10.3.6).

5.4.6 Wilson-Krankheit

Diese seltene Kupfer-Stoffwechselkrankheit kann initial eine sogenannte MCD imitieren. Sie wird unter 7.4.2 beschrieben.

Obwohl die aufgezählten Differentialdiagnosen eher selten sind, ist die Diagnose einer sogenannten MCD – oder wie immer man die Störung nennt – nur zur akzeptieren, wenn eine exakte neuropädiatrische Abklärung vorliegt.

Angesichts der vielen aufgezählten „Störungen“ soll nicht unerwähnt bleiben, daß Kinder mit einer sogenannten MCD und verwandten Problemen keineswegs nur unerfreuliche Eigenschaften besitzen. Oft zeigen diese Kinder eine außerordentliche Sensibilität für Wahrnehmungsbereiche, die für künstlerische Neigungen prädestiniert, und nicht selten kann die anfangs schwierige Eigenschaft der gestörten Reizschwelle in eine Begeisterungsfähigkeit umgemünzt werden, wie sie andere Menschen gar nicht aufbringen können.

In der Langzeitbetreuung dieser Kinder geht es somit gar nicht nur darum, Fehlentwicklungen möglichst gering zu halten, sondern oft auch darum, die Spontaneität, Originalität, Kreativität und vor allem Begeisterungsfähigkeit dieser Kinder zu fördern.

Literatur

Bond E. Postencephalitic, ordinary and extraordinary children. J Pediatr 1932; 1:310–16.

Bradley C. The behavior of children receiving Benzedrine. Am J Psychiatry 1937; 94:577.

Ebaugh FG. Neuropsychiatric sequelae of acute epidemic encephalitis. Am J Dis Child 1923; 25:89–96.

Feingold BF. Hyperkinesis and learning disabilities linked to artifical food flavors and colors. Am J Nurs 1975; 75:797–803.

Feingold BF. Why is your child hyperactive? New York: Random House 1975.

Hafer H. Die heimliche Droge Nahrungsphosphat. Heidelberg: Kriminalistik-Verlag 1986.

Karch D, Nützenadel W, Kienle X. Phosphatarme Diät bei hyperaktiven Kindern. Kinderarzt 1988; 19(10):1319–24.

Lambert NM, Sandovall J, Sassone D. Prevalence of hyperactivity in elementary school children as a function of social system definers. Am J Orthopsychiatry 1978; 48:446–63.

Lensing-Hebben D, Völler J. Kindliche Psychose nach Ritalin und Captagon-Medikation. Kinderarzt 1989; 20(12):179–82.

Millner MM. Persönliche Beobachtung 1991.

Millner MM. Das Beta Kind. Fernsehen und kindliche Entwicklung aus kinderpsychiatrischer Sicht. Bern: Huber 1996.

Minde K. Hyperaktives Syndrom. In: Kinder- und Jugendpsychiatrie in Klinik und Praxis. Schmidt M, Remschmidt H, Hrsg. Stuttgart: Thieme 1987.

Rapoport JL, Buchsbaum MS, Zahn TP, Weingartner H, Lodlow C, Mikkelson EJ. Dextroamphetamine: Cognitive and behavioral effects in normal prepubertal boys. Science 1978; 199:560.

Ruf-Bächtiger L. Das frühkindliche psychoorganische Syndrom. Stuttgart, New York: Thieme 1987.

Rutter M. Education, health and behavior. New York: Wiley 1970.

Safer DJ, Allen RP. Factors influencing the suppressant effects of two stimulant drugs on the growth of hyperactive children. Pediatrics 1973; 51:660.

Shaffer D. Psychische Störungen nach früh erworbenen Hirnschädigungen. In: Kinder- und Jugendpsychiatrie in Klinik und Praxis. Schmidt M, Remschmidt H, Hrsg. Stuttgart: Thieme 1987.

Strauss AA, Lehtinen LE. Psychopathology and education of the brain-injured child. New York: Grune & Stratton 1947.

Taylor E. Comparisons of drug and other treatments in hyperactivity. In: Child and adolescent psychiatry. 2nd ed. Rutter M, Hersov L, eds. London: Blackwell Scientific Publications 1987; 49:783–4.

Taylor E. Syndromes of overactivity and attention deficit disorder. In: Child and adolescent psychiatry. 2nd ed. Rutter M, Hersov L, eds. London: Blackwell Scientific Publications 1987; 26:424–43.

Touwen BCL. Die Untersuchung von Kindern mit geringen neurologischen Funktionsstörungen. Stuttgart, New York: Thieme 1982.

Wender PH. Minimal brain dysfunction in children. New York: Wiley 1971.

6 Anfallsleiden

6.1 Definition

Dem epileptischen Anfall liegt eine abnorme paroxysmale elektrische Aktivität zentralnervöser Neurone zugrunde, die je nach Ausdehnung und Lokalisation der betroffenen Neuronenverbände ganz unterschiedliche klinische Erscheinungsbilder hervorruft. Die pathologische bioelektrische Aktivität ist so gut wie immer im EEG (siehe 12.1) erkennbar und kann damit zur Differenzierung von nichtepileptischen Anfällen herangezogen werden.

6.2 Häufigkeit

Weltweit erleiden ca. 1–2% aller Menschen im Laufe ihres Lebens mehr als einen epileptischen Anfall (Anderson, 1988), etwa die Hälfte der epileptischen Anfälle beginnt im Kindes- und Jugendalter.

Im Regelfall hat Epilepsie nichts mit Behinderung zu tun.

Als Folge häufiger epileptischer Anfälle treten zwar manchmal Verhaltensstörungen oder Wesensveränderungen auf.

Die Anfallsleiden werden deshalb hier erwähnt, weil sie zum einen in seltenen Fällen eine Behinderung mentaler oder statomotorischer Funktionen zur Folge haben (siehe Lennox-Gastaut-Syndrom, 6.5.4), zum anderen aber manche neuropädiatrischen Erkrankungen begleiten.

6.3 Pathogenese

Die dem epileptischen Anfall zugrundeliegende Störung ist die **paroxysmale elektrische Depolarisation** von Neuronen. Produzieren nun zahlreiche, mit Synapsen untereinander verbundene Neurone synchron eine solche Depolarisation, kann sich die epileptische Störung über bestimmte Hirnareale **(fokale Entladung)** oder explosionsartig über alle Hirnareale

(generalisierte Entladung) ausbreiten. Klinisch wird dementsprechend ein fokaler oder ein generalisierter Anfall zu beobachten sein.

Eine wichtige Rolle in der Entstehung von Anfällen spielen die aktivierenden Aminosäuren Glutamat und Aspartat sowie die inhibitorischen Aminosäuren Glycin und Gammaaminobuttersäure. Letztere (GABA), ein inhibitorischer Neurotransmitter (hemmender Botenstoff im Nervensystem), wurde auch im Liquor von Anfallspatienten erniedrigt gefunden. Viele Antiepileptika wirken über eine Erhöhung des GABA-Spiegels (z.B. Valproinsäure, Vigabatrin), die neuere Substanz Lamotrigin bremst eine erhöhte Ausschüttung von Glutamat.

In jüngster Zeit sind für schwer behandelbare Formen der Epilepsie neue Antikonvulsiva entwickelt worden, genannt seien Gabapentin, Topiramat und Rufinamide.

Insgesamt sind die elektrischen und neurometabolischen Vorgänge bei der Anfallsentstehung noch keineswegs vollständig geklärt.

Jeder Organismus kann unter besonderen Bedingungen mit einem Krampfanfall (z.B. Hypoglykämie, Starkstromunfall, Hyperthermie) reagieren. Beim Anfallskranken ist diese Krampfschwelle herabgesetzt, die Krampfbereitschaft also angehoben: dann kann es zum Anfall u.U. schon durch Fieber, Schlafentzug, Menstruation oder psychische Belastung kommen.

Die weitaus größte Krampfbereitschaft besteht vom 1. bis zum 4. Lebensjahr.

Ca. 2,5 % aller Säuglinge und Kleinkinder erleiden einmal einen Fieberkrampf (siehe 6.5.1.2), ca. 15 % aller Vorschulkinder haben im EEG pathologische Auffälligkeiten.

Bei einer **Epilepsie** treten Anfälle chronisch rezidivierend auf und mehr oder weniger unabhängig von akuten Erkrankungen. Nicht als Epilepsie sollten daher Fieberkrämpfe, vereinzelte Anfälle unter besonderen Bedingungen („okkasionelle", „symptomatische", „Gelegenheitskrämpfe") oder bloß ein pathologisches EEG allein bezeichnet werden.

6.4 Ursachen

Anfallsleiden werden nicht vererbt, jedoch wird die Disposition (Neigung) zu Anfällen familiär gehäuft gefunden. Dies gilt sowohl für die Epilepsie als auch für Fieberkrämpfe und sogar für das „auffällige EEG“.

Den genetischen Aspekt in der Entstehung der Epilepsie unterstreicht auch die Tatsache, daß die Wahrscheinlichkeit, eine Epilepsie zu entwickeln, für einen eineiigen Zwillingsbruder 60 % beträgt, wenn der andere Zwilling bereits an einer solchen Erkrankung leidet (Tsuboi, 1985). Nach heutigem Wissen entsteht die Anfallskrankheit multifaktoriell, also durch verschiedene exogene und endogene Einflüsse.

Tab. 6 Ursachen zerebraler Anfälle im Kindesalter (modifiziert nach H. Doose)

- genetische Disposition (konstitutionelle hereditäre Krampfbereitschaft)
- hirnorganische Defektzustände (Zustand nach Hirnschädigung unterschiedlicher Genese)
- akute Erkrankungen und Schädigungen des ZNS (Meningitis, Blutungen, Trauma)
- fieberhafte Infektionen
- erworbene Stoffwechselstörungen (Diabetes, Elektrolytentgleisungen, Intoxikation)
- angeborene Stoffwechselstörungen (z. B. PKU, Ahornsirup-Krankheit)
- Chromosomenaberrationen (z. B. Trisomie 18)
- Tumoren
- Fehlbildungen des Zentralnervensystems (ZNS)

Im folgenden sollen einzelne Anfallsformen skizziert werden, um auf die Vielfalt der Symptomatik hinzuweisen. Für die optimale Behandlung ist nämlich entscheidend, daß alle, die mit dem Kind zu tun haben – also Eltern, Pflegepersonen, Ärzte, Therapeuten, Pädagogen, etc. – den Anfall als solchen **erkennen** und hernach **beschreiben** können.

6.5 Klinik

Einem zerebralen Anfall liegt immer eine neuronale Funktionsstörung zugrunde; das dazugehörige klinische Erscheinungsbild ist aber äußerst variabel, es reicht vom großen tonisch-klonischen Anfall bis zur kurzen, fast unmerklichen Absence (siehe 6.5.1.3).

Das klinische Bild eines einzelnen Anfalls allein gestattet nicht die Prognose eines kindlichen Anfallsleidens. Eine solche kann nur in Synopsis von Anfallsform(en), Frequenz und tageszeitlicher Verteilung, etwaiger zugrundeliegender ZNS-Erkrankung, bisherigem Therapieverlauf und EEGs erstellt werden.

Aus klinischer Sicht werden die folgenden Anfallsformen unterschieden.

6.5.1 Primär generalisierte Anfälle

Diesen Anfällen ist lediglich gemeinsam, daß die elektroenzephalographischen Störungen sich von Beginn an über allen Hirnarealen zeigen. Das klinische Erscheinungsbild ist jedoch sehr unterschiedlich:

6.5.1.1 Grand mal

Blitzartig, ohne Vorboten und ohne **Aura,** stürzen die Kinder bewußtlos in einer Starre des gesamten Körpers zu Boden. Die Augen sind offen, die Pupillen weit, die Atmung flach, Zyanose, Herzjagen und Schweißausbruch können hinzutreten.

Dieser **tonischen Phase** folgt die **klonische Phase** mit symmetrischen, rhythmischen Zuckungen (Kloni) aller 4 Extremitäten, eventuell Stuhl-, Harnabgang und Zungenbiß. Gewöhnlich dauert der Anfall einige Minuten und geht dann in einen Tiefschlaf über. Auch ein sogenannter **postiktaler Kopfschmerz** kann folgen.

Der generalisierte, tonisch-klonische Anfall stellt mit ca. 70% aller Fälle die häufigste kindliche Anfallsmanifestation dar (Doose, 1995). Dieser Typus findet sich als Gelegenheitskrampf, als Fieberkrampf und bei verschiedenen Epilepsieformen. Er ist also keinesfalls etwa mit einer Grand-mal-Epilepsie gleichzusetzen.

Für die Behandlung eines Anfallsleidens mit Grand-mal-Charakter ist es bedeutend, den primär generalisierten vom sekundär generalisierten Grand mal zu unterscheiden (siehe 6.5.2.3). Letzterer beginnt mit einer fokalen elektrischen Entladung, die meist auch fokale klinische Symptome erkennen läßt. Daher sollte beim Grand mal besonders auf den Anfallsbeginn geachtet werden.

6.5.1.2 Fieberkrämpfe

Fieberkrämpfe sind keine Epilepsie; sie weisen aber überwiegend einen generalisierten tonisch-klonischen Charakter auf und lassen sich weder in ihrer klinischen Präsentation noch im Anfalls-EEG von einer Grand-mal-Epilepsie unterscheiden. In der Altersgruppe zwischen sechstem Lebensmonat und fünftem Lebensjahr kommen Fieberkrämpfe im Rahmen fieberhafter Infekte bei etwa jedem 40. Kind vor. Ihre Prognose ist in der Regel günstig, wenngleich stets von einem Arzt einige differentialdiagnostische Erwägungen angestellt werden sollten. So kann ein harmlos erscheinender (insbesondere ein fokaler bzw. halbseitiger) Fieberkrampf einmal auch am Beginn einer schweren Meningoenzephalitis stehen.

Bei Kindern mit (schwer behandelbaren) Epilepsien kann es im Rahmen fieberhafter Infekte leicht zur Anfallshäufung kommen. Für Eltern ist es beruhigend zu wissen, daß das vorübergehend ist und noch keineswegs die dauernde Verschlechterung des Anfallsleidens bedeuten muß.

Nur bei einem kleinen Teil der Kinder mit Fieberkrämpfen entwickelt sich ein kindliches Anfallsleiden.

6.5.1.3 Absencen

Eine typische Absence besteht in einer plötzlich (und ohne Aura!) einsetzenden und ebenso plötzlich endenden Bewußtseinspause von ca. 5–20 Sekunden Dauer, während der das Kind in seiner Tätigkeit innehält, ins Leere schaut, „den Faden verliert", und nach der es die begonnene Tätigkeit (z. B. Schreiben) oft fehlerlos fortsetzt. Häufig sind beim genauen Hinsehen diskrete Automatismen (Nesteln, Schmatzen) oder Myokloni (z. B. der Augenlider) mit der spezifischen Rhythmik von 3 pro Sekunde erkennbar, nicht selten entstehen in den Bewußtseinspausen in den Schulheften unerklärliche, ausfahrende Striche.

Absencen rufen zwar eine vollständige Bewußtseinsstörung, aber keinen Verlust des Muskeltonus hervor. Tritt die Absence z. B. während des Gehens ein, bleibt das Kind zwar stehen, sinkt aber nicht zusammen.

Die beschriebene Anfallsform tritt meist zwischen Vorschulalter und Pubertät auf und heilt danach in der Regel aus. Gehäuftes Auftreten von über den Tag verteilten Absencen (z.B. >100) wird als **Pyknolepsie** bezeichnet.

Serien von Absencen in der Dauer von Stunden bedeuten einen **Absence-Status**. Er imponiert für den Beobachter als Dämmerzustand, Verlangsamung oder Verträumtheit, während der ein Kind u.U. auf Ansprache reagieren und sogar einfache Handlungen ausführen kann. Eine differentialdiagnostische Unterscheidung vom psychomotorischen Anfall (siehe 6.5.2.2) ermöglicht oft nur das EEG.

Atypische Absencen sind klinisch durch unscharfen Beginn und unscharfes Ende gekennzeichnet; sie gehören oft in den Formenkreis des Lennox-Syndroms (siehe 6.5.4) und haben dann eine wesentlich schlechtere Prognose.

6.5.1.4 Myoklonisch-astatische Anfälle

Nach einem kurzen Myoklonus von Armen oder nur der Gesichtsmuskulatur folgt ein blitzartiges Zubodenstürzen durch völligen Tonusverlust der Muskulatur. Dieser dauert manchmal so kurz, daß nur ein Einknicken in den Knien oder ein Taumeln bemerkt wird. Treten solche Anfälle im Rahmen einer **frühkindlichen, myoklonisch-astatischen Epilepsie** auf, haben sie in etwa der Hälfte der Fälle eine eher ungünstige Prognose. Nicht selten tritt wiederholt ein **Status epilepticus** solcher Anfälle auf und hinterläßt rasch eine epileptische Demenz, die teilweise irreversibel ist. Seltener fehlt der einleitende Myoklonus, und der Tonusverlust kommt ganz ohne Vorzeichen. Die Anfallsform wird dann deskriptiv als **atonisch-astatisch** beschrieben.

6.5.2 Fokale Anfälle (Partielle oder Herd-Anfälle)

6.5.2.1 Fokale Anfälle mit elementarer Symptomatik

Diese ehemals als Jackson-Anfall bezeichnete Form kann mit rein motorischer Symptomatik einhergehen (z.B. im Daumen oder in den Fingern einer Hand oder in Form einer krampfhaften Kopfwendung), mit sensorischer Symptomatik (z. B. Prickeln, Lichtblitze, merkwürdige Geschmackssensationen), ferner mit vegetativer Symptomatik (Pupillenerweiterung, Blässe, Schwitzen) oder aber selten mit psychischer Symptomatik (Verzerrung der Zeitempfindung, traumhafte Zustände etc). In jedem Fall ist das Bewußtsein ungestört.

Im EEG ist der sogenannte „Herdbefund" Ausdruck eines fokalen, das ZNS nur partiell betreffenden Geschehens.

6.5.2.2 Fokale Anfälle mit komplexer Symptomatik

Häufige kindliche Anfallsform mit sehr verschiedenartiger Ausgestaltung, die eine Diagnose erschweren kann.

Der sogenannte **psychomotorische Anfall** leitet sich oft durch eine Aura ein (optische, akustische, Geruchs- oder undefinierbare Sensationen), eventuell besteht der Anfall auch in der Aura allein. Im Anfall ist das Bewußtsein von Anfang an getrübt (komplex = mit Bewußtseinstrübung), es können u.U. motorisch recht komplizierte Handlungen ausgeführt werden, diese ergeben aber keinen Sinn („Kellner geht mit Tablett auf die Straße").

Am Ende des Anfalls klart der Kranke oft nur langsam auf.

6.5.2.3 Fokale Anfälle mit sekundärer Generalisierung

Beginnend mit Herdsymptomen im Sinne eines elementaren Fokalanfalls (z.B. Zucken am Mundwinkel oder an einer Hand) oder bloß einer Aura breitet sich die Anfallssymptomatik über den Körper aus und führt schließlich zu einem großen, tonisch-klonischen Krampfanfall mit sekundärem Bewußtseinsverlust.

Die Unterscheidung zwischen primär oder sekundär generalisiertem Anfall hat therapeutische Konsequenzen. Ist sie klinisch bzw. anamnestisch nicht möglich, kann das EEG zur Differenzierung beitragen, indem es im Anfallsbeginn fokale und erst danach generalisierte Entladungsmuster zeigt.

6.5.3 BNS-Krämpfe (*B*litz-*N*ick-*S*alaam-Krämpfe)

Synonyma sind **West-Syndrom,** Infantile Spasmen und Propulsiv-Petit-mal-Anfälle.

Die Erkrankung manifestiert sich typischerweise zwischen dem 3. und 11. Lebensmonat.

In wechselnder Kombination finden sich **Blitzkrämpfe** als blitzartige, kurze Myokloni der Extremitäten, **Nickkrämpfe** als kurzes, zwanghaftes Kopfnicken und **Salaamkrämpfe** als gleichzeitiges Überkreuzen der Arme vor der Brust im Sinne eines Beugetonus.

Nicht selten folgt dem Anfall (in der Dauer von nur wenigen Sekunden) ein kurzes Aufweinen oder ein verlegenes, inadäquates Lächeln, im übrigen sehen die Säuglinge vorher und nachher unauffällig aus.

BNS-Krämpfe zeigen eine deutliche Bindung an das Einschlafen und Erwachen und häufen sich gerne zu **Salven** von 5–10 Anfällen. Pro Tag werden oft mehr als 100 Krämpfe gezählt.

Die BNS-Krämpfe sind keine einheitliche Erkrankung (Entität). Sie sind lediglich das klinisch einheitliche Symptom verschiedenster Erkrankungen. All diesen gemeinsam ist die uniforme Reaktionsform des unreifen Säuglingsgehirns in Form dieser typischen klinischen Symptomatik und meist typischer EEG-Entladungsmuster **(„Hypsarrhythmie“).**

Ganz verschiedene Ursachen rufen das Symptomenbild hervor:
- peripartale Asphyxie
- Strukturdefekte des Gehirns im Gefolge von Fehlbildungen
- Gehirnhautentzündungen (postmeningitisch)
- Blutungen (posthämorrhagisch)
- neurometabolische Erkrankungen (siehe Kap. 7)
- keine Ursache erkennbar

So kurz und undramatisch BNS-Krämpfe verlaufen, sind sie doch die gefürchtetsten Anfälle in dieser Altersgruppe.

Die Diskrepanz zwischen dem „harmlosen“ Erscheinungsbild, das leicht mit einer Schreckreaktion des Kindes verwechselt wird, und der potentiell hirnschädigenden Wirkung der BNS-Krämpfe stößt immer wieder auf Verständnisschwierigkeiten von seiten der Eltern. Ein Therapieerfolg hängt aber nicht zuletzt von diesem elterlichen Verständnis für die Schwere der Erkrankung ab!

Häufig ist eine Therapie mit Steroidhormonen bzw. dem Hypophysenhormon ACTH über viele Wochen bis Monate angezeigt, deren Nebenwirkungen zwar reversibel, aber doch unangenehm sind. Nur in ca. einem Viertel der Fälle wird Anfallsfreiheit erreicht. Läßt sich eine solche nicht erzielen, zeigen Langzeitbeobachtungen, daß 35–78 % der Kinder schwere neurologische bzw. 25–72 % schwere mentale Schäden davontragen und 5–37 % der Kinder noch im Vorschulalter aus verschiedensten Gründen versterben (Nolte, 1991).

6.5.4 Lennox-(Gastaut-)Syndrom

Als Lennox-Syndrom wird ein meist zwischen dem 2. und 7. Lebensjahr auftretendes epileptisches Syndrom verstanden, das sich durch besonders bunte Symptomatik auszeichnet (astatische, myoklonische, fokale, tonische, tonisch-klonische, absenceartige und BNS-artige Anfälle), das in etwa der Hälfte der Fälle nicht befriedigend behandelbar ist und besonders dann eine ungünstige Prognose aufweist, wenn es sich aus BNS-Krämpfen entwickelt (in ca. 40%).

Ursächlich kommen Hirnschädigungen verschiedenster Art in Betracht (z.B. tuberöse Hirnsklerose, siehe 7.5.1) oder neurometabolische Erkrankungen.

Blitzartig auftretende Anfälle mit Tonusverlust können zu Sturzverletzungen führen, weshalb Ledersturzhelme getragen werden müssen.

Absenceartige Anfallsbilder beim Lennox-Syndrom unterscheiden sich von typischen Absencen durch unscharfen Beginn und Ende; sie sind oft nur gering ausgeprägt und dann kaum wahrnehmbar.

Oft sind Anfälle im Nachtschlaf nicht zu sehen und nur mit dem EEG erkennbar. Tagsüber können sich solche Absencen zu einem **Status epilepticus** von Anfällen häufen, der im EEG gut, klinisch jedoch oft nur in einer Wesensveränderung und/oder Antriebsverarmung zu erkennen ist (!).

In der überwiegenden Zahl sind Kinder mit Lennox-Syndrom durch eine zugrundeliegende ZNS-Erkrankung beeinträchtigt, in anderen Fällen führt die Epilepsieform selbst infolge unzureichender Behandelbarkeit zu rasch fortschreitendem geistigem Abbau **(epileptische Demenz).**

Gerade beim Lennox-Syndrom kann der behandelnde (Neuro-) Pädiater in der schwierigen Therapie sehr unterstützt werden, wenn exakte Aufzeichnungen der Frequenz und Beschreibung der Anfälle vorliegen („Anfallskalender“).

Eine Besonderheit stellen die **Neugeborenenkrämpfe** dar, die in 2.4.2.1 beschrieben werden.

6.6 Diagnostik von Anfallsleiden

Der **Beobachtung** eines fraglichen Anfallsgeschehens bzw. der genauen Schilderung durch die Eltern bzw. oftmals durch eine Krankengymnastin kommt eine entscheidende Bedeutung zu. Ergänzend kann hier auch eine Video-Aufzeichnung eines fraglichen Anfalls zu Hause durch die Eltern weiterhelfen. Zusätzlich können neurodiagnostische Untersuchungsmethoden nötig sein (siehe Kap. 12).

Das **EEG** (siehe auch 12.1) ist im Anfall beweisend, im Intervall hat es nur begrenzte Aussagekraft. Bei unklaren Anfällen bewährt hat sich die sogenannte **Video-Doppelbildaufzeichnung,** wo das Kind während der EEG-Ableitung gefilmt wird.

Beim **Langzeit-EEG** werden 24 (48) Stunden lang EEG-Informationen aufgezeichnet und anschließend ausgewertet. So werden Anfälle elektroenzephalographisch dokumentiert, während das Kind seinen gewohnten Tätigkeiten nachgeht (spielt, lernt, schläft). Als Nachteil ist anzuführen, daß diese Aufzeichnungsart in der Lokalisation epileptischer Herde der Routine-Ableitung unterlegen ist.

Ohne die genannten zusätzlichen Möglichkeiten ist eine optimale Anfallsdiagnostik in der Kinderheilkunde nicht mehr denkbar.

Laboruntersuchungen des Blutzuckers **(Hypoglykämie),** der Serumelektrolyte bzw. bei Verdacht auf Entzündungsvorgänge (Gehirnhautentzündung) die Untersuchung des Liquors und eventuell des Prolaktin können zur Klärung der Anfallsgenese beitragen. Auch die Untersuchung des Augenhintergrunds **(Fundusuntersuchung)** zum Ausschluß eines gesteigerten Hirndrucks (z.B. bei Hirntumor) ist bei jedem unklaren Krampfanfall unerläßlich.

Computertomogramm, Magnetresonanz-Tomogramm und **Angiogramm** des Schädels können in manchen Fällen notwendig sein (siehe Kap. 12).

In seltenen Fällen liegt die Ursache eines Krampfanfalls in einer angeborenen Stoffwechselerkrankung. Besteht ein solcher Verdacht, können heute mit aufwendigen modernen Labormethoden Harn, Serum, Liquor oder Gewebematerial auf pathologische Stoffwechselprodukte untersucht und damit die Diagnose einer neurometabolischen Störung gestellt werden. In ganz wenigen Einzelfällen ermöglicht die Diagnosestellung anschließend auch ein therapeutisches Vorgehen (siehe Kap. 7).

6.7 Differentialdiagnose von Anfällen

Entgegen der Meinung vieler Eltern laufen epileptische Anfälle meist ganz unabhängig von äußeren Anlässen ab. Jedoch können bei den sehr seltenen

Reflexepilepsien ganz bestimmte optische, akustische, taktile oder emotionale Sinneseindrücke einen epileptischen Anfall reproduzierbar (!) auslösen.

Affektkrämpfe finden sich vorwiegend bei Säuglingen und Kleinkindern. Sie werden immer durch eine negative Emotion wie Schmerz, Ärger, Schreck ausgelöst und sind (meist) von mehr oder weniger starkem Weinen gefolgt, das infolge Anhalten des Atems in einer kurzen schlaffen Bewußtlosigkeit gipfelt. Ihre Unterscheidung von epileptischen Anfällen ist oft nicht ganz leicht. Jedenfalls sind Affektkrämpfe „aus dem Nichts", also ohne die erwähnte „emotionale Anamnese", immer verdächtig auf epileptische Anfälle. Die

benigne paroxysmale Vertigo besteht in einer plötzlichen Schwindelattacke, durch die das (Klein-) Kind taumelt oder stürzt, jedoch nicht das Bewußtsein verliert. Diese Anfälle werden auch dem Formenkreis der Migräne als eine Sonderform zugeordnet, in die sie später häufig münden. Sie sind harmlos und sistieren bis zum Schulalter. Der

Pavor nocturnus läuft mit aus dem Schlaf auftretender großer Unruhe, oft angstvoll getönten unverständlichen Worten und manchmal auch mit Aufstehen aus dem Bett ab.

Schlafzuckungen werden manchmal als epileptisch fehlinterpretiert, sie sind jedoch an den Leichtschlaf gebunden und treten nur vereinzelt, kaum in Salven auf.

Psychogene Anfälle treten häufig neben echten epileptischen Anfällen auf; sie sind von diesen klinisch oft schwer unterscheidbar.

Tic-Erkrankungen (z. B. Gilles de la Tourette-Syndrom, siehe 5.4.3) können heftigen myoklonischen Anfällen ähnlich sein.

Das EEG mit synchroner Video-Aufzeichnung und/oder das Langzeit-EEG kann manchmal zur Unterscheidung zwischen epileptischen und nichtepileptischen Anfällen beitragen.

6.8 Therapie von Anfallsleiden

In früheren Jahrzehnten standen nur Brom und Barbiturate zur Verfügung. Heute können durch Behandlung mit **Antiepileptika (= Antikonvulsiva)** ca. zwei Drittel bis drei Viertel der Anfallskranken dauernd anfallsfrei gehalten werden.

Die Notwendigkeit zu einer antiepileptischen (antikonvulsiven) Behandlung ergibt sich einmal aus der Tatsache, daß manche Anfälle immer wieder neuerlich das Gehirn schädigen, zum anderen aus sozialen Erwägungen im weiteren Sinne (Selbstgefährdung, soziale Diskriminierung).

All dies sollte vom behandelnden (Neuro-) Pädiater mit den Eltern eines Kindes ausführlich und wiederholt besprochen werden. Einmal eingeführt, sollten die Medikamente auch bei Anfallsfreiheit konsequent über 1–3 Jahre (mit untenstehenden Kontrollen) verabreicht werden, besonders bei permanent pathologischen EEG-Befunden.

Zur Überwachung eines mit Antiepileptika eingestellten Patienten gehören die Kontrolle von klinischem Befund (Wohlbefinden, Müdigkeit, Appetitverlust, Ataxie, Doppelbilder? etc.) sowie EEG, Blutbild, Blutgerinnung, Leberfunktion und Bestimmung des Medikamentenspiegels im Blut.

Da die Resorption und Wirkung eines Antikonvulsivums verschiedensten Einflüssen unterliegt, ist die nötige Dosierung nicht exakt vorherzusagen. Die Behandlung eines Anfallsleidens steht und fällt aber mit dem erreichten Medikamentenspiegel, also auch mit der verläßlichen Einnahme des Medikamentes, der **elterlichen Compliance.** In der Behandlung von kindlichen Anfallsleiden spielen Einnahmefehler eine beträchtliche Rolle. Werden dann noch unrichtige Angaben über die Einnahme gemacht, geht der Arzt u. U. von falschen Voraussetzungen aus. Das kann eine falsche Dosierung, Überdosierung bzw. auch eine Intoxikation zur Folge haben.

Einem kleinen Teil der Kinder mit Anfallsleiden kann mit Medikamenten kaum oder gar nicht geholfen werden. In wenigen dieser Fälle bringt eine operative Therapie Besserung **(Epilepsie-Chirurgie).**

Literatur

Aicardi J. Epilepsy in children. New York: Raven Press 1994.

Anderson VE, Hauser WA. Genetics. In: A textbook of epilepsy. Laidlaw J, Richens A, Oxley J, eds. Edinburgh, London, Melbourne, New York: Churchill Livingstone 1988; 49–77.

Besser R., Gross-Selbeck G. Epilepsiesyndrome – Therapiestrategien. Stuttgart, New York: Thieme 1996.

Doose H. Epilepsien im Kindes- und Jugendalter. 10. Aufl. Hamburg: Desitin Arzneimittel GmbH 1995.

Jacobi G, Meier-Ewert K. Epilepsien des Kindesalters. Stuttgart, Jena, New York: Fischer 1991.

Matthes A., Schneble H. Epilepsien. Stuttgart, New York: Thieme 1992.

Nolte R. Verlaufsformen, Prognose und Therapie von Epilepsien mit BNS-Anfällen. In: Epilepsien des Kindesalters. Jacobi G, Meier-Ewert K, Hrsg. Stuttgart, Jena, New York: Fischer 1991; 19–32.

Tsuboi T, Okada S. The genetics of epilepsy. In: Genetic aspects of human behavior. Sakai T, Tsuboi T, eds. Tokyo: Igaku-Shoin 1985; 113–27.

7 Erbkrankheiten des Zentralnervensystems

7.1 Vorbemerkung

Verschiedene Erbkrankheiten betreffen auch oder vorwiegend das Zentralnervensystem. An dieser Stelle sollen einige grundsätzliche pathophysiologische Mechanismen neurodegenerativer und neurometabolischer Erkrankungen beschrieben und anhand einiger Beispiele erläutert werden. Eine Sonderstellung unter den Erbkrankheiten des Zentralnervensystems nehmen die Phakomatosen ein, die unter 7.5 kurz erwähnt werden.

Seit im Jahre 1908 *Sir Archibald Garrod* den Terminus „Inborn Errors of Metabolism" kreiert und als erster erahnt hatte, daß es durch Alteration oder Fehlen eines Enzyms im Organismus zur Ansammlung von Metaboliten mit krankmachender Wirkung kommen kann, sind weit über 2000 neurometabolische Erkrankungen definiert worden. Nur bei etwa einem Viertel ist der Zusammenhang zwischen Gendefekt und spezifischer Stoffwechselstörung bekannt, in etwa 10% ist der zugrundeliegende Defekt charakterisiert und in 1–2% existieren erfolgreiche Behandlungsmethoden bzw. -ansätze.

Die neurometabolischen und die neurodegenerativen Erkrankungen haben einiges gemeinsam. Beide manifestieren sich im Zentralnervensystem, sind generell progredient, erblich und ihre Symptomatik beruht auf einem (biochemischen) Mechanismus, der genetisch bedingt ist. Wird ein biochemischer Defekt nur vermutet, spricht man von neurodegenerativer (heredodegenerativer), ist er geklärt und neurometabolischer Genese, von neurometabolischer Erkrankung.

Eine für die Entwicklung der Neuropädiatrie bezeichnende Zwischenstellung nimmt die Adrenoleukodystrophie (siehe 7.4.3) ein: Als klassische neuropädiatrische Erkrankung wird sie zu den neurometabolischen Krankheiten gerechnet, seit man weiß, daß hier die sogenannten überlangkettigen Fettsäuren erhöht sind. Trotz Entdeckung dieses biochemischen Markers konnte bisher der Zusammenhang mit der konsekutiven Neurodegeneration nicht geklärt werden.

Neurometabolische Störungen werden großteils autosomal rezessiv vererbt. Die wenigen behandelbaren Störungen (siehe 2.3.1.3) müssen frühzeitig im Neugeborenen- oder jungen Säuglingsalter erkannt werden, wenn eine Chance bestehen soll auf die Verhütung von irreparablen Schäden an Gehirn, Leber, Niere, Augen und anderen Organen.

7.2 Diagnostische Möglichkeiten

7.2.1 Klinische Symptomatik

Die einzelne neurometabolische Erkrankung ist selten und in ihrer klinischen Präsentation oft wenig charakteristisch. Das erschwert eine rasche Diagnose. Besonderen Verdacht auf eine solche Erkrankung sollte bei Neugeborenen oder Kleinkindern die Kombination von mehreren der in Tabelle 7 aufgelisteten Symptome geben.

Tab. 7 Klinische Hinweise auf neurometabolische Erkrankungen

- kraniofaziale Dysmorphie (z. B. MPS*, Zellweger-Syndrom)
- generalisierte Muskelhypotonie (**„floppy infant“**, siehe 8.15)
- rezidivierende Bewußtseinstrübung (Aminoazidurien)
- krisenhafte metabolische Entgleisung (z. B. Organoazidopathien)
- Organomegalien (z. B. Hepatomegalie/Kardiomegalie bei MPS*)
- Entwicklungsstillstand oder -rückschritt (z. B. PKU, siehe 11.6.1)
- Krampfanfälle (z. B. BNS-Krämpfe)
- Skelettanomalien (z. B. MPS*)
- ungewöhnlicher Harn- oder Hautgeruch (z. B. Ahornsirup-Krankheit, PKU)

*Mukopolysaccharidose

7.2.2 Screening

Zur Früherkennung der wenigen behandelbaren Störungen werden sogenannte **Screening-Methoden** eingesetzt. Zu unterscheiden ist das **Massen-Screening** aller Neugeborenen (siehe 2.3.1.3) vom Stoffwechsel-Screening bei einem einzelnen Neugeborenen, bei dem ein klinischer Verdacht auf irgendeinen metabolischen Defekt besteht (siehe Tab. 7).

Es soll darauf hingewiesen werden, daß erfahrungsgemäß viele neurometabolische Störungen einem unselektiven Screening („Blind-Screening") entgehen. Deshalb sollte zuerst durch die klinische Beobachtung der Kreis der in Frage kommenden Erkrankungen eingeengt und erst dann ein selektives Screening durchgeführt werden.

Sowohl beim Massen-Screening als auch beim selektiven Stoffwechsel-Screening wird aus Körperflüssigkeiten (Blut, Harn, Liquor) das Vorhandensein pathologischer (bzw. die pathologische Konzentration von) Stoffwechselmetaboliten bestimmt. In den meisten Fällen engt das den in Frage kommenden Kreis der Erkrankungen zwar ein, bedeutet aber noch keine Diagnose.

Tab. 8 Ungefähre Frequenz einiger angeborener Enzymdefekte, die mit einem Massen-Screening aufgedeckt werden können (siehe 2.3.1.3).

PKU	1:20.000
Galaktosämie	1:50.000
Ahornsirup-Krankheit	1:200.000
Homozystinurie	1:300.000
Biotinidase-Defekt	?

7.2.3 Histologischer Nachweis

Peripheres Nervengewebe kann aus Biopsien der Konjunktiva, der Haut oder aus peripherem Nervengewebe gewonnen werden, das dann für einige neurodegenerative Erkrankungen so typische histologische Veränderungen aufweist, daß eine Diagnose gesichert werden kann. Ist nur das Gehirn von dem neurodegenerativen Prozeß betroffen, läßt die

Untersuchung von peripherem Gewebe keine Aussage zu. In solchen Fällen kann nur mit Hilfe einer Hirnbiopsie die Diagnose gestellt werden (Pelizaeus-Merzbacher-Krankheit (siehe 7.4.1), Alpers-Krankheit, Alexander-Krankheit).

Bei einigen neurometabolischen Erkrankungen werden die pathologischen Stoffwechselmetaboliten reichlich in bestimmten Körperzellen (Nervenzellen, Knochenmarkzellen) gespeichert, so daß diese nach und nach zugrunde gehen (zum Teil erklärt sich daraus die unaufhaltsame Progredienz der Erkrankungen). Solche **Speicherzellen** geben oft den ersten Hinweis auf die vorliegende Erkrankung. Manchmal zeigen Lymphozyten aus peripherem Blut charakteristische Vakuolen, die ebenfalls als **Speicherphänomene** zu werten sind **(vakuolisierte Lymphozyten).**

7.2.4 Biochemischer Nachweis

Haben Histologie oder das selektive Stoffwechsel-Screening den Kreis der möglichen Erkrankungen eingeengt, werden aus den vorhandenen Geweben (Blutzellen, Fibroblasten, Chorionzellen etc.) gezielte enzymatische Untersuchungen angeschlossen, um eine definitive Diagnose zu versuchen.

7.3 Beispiele neurometabolischer Erkrankungen

7.3.1 Peroxisomale Erkrankungen

Darunter versteht man eine Gruppe angeborener Erkrankungen, die durch Fehlen oder (vollständige oder begrenzte) Dysfunktion der Peroxisomen gekennzeichnet ist. Die Peroxisomen zählen – wie die Lysosomen – zu den Zellorganellen, die innerhalb der Zelle bestimmte metabolische Aufgaben zu erledigen haben.

Zu den peroxisomalen Erkrankungen werden u.a. das **Zellweger-Syndrom** (zerebro-hepato-renales Syndrom, Häufigkeit ca. 1:100.000), des weiteren die **infantile Refsum-Krankheit,** die **neonatale Adrenoleukodystrophie** und die **Chondrodysplasia punctata** vom rhizomelen Typ gezählt.

Tab. 9 Klinische Symptomatik bei Zellweger-Syndrom als Beispiel für eine neurometabolische Erkrankung aus dem peroxisomalen Formenkreis

- kraniofaziale Dysmorphien (Ohrfehlbildungen, Epikanthus, hoher Gaumen, hohe Stirn, Mikrognathie)
- neurologische Merkmale (zerebrale Dysplasien und Störungen der Myelinisierung)
- generalisierte Muskelhypotonie/Areflexie, Apathie
- praktisch keine statomotorische Entwicklung
- Krampfanfälle
- ophthalmologische Zeichen (Nystagmus, Hornhauttrübung, Katarakt)
- ossäre Zeichen (punktförmige Verkalkungen bestimmter Knochen)
- Hepatomegalie (rasche Entwicklung einer Leberzirrhose)

Zur Diagnostik von einigen peroxisomalen Störungen stehen heute biochemische Methoden zur Verfügung, die aus Zellmaterial nach einer Anhäufung von überlangkettigen Fettsäuren und anderen biochemischen Markern suchen.

7.3.2 Organoazidopathien

sind angeborene Stoffwechselerkrankungen, die sich entweder nach der Geburt oder später rezidivierend mit zunächst unerklärlichen akuten metabolischen Entgleisungen, oft im Rahmen von Infekten, präsentieren.

Der biochemische Leitbefund ist die metabolische Azidose, eine nicht atmungsbedingte Störung des Säure-Basen-Gleichgewichts. Klinische Leitsymptome sind Apathie, Trinkschwäche, Erbrechen, Krampfanfälle und Koma.

Zusammengenommen wird die Häufigkeit der etwa 40 Organoazidopathien auf 1:10.000 geschätzt.

Eine diagnostische Abklärung der Organoazidopathien ist bei klinischem Verdacht mit Hilfe aufwendiger biochemischer Analyseverfahren möglich. Eingeführt ist die Kombination von Gaschromatographie und Massenspektrometrie, vielversprechend scheint auch die Magnetresonanz-Spektroskopie (siehe 12.6) zu sein.

7.3.3 Lysosomale Speicherkrankheiten

In bestimmten Zellorganellen, den sogenannten Lysosomen, haben lysosomale Enzyme die Aufgabe, bestimmte Substrate abzubauen. Fehlt nun ein solches Enzym, kommt es zur Speicherung von Substrat, weil es nicht weiter „verdaut" werden kann. Das führt schließlich zum Untergang der Zelle. Bei den

Mukopolysaccharidosen („MPS")
werden Mukopolysaccharide gespeichert, ihre Ausscheidung ist im Harn erhöht. Die einzelnen Erkrankungsformen werden teils autosomal rezessiv (z.B. MPS Typ I Morbus Hurler am Chromosom 22), teils X-chromosomal rezessiv vererbt; sie sind entsprechend ihren unterschiedlichen Enzymdefekten klinisch ziemlich heterogen.

Die Diagnose kann klinisch und mit dem Nachweis von Speicherphänomenen in Blutzellen **(Lymphozytenvakuolen)** vermutet und durch Enzymbestimmungen aus Blutzellen oder Fibroblasten (siehe 12.12) gesichert werden.

Aus klinischer Sicht lenken folgende Veränderungen, verschieden stark ausgeprägt und in ganz unterschiedlichen Lebensaltern, die Aufmerksamkeit auf diese Erkrankungsgruppe:

- Entwicklungsrückstand
- Kleinwuchs
- grobe Gesichtszüge
- Hepatomegalie
- Hornhauttrübung
- Kontrakturen
- Knochendysplasie

Aus der heterogenen Gruppe der lysosomalen Krankheiten seien außerdem genannt:

- **Gangliosidosen** (Enzymdefekte: (-Galaktosidasen, Hexosaminidasen)
- **Niemann-Pick-Gruppe** (Enzymdefekte: zum Teil Sphingomyelinase)
- **Metachromatische Leukodystrophie** (Enzymdefekt: Arylsulfatase A)
- **Krabbe-Leukodystrophie** (Enzymdefekt: (-Galaktozerebrosidase)
- **Gaucher-Erkrankung** (Enzymdefekt: β-Glukosidase) u. a.

Diese Lipid-Speicherkrankheit ist – wenngleich sie nur selten neurologische Symptome verursacht – die erste Erkrankung, bei der eine effektive Enzymersatz-Therapie gelang. Regelmäßige Applikation eines modifizierten Enzyms (Alglucerase) über einige Jahre führte eindeutig zu einem Rückgang der Organvergrößerungen (Leber, Milz) sowie zur Besserung der Knochenveränderungen und der Anämie (Rosenthal, 1995).

7.4 Beispiele neurodegenerativer Erkrankungen

Zum besseren Verständnis der Problematik seien auch hier einige Krankheitsbilder kurz beschrieben.

7.4.1 Pelizaeus-Merzbacher-Krankheit

Die klassische Form der Erkrankung (Typ I nach *Seitelberger)* wird X-chromosomal rezessiv vererbt und manifestiert sich bereits in den ersten Lebensmonaten mit Nystagmus, Muskelhypotonie, dann spastischer Tetraplegie und zerebellären Symptomen mit hochgradigem Intentionstremor. Weder peripher-histologische oder biochemische Untersuchungen (Hautbiopsie, Nervenbiopsie etc.) noch das Computertomogramm des Schädels erlauben eine Diagnose. Während des progredienten Verlaufes treten eine Atrophie des Sehnervs (Optikusatrophie) und eventuell ein Mikrozephalus hinzu.

Ein zugrundeliegender Enzymdefekt oder eine Therapie ist nicht bekannt, die Diagnose kann nur die Hirnbiopsie erbringen.

7.4.2 Wilson-Krankheit (Hepato-lentikuläre Degeneration)

Der autosomal rezessiv (Chromosom Nr. 13) vererbten Erkrankung liegt eine Störung des Kupferstoffwechsels zugrunde. Kupfer wird in Gehirn, Leber, Nieren und Hornhaut abgelagert. Bei manifestem Morbus Wilson ist deshalb fast immer der braun-grüne, sogenannte **Kayser-Fleischer-Kornealring** nachweisbar. Als eine der wenigen neurodegenerativen Krankheiten ist sie erfolgreich behandelbar.

Beginnt sie in der ersten Dekade, werden die Kinder meist mit den Zeichen einer Leberfunktionsstörung (Gelbsucht, Gedeihstörung und Aszites) auffällig, die unbehandelt in eine Leberzirrhose mündet. Beginnt sie nach dem zehnten Lebensjahr, werden die Konzentrationsstörungen, der Leistungsknick in der Schule und die Auffälligkeiten der Schrift (Tremor!) häufig nicht als neurologische Frühsymptome erkannt, sondern als pubertäre Entwicklungsstörungen oder als MCD fehlgedeutet (siehe 5.4). Wertvolle Zeit geht dann verloren, bis die schweren dystonen Störungen von Bewegung und Sprache, die zerebelläre Ataxie, die Spastizität und Schluckstörungen irreparabel sind.

Die klinische Verdachtsdiagnose läßt sich durch eine Kupfer- und (meist) auch Coeruloplasminerniedrigung im Serum erhärten. Die Kupferausscheidung im Harn findet sich erhöht.

Die Therapie sollte möglichst schon im präsymptomatischen Stadium beginnen: Neben einer kupferarmen Kost steht das Medikament Penicillamin zur Verfügung. Beides zusammen kann eine Progredienz der Erkrankung verhindern.

7.4.3 Adrenoleukodystrophie

Diese neurodegenerative Erkrankung mit X-chromosomal rezessivem Erbgang beginnt bei den betroffenen Knaben meist im Schulalter mit frühen Verhaltensstörungen (!), schulischen Konzentrationsstörungen (siehe auch 5.4) und Leistungsabfall, Sprachstörungen, Gangstörungen, Seh- und Hörstörungen, epileptischen Anfällen sowie schließlich Tetraspastizität. Die Adrenoleukodystrophie führt nach unaufhaltsamem Verlauf binnen maximal einiger Jahre zum Tode.

Bei klinischem Verdacht verstärken neurodiagnostische Methoden die Vermutung (Magnetresonanz-Tomogramm: Herde in der weißen Gehirnsubstanz; evozierte Potentiale: pathologisch verlängert). Die Diagnose wird dann gesichert durch erhöhte **überlangkettige Fettsäuren** im Blut.

Mütter stellen – entsprechend dem X-gebundenen Erbgang (siehe 11.3.3) – potentiell Überträgerinnen dar. Daher spielen überlangkettige Fettsäuren eine bedeutsame Rolle in der **Prävention.** Die **Heterozygotendiagnostik** und die **pränatale Diagnose** stehen bereits zur Verfügung. Eine gesicherte **Therapie** gibt es derzeit nicht, wenngleich diätetisch angestrebt wird, die Zufuhr von Fettsäuren zu reduzieren. Vereinzelt wurde eine **Knochenmark-Transplantation** versucht. Diese ist zwar noch keineswegs etabliert, stellt aber prinzipiell einen gangbaren Weg dar, um angeborene Enzymdefekte durch Transplantation von gesunden Knochenmarksstammzellen zu kompensieren. Die bereits erfolgte Zerstörung von Gehirnsubstanz (Neurodegeneration) kann dies natürlich nicht mehr rückgängig machen.

7.5 Phakomatosen

Als Phakomatosen wird eine Gruppe von Erbkrankheiten bezeichnet, die sich mit (meist gutartigen) Geschwulstbildungen der Haut, des Zentralnervensystems und anderer Organe manifestieren. Zu nennen sind die **Neurofibromatose von Recklinghausen** (siehe 11.3.1, Tab. 17), die **Sturge-Weber-Krankheit** (keine familiären Fälle dokumentiert) und die **tuberöse Hirnsklerose**.

7.5.1 Tuberöse (Hirn-)Sklerose (Bourneville-Pringle-Krankheit)

Diese wird autosomal dominant am Chromosom Nr. 9 vererbt (es gibt allerdings auch andere Vererbungsformen) und zeigt eine charakteristische Kombination von multiplen Fehlbildungen mit Geschwulstcharakter von Gehirn, Haut und inneren Organen. Die Prävalenz wird mit 15,4 (Hunt, 1984) bzw. 23,5 (Wiederholt, 1985) auf 100.000 Einwohner angegeben, mehr als die Hälfte der Fälle sind Neumutationen.

Die Erkrankung weist eine große phänotypische Variabilität auf. In etwa der Hälfte der Fälle wird sie bereits im Säuglingsalter manifest mit besonders schwer behandelbaren epileptischen Anfällen (z.B. BNS-Krämpfen, siehe 6.5.3, myoklonisch-astatischen Anfällen, siehe 6.5.1). Gleichzeitig fallen **white spots** (helle bzw. depigmentierte Hautareale von ca. 0,5–3 cm Durchmesser) an Rumpf und Extremitäten auf, und meist erst nach einigen Jahren das **Adenoma sebaceum** (kleine, mehr oder weniger erhabene, rot bis rot-gelbe, schmetterlingsförmig über das Gesicht verteilte Knötchen).

Im Säuglingsalter gestattet das Zusammentreffen von BNS-Krämpfen mit white spots die Verdachtsdiagnose. Computertomographisch sichtbare intrazerebrale Verkalkungen sind ein weiterer Hinweis. Symptome zerebraler Beteiligung (mentale Retardierung, Sprachstörung, spastische Hemiplegie, Tetraplegie, Wesensveränderungen ganz unterschiedlicher Art und Ausprägung) können später hinzutreten.

Gelegentlich entwickeln sich Kinder mit einer tuberösen Sklerose oder Merkmalsträger der Erkrankung auch mental normal und haben nie oder fast nie epileptische Anfälle.

In der Mehrzahl der Fälle ist die Symptomatik aber progredient. Die Prognose wird zum einen geprägt vom Verlauf der Epilepsie und zum anderen von den Tumoren, die sich intrazerebral, in der Haut (Fibrome, Hämangiome), in der Netzhaut (Retina-Gliome), im Herzen (Rhabdomyome) und in den inneren Organen (z.B. Niere) bilden und nicht selten maligne entarten.

Literatur

Bickel H. Biochemie als Grundlage der Diagnostik und Therapie bei kindlichen Stoffwechselerkrankungen. In: Stoffwechselerkrankungen im Kindesalter. Stehr K, Hrsg. Erlangen: Perimed-Fachbuch-Verlagsgesellschaft 1987; 8–21.

Boltshauser E. Degenerative Erkrankungen des Zentralnervensystems im Kindesalter. Bern, Stuttgart, Wien: Hans Huber 1983.

Brett EM. Paediatric neurology. 3rd ed. Edinburgh, London, Melbourne, New York: Churchill Livingstone 1998.

Hunt A, Lindenbaum R. Tuberous sclerosis: A new estimate of prevalence with in the Oxford region. J Med Genet 1984; 21:272–7.

Rosenthal DI, Doppelt SH, Mankin HJ, Dambrosia JM, Xavier RJ, McKusick KA, Rosen BR, Baker J, Niklason LT, Hill SC, Miller SPF, Brady RO, Barton NW. Enzyme replacement therapy for Gaucher disease: skeletal responses to macrophage-targeted glucocerebrosidase. Pediatrics 1995; 96(4):629-37.

Wiederholt WC, Gomez MR, Kurland LT. Incidence and prevalence of tuberous sclerosis in Rochester, Minnesota, 1950–1982. Neurology 1985; 35:600–3.

8 Neuromuskuläre Erkrankungen

8.1 Vorbemerkung

Erkrankungen dieser Gruppe kommen überall auf der Welt und bei allen Rassen ungefähr gleich häufig vor. Einzig in Finnland und in Japan sind kongenitale Myopathien häufiger als anderswo. Die klassischen Muskelerkrankungen wurden gegen Ende des vorigen Jahrhunderts erstmals beschrieben, die spinale Muskelatrophie von Werdnig 1891 in Graz bzw. von Hoffmann 1893.

Der Verlauf der einzelnen Erkrankungen ist sehr verschieden; gemeinsam ist allen, daß es derzeit noch keine kausale Therapie gibt. Abbildung 2 veranschaulicht schematisch die Lokalisation neuromuskulärer Erkrankungen.

8.2 Symptome von Muskelerkrankungen

Obwohl in ihrem Verlauf sehr unterschiedlich, gibt es doch einige für neuromuskuläre Erkrankungen typische Symptome, die daher eingangs genannt werden sollen.

8.2.1 Muskelschwäche

Muskelschwäche und/oder gesteigerte -ermüdbarkeit sind ein typisches Symptom neuromuskulärer Erkrankungen. Die Muskelschwäche kann von Muskelschwund begleitet sein. Dieser imponiert manchmal als **Pseudohypertrophie,** bei der es durch Bildung von Binde- und Fettgewebe an Stellen zugrundegegangenen Muskelgewebes zu scheinbarer Zunahme der Muskelmasse kommt. Obwohl seine Kraft vermindert ist, imponiert der Muskel kräftig. Zur Bewertung der Muskelkraft hat sich bewährt die

MRC-Skala

5 normale Kraft
4 aktive Bewegung gegen Schwerkraft und Widerstand
3 aktive Bewegung gegen die Schwerkraft
2 aktive Bewegung nur unter Ausschluß der Schwerkraft
1 eine Spur Kontraktion ohne Bewegungseffekt
0 keine Kontraktion

8.2.2 Faszikulationen

sind unwillkürliche, kurze, blitzartig und regellos auftretende Kontraktionen einzelner Muskelfasern, die am leichtesten an der Zunge zu beobachten und ein Zeichen neurogener Störung sind. Sie sollten nicht mit zittrigen Zungenbewegungen verwechselt werden, wie sie manchmal im Säuglingsalter als Ausdruck einer Muskelschwäche zu beobachten sind.

8.2.3 Myotonie

Nach willkürlicher Anspannung ist die Fähigkeit zur Muskelentspannung gestört. So können z. B. nach festem, aktivem Schließen der Augenlider diese nicht wieder rasch geöffnet werden (siehe 8.12, 8.13). Bezeichnenderweise lassen die Steifheit und Verlangsamung von Bewegungen mit Repetition nach **(Warming-up-Phänomen).**

8.2.4 Mitbeteiligung der Atemmuskulatur

Die (fortschreitende) Schwäche der brustkorbhebenden Muskulatur (Interkostalmuskulatur) ist mit ein Grund für schwere Pneumonien bzw. auch den frühen Tod der Erkrankten.

8.2.5 Mitbeteiligung des Herzmuskels (Kardiomyopathie)

Diese verschlechtert zusätzlich die kardiopulmonale Situation (siehe 8.2.4).

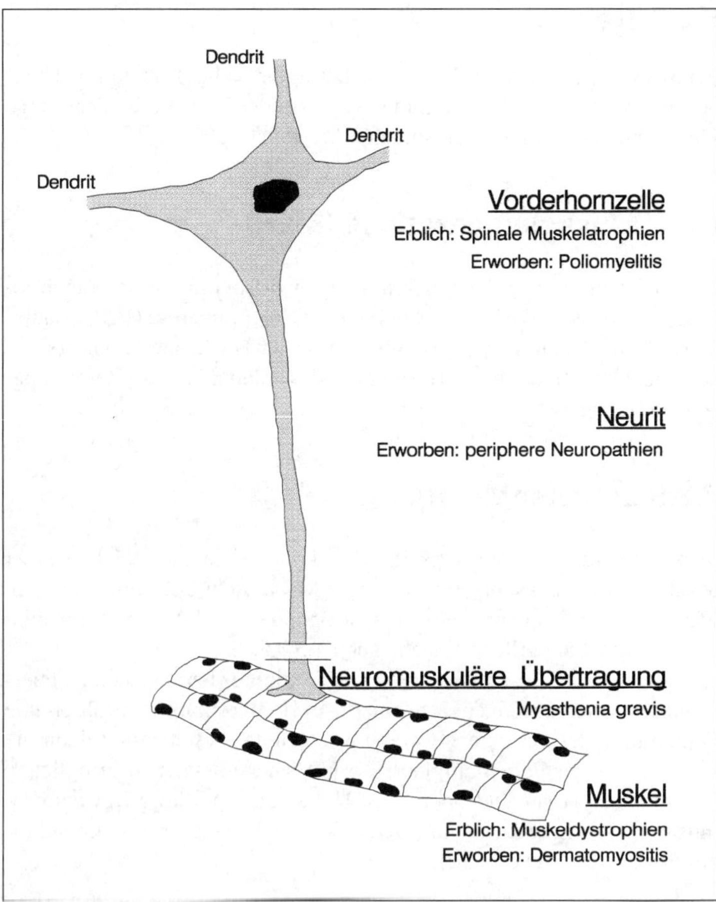

Abb. 2 Schematische Darstellung der neuromuskulären Erkrankungen (nach V. Dubowitz)

8.2.6 Muskelkrämpfe/-schmerzen

Bei bestimmten Muskelerkrankungen treten nach Anstrengung, seltener in Ruhe, Muskelschmerzen und/oder -krämpfe auf (siehe 8.11, 8.14).

8.2.7 Tremor

Feinschlägiges, rhythmisches Muskelzittern in Ruhe (Ruhetremor) oder bei Anstrengung (Aktionstremor) vor allem der Hände oder der Zunge kommt bei Myopathien und spinalen Muskelatrophien vor.

8.2.8 Muskeleigenreflexe (MER)

sind bei neuromuskulären Erkrankungen oft herabgesetzt oder erloschen, was eine frühe Unterscheidung zur Zerebralparese (ICP) erlaubt. Dies ist jedoch kein sicherer Befund. So weisen Duchenne-Kranke (siehe 8.9) manchmal lebhafte Reflexe auf und werden dann als „Zerebralparese“ fehldiagnostiziert (siehe 4.5.3.8).

8.2.9 Zehenspitzengang

Verkürzte Achillessehnen (Spitzfüße) können ein Frühzeichen einer Muskelerkrankung sein, noch bevor die Muskelschwäche offensichtlich wird (z. B. bei Duchenne-Muskeldystrophie, siehe 8.9). Der Mechanismus wird in 4.3.2 erläutert (siehe auch 4.5.3.8).

Auch durch den Zehenspitzengang kommt es beim Gehen zu überstreckten Knien und einer **Hyperlordose** (Hohlkreuz). Die resultierende Fehlhaltung des gesamten Bewegungsapparates beschleunigt dann die Entwicklung der Gehunfähigkeit. Es muß daher eines der vordringlichen Ziele konservativer und operativer Therapien sein, diese Bewegungsmuster zu korrigieren, um die Gehunfähigkeit soweit wie möglich hinauszuschieben (siehe 14.12).

8.2.10 Statomotorische Retardierung

Bei Krankheitsmanifestation im Entwicklungsalter werden die motorischen Meilensteine meist verzögert oder gar nicht erreicht.

8.2.11 Skoliose/Kyphose

Siehe 14.12.6.

8.2.12 Kontraktur

Siehe 4.3.2.

8.2.13 Sensibilitätsstörungen

Siehe 8.5 und 8.6.

8.3 Diagnostik der Muskelerkrankungen

Bei klinischem Verdacht auf eine neuromuskuläre Erkrankung kann mit speziellen Untersuchungsmethoden die Diagnose erhärtet oder ausgeschlossen werden. Die Aussagekraft einzelner Untersuchungen ist durchaus begrenzt; nur in Synopsis aller verfügbaren Parameter sollte eine Diagnose gestellt werden.

Die Aktivität des **Muskelenzyms Kreatinphosphokinase** (CPK = CK) ist z. B. bei der Muskeldystrophie Duchenne (siehe 8.9) durch ständigen Zerfall von Muskelgewebe extrem erhöht; dies trifft in geringerem Ausmaß auch für andere neuromuskuläre Erkrankungen zu. Besonders bei der Duchenne-Muskeldystrophie sind auch die Leberenzyme (Transaminasen) etwas erhöht, ohne daß dieses Organ erkrankt wäre. Normale CK-Werte schließen eine Muskelerkrankung nicht aus.

Das **Elektromyogramm,** die **Muskelbiopsie** und die Messung der **Nervenleitgeschwindigkeit** können ganz wesentlich zur Diagnose einer neuromuskulären Erkrankung beitragen. Sie werden als neurodiagnostische Methoden in Kapitel 12 abgehandelt.

Die bildgebenden Verfahren Ultraschall, Computertomogramm und Magnetresonanz-Tomogramm (Kap. 12) werden zur Verlaufskontrolle neuromuskulärer Erkrankungen eingesetzt, sie sind aber nicht als routinediagnostische Maßnahmen anzusehen.

8.4 Die spinalen Muskelatrophien (SMA)

Infolge Degeneration der motorischen Vorderhornzellen des Rückenmarks, die für die motorische Aktivität der Skelettmuskel verantwortlich sind, kommt es zu einer fortschreitenden Muskelschwäche und Atrophie der Skelettmuskel. Für einige Formen konnte jüngst der verursachende Defekt am Chromosom 5 lokalisiert werden (Brzustowicz, 1990; Melki, 1990). Die Häufigkeit beträgt etwa 1 auf 20.000 Lebendgeborene.

8.4.1 Symptome

Bei der **schweren Form** (akuten, Typ I-Form) der spinalen Muskelatrophie **(Werdnig-Hoffmann)** kommt das Kind meist bereits als floppy infant zur Welt, ist hypoton, hat Trink-, Schluck- und Atemschwierigkeiten, schreit kraftlos-leise und atmet aufgrund der Schwäche der Interkostalmuskulatur mit raschen Zwerchfellbewegungen. Die damit unzureichende Belüftung der Lungen führt zusammen mit der Schwäche der bulbären Muskulatur **(Bulbärparalyse)** zu häufigen Infektionen der Atemwege und schließlich zu (tödlichen) Pneumonien. Alle Muskeleigenreflexe fehlen von Beginn an **(generalisierte Areflexie).** Zungenfaszikulationen sind nicht leicht erkennbar, ihre Unterscheidung von einem Tremor kann schwierig sein.

Häufig fällt eine deutliche Diskrepanz auf zwischen generalisierter Muskelschwäche und der geistigen Rege, schon früh erkennbar an den lebhaften, interessierten Augen und einer eher frühen Sprachentwicklung. Dies steht im Gegensatz zu anderen Erkrankungen mit generalisierter Muskelhypotonie (z. B. Tab. 9, 8.15), wo die Säuglinge oft schwer krank und apathisch wirken.

Nicht selten kommt es zur raschen Entwicklung von Kontrakturen z. B. der Finger.

Bei der **intermediären** Form (Typ II) zeigen sich die ersten Symptome der (meist beinbetonten) Muskelschwäche zwischen dem 6. und 12. Lebensmonat. Die Patellarsehnenreflexe fehlen meist oder sind abgeschwächt, die Achillessehnenreflexe können erhalten sein. Die Kinder lernen fast nie, frei zu stehen oder zu gehen und entwickeln oft eine Skoliose. Therapeutisch sollte daher die Behandlung der Skoliose (Mieder bzw. neuroorthopädisch-chirurgische Korrektur) im Vordergrund stehen und eine möglichst frühe Versorgung mit Orthesen angestrebt werden (siehe 14.11.3, 14.12.6). Die Langzeitprognose hängt von der respiratorischen Funktion ab.

Bei der **leichten Form** nach **Kugelberg-Welander** (Typ III) treten erst im Vorschul- oder Schulalter (oder später) Gangstörungen bzw. eine Muskelschwäche auf, die u.U. innerhalb von (vielen) Jahren vom Beckengürtel bis zum Schultergürtel langsam aufsteigt. Häufiges Hinfallen, Probleme beim Treppensteigen bzw. beim Aufrichten aus der Hocke sind die Folge. Die Achillessehnenreflexe sind hier typischerweise erhalten. Die Lebenserwartung ist häufig nicht verkürzt.

Therapie: Exakte Behandlung von Atemwegsinfekten, regelmäßige Krankengymnastik und Versorgung mit Orthesen.

8.4.2 Diagnose

Die Muskelenzyme sind gering oder gar nicht erhöht, in der Muskelbiopsie finden sich die typische „felderförmige Atrophie“ der Muskelzellen und im EMG – besonders bei maximaler Kontraktion – die Zeichen des Ausfalls motorischer Einheiten („gelichtete Aktivitätsmuster“).

8.4.3 Therapie

Eine kurative (= heilende) Therapie ist derzeit nicht bekannt.

Krankengymnastik und orthopädische Hilfsmittel (z.B. Korsett, siehe 14.11.3/10) können die Entwicklung von Skoliosen und Kontrakturen verzögern, die Gehfähigkeit verlängern bzw. als pulmonale Physiotherapie die Lebensprognose verbessern.

Da die spinalen Muskelatrophien erblich sind (gewöhnlich autosomal rezessiv, siehe 11.3.2) und der verantwortliche Gendefekt für einige Formen lokalisiert werden konnte, vermag die Humangenetik Aussagen u. U. über ein Wiederholungsrisiko und evtl. auch eine pränatale Diagnose anzubieten (siehe 11.5).

8.4.4 Prognose

Bei allen drei genannten Formen der spinalen Muskelatrophie besteht eine Muskelschwäche, das klinische Erscheinungsbild variiert jedoch durch Manifestationsalter und Grad der Progredienz sehr stark.

Für die schweren Formen liegt die statistische Lebenserwartung bei durchschnittlich 18 Lebensmonaten, bei der Intermediärform bei 10 bis 34 Lebensjahren, beim Typ III Kugelberg-Welander kann ein kaum oder sehr langsam progredienter Verlauf angenommen werden (z.B. Rollstuhlpflichtigkeit zwischen dem 10. und 40. Lebensjahr).

8.5 Hereditär-sensomotorische Neuropathien (HSMN)

Bei dieser Gruppe von erblichen neuromuskulären Erkrankungen treten Störungen sowohl der Motorik als auch der Sensibilität auf. Beginn, Ausprägungsgrad und Progredienz der einzelnen Formen sind sehr verschieden. Die am Chromosom 17 autosomal dominant vererbte **Charcot-Marie-Tooth-Erkrankung** (HSMN Typ I), die demyelinisierende **Dejerine-Sottas-Erkrankung** (HSMN Typ 3) und die **Refsum-Erkrankung** (HSMN Typ 4) gehören in diese Gruppe.

8.5.1 Symptome

Gemeinsam ist diesen klinisch sehr heterogenen Erkrankungen die Störung der Motorik (distal- **und** beinbetonte Muskelschwäche und -atrophie) und der Sensibilität. Nicht bei allen Formen beginnt die Krankheit schon in der Kindheit. Erste – und manchmal auch alleinige

– Symptome können Fußdeformitäten sein (Hohlfuß, Spitzfuß, Klumpfuß).

Verursacht durch eine Atrophie der Unterschenkelmuskulatur, kann später der sogenannte „Steppergang“ hinzutreten. Oftmals ist auch die Willkürmotorik der Extremitäten erheblich gestört.

Die Sensibilitätsstörungen stellen sich erst im Laufe der ersten oder zweiten Dekade ein. Sie betreffen die Oberflächen- oder Tiefensensibilität, manchmal auch die Temperatur- und die Schmerzwahrnehmung. Letzteres kann vor allem an lokalen Belastungs- oder Druckstellen schlecht heilende Ulzerationen, Entzündungen und auch Knocheneiterungen zur Folge haben.

Die HSMN werden gewöhnlich autosomal dominant vererbt, autosomal rezessive und X-chromosomale Formen sind ebenso wie sporadische Formen (durch Neumutation) beschrieben. Wegen der diagnostisch wichtigen Frage der Erblichkeit sollte in der Familienanamnese nach sogenannten Schwachformen dieser Symptome (z.B. Hohlfüßen) gefahndet und immer die Nervenleitgeschwindigkeit bei den Eltern bestimmt werden.

8.5.2 Diagnose

Die Muskelenzyme sind gering oder gar nicht erhöht, die Nervenleitgeschwindigkeit ist meist auch schon im Kindesalter verlangsamt, das EMG kann normal sein.

Im Falle der Refsum-Erkrankung wird eine bestimmte Fettsäure **(Phytansäure)** pathologischerweise in verschiedenen Organen gespeichert, wobei hypothetisch eine Demyelinisierung und unvollständige Remyelinisierung von Nervenfasern angenommen wird. Die erhöhte Phytansäure läßt sich im Serum nachweisen und ist diagnostisch wegweisend.

8.5.3 Therapie

Eine kurative Therapie ist nicht bekannt. Immer sind eine jahrelange Physiotherapie, häufig neuroorthopädisch konservative oder operative Korrekturen angezeigt. Eine Diät wird diskutiert.

Die Patienten sind besonders empfindlich gegen Unterkühlungen.

8.5.4 Prognose

Je nach Typ ist der Verlauf langsam bis sehr langsam progredient anzunehmen.

8.6 Friedreich-Ataxie

Diese seltene, rezessiv an Chromosom 9 vererbte Degeneration spinozerebellärer (Kleinhirn und Rückenmark betreffende) Strukturen wurde von *Friedreich* 1876 erstmals beschrieben. Klinisch kann sie wie eine neuromuskuläre Erkrankung imponieren; deshalb wird sie hier angeführt.

8.6.1 Symptome

Meist innerhalb des ersten Lebensjahrzehnts beginnt eine Gang- und Standunsicherheit, die bei Augenschluß deutlicher zutage tritt **(zerebelläre Ataxie).**

Typischerweise entwickeln sich ein Hohlfuß mit Hammerzehen **(Friedreich-Fuß),** häufig besteht ein Nystagmus, ein Tremor, eine fortschreitende Sprachstörung (Dysarthrie, skandierende Sprache) sowie fortschreitende Kyphoskoliosen und Gelenkskontrakturen.

Seltener treten Demenz, Sehstörungen (Retinitis pigmentosa) und Hörstörungen hinzu.

Bei der Untersuchung sind herabgesetzte oder erloschene Muskeleigenreflexe, ein positives Babinski-Zeichen (Pyramidenzeichen), Zeichen gestörter Kleinhirnfunktion (zerebelläre Zeichen), des weiteren Sensibilitätsstörungen (vor allem die Tiefensensibilität und den Lagesinn betreffend) sowie eine Kardiomyopathie zu finden. Letztere verkürzt die statistische Lebenserwartung auf etwa das 30. Lebensjahr.

Die biochemische Grundlage der Friedreich-Ataxie ist unbekannt. Teilweise wurden bei den Patienten – wahrscheinlich sekundäre – Veränderungen im Pyruvatdehydrogenase-Komplex gefunden.

Klinisch kann die Erkrankung wie eine HSMN (siehe 8.5) imponieren.

8.6.2 Diagnose

Die Diagnose der Erkrankung ist eine klinische. Die Nervenleitgeschwindigkeit kann reduziert sein, die evozierten Potentiale zeigen nicht nur eine periphere, sondern auch eine zentrale Schädigung sensibler Leitungsbahnen (pathologisch verlängerte akustisch evozierte Potentiale bei (noch) normalem Hörvermögen).

8.6.3 Therapie

Eine kausale Therapie ist derzeit nicht verfügbar, die Langzeit-Physiotherapie daher sehr wertvoll.

8.7 Andere Neuropathien

Störungen sensibler oder motorischer Nervenleitbahnen können verursacht sein durch Medikamente (Zytostatika, Antikonvulsiva, Psychopharmaka etc.), entzündliche Prozesse oder metabolische Störungen (Vit.-B_1- oder Vit.-B_{12}-Hypovitaminosen etc.).

Abgesehen von Neuropathien als noch immer unvermeidbare Nebenwirkung nach zytostatischer Therapie sind diese Neuropathien im Kindesalter selten; sie sind u.a. an der Herabsetzung der Nervenleitgeschwindigkeit erkennbar und im Gegensatz zu anderen Erkrankungen ganz oder teilweise reversibel.

8.8 Myasthenia gravis

Hier ist die neuromuskuläre Übertragung an der motorischen Endplatte gestört (Abb. 2, S. 119).

8.8.1 Symptome

Es besteht eine abnorme Ermüdbarkeit der Skelettmuskulatur, wenn diese entweder mehrmals rasch hintereinander oder längere Zeit hindurch aktiviert wurde. Nach einer gewissen Erholungsphase (z. B. Schlaf) kehrt die Kraft wieder zurück.

Vorwiegend betroffen sind die Gesichtsmuskulatur **(Hypomimie)** einschließlich der Kau- und Sprechmuskulatur, die Augenmuskeln (externe Ophthalmoplegie) und die Lidheber **(Lidptose).**

Bei der **transienten neonatalen Myasthenie** liegt eine vorübergehende Störung eines potentiell gesunden Kindes einer myasthenischen Mutter vor (intrauterine Passage von mütterlichen Antikörpern gegen Azetylcholinrezeptoren über die Plazenta).

Bei der sehr seltenen **kongenitalen Myasthenie (infantilen Myasthenie)** beherrschen die allgemeine Muskelhypotonie (floppy infant) sowie wechselnde Atem- und Schluckstörungen das klinische Bild.

Die **juvenile Myasthenie** beginnt mit ähnlichen Symptomen im Kindes- oder Jugendalter (Mädchen : Knaben = 4 : 1), sie scheint manchmal durch Infekte oder psychische Streßsituationen ausgelöst zu werden. Alle Muskeln können betroffen sein, am auffallendsten ist jedoch wieder die Lidheberschwäche, die im Laufe des Tages bis gegen Abend oft zunimmt. Autoimmunmechanismen spielen pathogenetisch eine Rolle, es liegen hohe Antikörpertiter gegen Azetylcholinrezeptoren vor.

8.8.2 Diagnose

Die myasthenische Ermüdbarkeit ist vor allem bei Säuglingen oft nicht typisch verifizierbar. Die Muskelschwäche (z. B. die Lidptose) läßt sich durch eine intravenös verabreichte Substanz schon nach 30–60 Sekunden und dann für 5–10 Minuten eindrucksvoll aufheben (Edrophonium-Test). Der Test kann die Diagnose sichern.

Im EMG zeigen sich anfänglich normale Amplituden, nach wiederholter Muskelstimulation (Ermüdungsphase) kommt es jedoch zum typischen Abfall der elektrischen Aktivität betroffener Muskelgruppen.

8.8.3 Therapie

Neben symptomatischer Therapie der Atem- und Schluckstörungen im Neugeborenen- und Säuglingsalter werden als Medikamente Cholinesterasehemmer und Kortikosteroide eingesetzt. Werden immunologische Vorgänge angeschuldigt, kommen die Plasmapherese und die operative Entfernung der Thymusdrüse (**Thymektomie**) in Frage. Physiotherapie beim Kleinkind kann sehr wichtig sein.

8.8.4 Prognose

Kinder mit der kongenitalen Form sterben manchmal noch im Säuglingsalter; bei der juvenilen ist mit einem fluktuierenden oder langsam progredienten Verlauf zu rechnen.

8.9 Progressive Muskeldystrophie Typ Duchenne

Als Ursache dieser Erkrankungsform, die praktisch nur Knaben (mit einer Häufigkeit von 1 auf 3.000 bis 8.000) betrifft, wurde vor zehn Jahren der X-chromosomal rezessiv vererbbare **Gendefekt** in der Region Xp21 gefunden. Im Gefolge dieses Gendefekts kann das Genprodukt, das für alle Muskelzellen bedeutsame Strukturprotein **Dystrophin,** nicht synthetisiert werden. Es kommt zu einem über Jahre fortschreitenden, unbehandelbaren Zerfall von Muskelgewebe und teilweisen Ersatz desselben durch Fett- und Bindegewebe (**Pseudohypertrophie,** siehe 8.2.1).

8.9.1 Symptome

Retrospektiv fällt manchmal ein verspäteter Gehbeginn auf (z.B. mit 18 Monaten). Die eigentliche Erkrankung manifestiert sich jedoch in typischer Weise erst zwischen dem 2. und 5. Lebensjahr mit Schwierigkeiten beim Treppensteigen, Stolpern und Hinfallen beim Laufen, auffälligem Gangmuster (Spitzfußneigung, Hyperlordose, retrahierte Schultern) sowie der Pseudohypertrophie der Wadenmuskulatur **(Gnomenwaden).** Hinweisend ist das sogenannte

Gower-Zeichen
Das Aufrichten aus dem Langsitz ist nur durch Abstützen (Anhalten) an den eigenen Oberschenkeln möglich.

Von Beginn an besteht die Neigung zu Sehnenverkürzungen (insbesondere der Achillessehne). Der resultierende **Spitzfuß** (siehe 4.3.2, 8.2.9) erschwert zusätzlich das freie Gehen. Später wird auch eine Schwäche im Schultergürtelbereich sichtbar (z.B. Unmöglichkeit, den Lichtschalter zu betätigen).

Gegen Ende der ersten, häufiger in der zweiten Dekade werden die Knaben gehunfähig. Ab diesem Zeitpunkt (Rollstuhlphase) nimmt die Erkrankung gewöhnlich einen rascheren Verlauf.

8.9.2 Diagnose

Das klinische Erscheinungsbild wird durch meist fehlende Patellarsehnenreflexe vervollständigt, die Muskelenzyme sind extrem erhöht (z. B. 20- bis 100fach erhöhte CPK-Werte) und die Muskelbiopsie zeigt einen typischen Befund (dystrophes Bild), wobei die Schwere der histologischen Veränderungen nicht unbedingt mit der Schwere der Symptomatik korreliert. Das EMG zeigt typische Veränderungen („myopathisches Muster"), was aber nicht spezifisch für diese Erkrankung ist. Die Diagnose der Duchenne-Muskeldystrophie wird heute durch Fehlen von Dystrophin im Muskelbiopsiematerial und molekulargenetisch gesichert.

8.9.3 Therapie

Die äußerst wichtige therapeutische Betreuung durch die Krankengymnastik umfaßt die Motivation des Patienten zur Bewegung, die Verhinderung von Kontrakturen sowie die möglichst lange Erhaltung guter Atemfunktionen. Arbeiten der letzten Jahre haben den krankheitsverzögernden Effekt früher und regelmäßiger pulmonaler Physiotherapie hervorgehoben. Die sich entwickelnde Skoliose kann manchmal neuroorthopädisch-chirurgisch korrigiert werden. Das Arbeiten mit Duchenne-Knaben gehört zu den schwierigsten Aufgaben für eine Krankengymnastin.

8.9.4 Prognose

Die Lebenserwartung beträgt 18–25 Jahre. Einmal im Rollstuhl, führen die rasch progrediente Muskelschwäche (nun auch der Atemmuskulatur) sowie die progrediente Kyphoskoliose zum Tod durch Bronchopneumonie, oder die Patienten versterben an der – gewöhnlich durch viele Jahre unmerklichen – Herzmuskel-Mitbeteiligung **(Kardiomyopathie).**

Zu erwähnen ist die mögliche (meist milde) Intelligenzverminderung bei Duchenne-Patienten.

8.9.5 Erbgang

Die Duchenne-Muskeldystrophie wird X-chromosomal rezessiv vererbt, es erkranken daher nur Knaben. Frauen können Überträger sein, erkranken jedoch nicht (es gibt Ausnahmen).

1987 gelang die Identifizierung des defekten Gens am kurzen Arm des X-Chromosoms (Region Xp21). Bei ca. einem Drittel der Knaben ist die Erkrankung nicht vererbt (!), sondern tritt durch eine Neumutation am X-Chromosom auf.

Die Entdeckung des Gendefektes und die Erforschung der Zusammenhänge Gendefekt – fehlendes Genprodukt **Dystrophin** – Muskeldystrophie gehört zu den großen Leistungen der Medizin der 80er Jahre unseres Jahrhunderts. Im Gefolge dieser Entdeckung ist mit Hilfe molekulargenetischer Verfahren (**DNA-Analyse**, siehe 11.5.5) eine pränatale (vorgeburtliche) Diagnose dieser und einiger anderer Erbkrankheiten möglich geworden.

Eine ursächliche bzw. heilende Therapie ist trotzdem noch nicht in Sicht.

8.10 Progressive Muskeldystrophie Typ Becker-Kiener

Ebenfalls X-chromosomal rezessiv erbliche, jedoch wesentlich seltenere (ca. 1:20.000) und gutartigere Variante einer Muskeldystrophie: Typischerweise im späteren Grundschulalter fallen die Knaben durch die Unfähigkeit auf, schnell zu laufen oder rasch eine Treppe hochzusteigen, einige Jahre später ist das Aufstehen aus der Hocke nicht mehr möglich.

8.10.1 Diagnose

Die klinische Verdachtsdiagnose wird gesichert durch fehlende Muskeleigenreflexe, hohe bis sehr hohe Muskelenzyme, dystrophe Veränderungen in der Muskelbiopsie (hier keine eindeutige Unterscheidung zur Duchenne-Muskeldystrophie möglich) sowie insbesondere durch den Nachweis des – allerdings defekten – Dystrophins.

Die für alle Beteiligten äußerst wichtige Unterscheidung zwischen der schweren Duchenne- und der milden Becker-Form gelingt seit der Entdeckung des Dystrophins wesentlich besser.

8.10.2 Prognose

Die Patienten verlieren durchschnittlich in der 3. Dekade die Gehfähigkeit, die Lebenserwartung ist statistisch auf das 5. Lebensjahrzehnt verkürzt.

8.11 Mitochondriale Myopathien

8.11.1 Vorbemerkung

Mitochondrien sind Zellorganellen aller Zellen, die für die Bereitstellung von Energie (für die Arbeitsleistung der Zelle) zuständig sind.

Die menschliche Skelettmuskulatur greift auf unterschiedliche Energiequellen zurück, je nachdem, ob schnelle, kurzdauernde Belastungen (Kreatinphosphat, Glukose) oder Ausdauerleistungen (Fettsäuren) gefordert sind. Die Fettsäuren werden in den Mitochondrien abgebaut. Der gesamte aerobe Energiestoffwechsel in den Mitochondrien mündet in die Atmungskette.

An der inneren Mitochondrienmembran sind eine große Zahl von Enzymen angesiedelt, um diese metabolischen Leistungen exakt zu steuern. Fehlen nun ein oder mehrere dieser Enzyme, so resultiert eine mitochondriale Störung, die sich in (elektronen-)mikroskopisch sichtbaren Veränderungen der Mitochondrien manifestiert.

Das klinische Bild und der Schweregrad der Erkrankung hängen u.a. davon ab, wie vollständig der Enzymdefekt ist, ob der Organismus auf Ersatzstoffwechselwege ausweichen kann und vor allem, ob neben dem Skelettmuskel auch andere Organe von dem mitochondrialen Enzymdefekt betroffen sind (Gehirn, Leber, siehe unten).

Die mitochondrialen Myopathien werden daher charakterisiert durch

1. morphologische Abnormitäten der Mitochondrien: Neben oft nur diskreten Veränderungen der Muskelzellen sind die Zahl, die Gruppierung (Lokalisation), die Form (z.B. Riesenmitochondrien) und die Struktur (z.B. parakristalline Einschlüsse) der Mitochondrien als Ausdruck ihres metabolischen Defektes verändert. Sie stellen sich oft als „ragged red"-Fasern dar.
2. charakteristische biochemische Defekte in isolierten Mitochondrien: u.U. läßt sich aus den Mitochondrien mit aufwendigen biochemischen Methoden der Enzymdefekt exakt nachweisen.
3. eine klinische Symptomatik, die der vorliegenden Störung entspricht (siehe 8.11.2).

Es ist klar, daß nur die enge Kooperation von Kliniker (Neuropädiater), Muskelpathologen und Biochemiker die Diagnose erbringen kann.

8.11.2 Symptome

Typisch für mitochondriale Myopathien sind die Muskelhypotonie und vor allem die raschere Ermüdbarkeit der Skelettmuskulatur. Dies führt manchmal zum typischen Befund der sogenannten **externen Ophthalmoplegie** (äußere Augenmuskellähmung).

Nicht selten machen Muskelschmerzen und -krämpfe nach Dauerbelastung sowie Kontrakturen und Kardiomyopathien Beschwerden.

Die Bandbreite der klinischen Krankheitsbilder reicht von schwersten Myopathien schon bei Geburt (mit generalisierter Muskelhypotonie bzw. Ateminsuffizienz und Exitus in den ersten Lebenswochen) über Formen mit Besserungstendenz innerhalb der ersten zwei Lebensjahre bis hin zu milden Krankheitsbildern, wo die Patienten überhaupt erst in der 4. oder 5. Dekade symptomatisch werden.

Sind die Mitochondrien in Zellen des ZNS mit oder gar vorwiegend betroffen, so spricht man auch von **mitochondrialer Enzephalo(myo)-pathie.** Hier können dann mannigfaltige zentralnervöse Symptome hinzukommen. Als Beispiele seien genannt: das **MELAS-Syndrom** (**M**itochondriale Myopathie, **E**nzephalopathie, **L**aktazidose, schlaganfallsähnliche Episoden) und das **MERRF-Syndrom** (**M**yoklonus-**E**pilepsie, „**r**agged **r**ed“-**F**asern).

8.11.3 Diagnose

Der klinische Verdacht auf eine mitochondriale Myopathie wird verstärkt durch typische lichtmikroskopisch und elektronenoptisch sichtbare Veränderungen des Muskels (siehe 8.11.1). Noch bevor die Muskelbiopsie aufwendig biochemisch analysiert wird, sprechen folgende Untersuchungsbefunde für eine mitochondriale (Enzephalo-)Myopathie:

- Laktaterhöhung (Pyruvaterhöhung) in Blut, Harn oder nur Liquor
- Laktazidose
- Liquor-Eiweiß-Veränderungen
- erhöhte Ausscheidung von organischen Säuren (Organoazidurie)

8.11.4 Therapie

Da es sich um angeborene Enzymdefekte handelt, kann keine kausale oder kurative Therapie angeboten werden.

Je nach Enzymdefekt wird mit unterschiedlichem Erfolg die Gabe von Karnitin, Kortison, Vitamin K oder Koenzym Q empfohlen. Teilweise führen kohlenhydratreiche bzw. fettarme Diäten zur Besserung.

Sicherlich sollten Patienten mit mitochondrialen Myopathien besondere Anstrengungen und Ausdauerleistungen vermeiden und sich vor Kälteexposition schützen, da es sonst besonders leicht zur **Rhabdomyolyse** bzw. **Myoglobinurie** kommt.

8.11.5 Vererbung

Mitochondriale Myopathien werden autosomal rezessiv oder aber maternal (von der Mutter) vererbt. Die maternale Vererbung folgt nicht den Mendel-Gesetzen, die Störungen können daher von der Mutter auf ihre Söhne **und** Töchter weitervererbt werden.

Eine effektive genetische Beratung ist in Anbetracht dieser komplizierten Vererbungssituation zur Zeit nicht möglich, in der Zukunft jedoch denkbar. Voraussetzung ist immer die Untersuchung auch von Familienmitgliedern, die nur ganz leicht betroffen sind.

8.12 Myotonia congenita (Thomsen)

1876 beschrieb *Dr. Thomsen* 20 Mitglieder seiner eigenen Familie in vier Generationen, die in unterschiedlichem Ausmaß an einer Myotonie litten.

8.12.1 Symptome

Die autosomal dominant (autosomal rezessiv) erbliche Erkrankung verläuft gewöhnlich nicht progredient und mild, so daß sie eigentlich keine körperliche Behinderung im engeren Sinne, eher eine Einschränkung körperlicher Leistungsfähigkeit des Betroffenen und vielleicht eine Bewegungsauffälligkeit für die Umgebung bedeutet.

Die Myotonie kann sich schon im Säuglingsalter mit verzögerter mimischer Entspannung nach Schreien äußern (z. B. bleiben die Augenlider lange geschlossen); bei Kindern fällt die verlängerte Muskelkontraktion bei feinmotorischen oder auch plötzlichen Bewegungen auf. Sie wirken langsam, plump, ungeschickt und ihre Symptome verstärken sich durch Streß, Kälte und Hunger. Später sind es die gewisse Steifheit der Bewegungen besonders nach längerem Sitzen oder in der Kälte, die Schwierigkeit, einen ergriffenen Gegenstand wieder loszulassen (z. B. Türklinke) und oft auch eine generalisierte echte Muskelhypertrophie, die an die Diagnose denken lassen. Es kann aber auch Atrophie und Schwäche einzelner Muskelgruppen bestehen.

8.12.2 Diagnose

Oft führt schon das Beklopfen von Muskelgruppen zur myotonen Reaktion. Das EMG zeigt das charakteristische sogenannte **myotone Entladungsmuster.** Die Muskelbiopsie und die Muskelenzyme geben kaum eine Zusatzinformation.

8.12.3 Therapie

Wenn die Symptome das Kind behindern, hat sich die Gabe verschiedener Pharmaka (Procainamid, Phenytoin, Mexiletin) als hilfreich erwiesen. Überdies lernen die Kinder mit ihrer Erkrankung gut umzugehen, indem sie längere Bewegungslosigkeit, Kälte und Hunger soweit möglich meiden.

8.13 Myotone Dystrophie (Curschmann-Steinert)

Diese autosomal dominant am Chromosom 19 vererbte Erkrankung tritt in einer Häufigkeit von ca. 1 : 10.000 bis 18.000 auf und ist ebenfalls durch eine Myotonie gekennzeichnet. Hier beherrschen jedoch die Symptome der Muskelschwäche und Muskelatrophie das klinische Bild.

Innerhalb der Mitglieder einer Familie kann der Ausprägungsgrad der Erkrankung sehr stark variieren.

8.13.1 Symptome

Die **kongenitale Form** kündigt sich u. U. schon durch Hydramnion (Probleme des Ungeborenen, das eigene Fruchtwasser zu schlucken) und verringerte Kindsbewegungen an. Bei Geburt präsentiert sie sich dann mit einer generalisierten Muskelhypotonie (floppy infant), Atem- und Schluckstörungen (was zu Sondenernährung und maschineller Beatmung zwingt), fehlender Mimik mit unvollständigem Lidschluß und zeltförmig halboffenem Mund, mentaler Retardierung sowie nicht selten zusätzlichen Skelettdeformitäten (Spitzfuß, Klumpfuß, Skoliose).

Bei der **adulten Form,** die im Kindes- oder Erwachsenenalter diagnostiziert wird, beherrschen ebenfalls die Symptome der Muskelschwäche und -atrophie das Bild: Am augenfälligsten sind das ausdruckslose, hypomimische Gesicht mit der Lidptose, die Atrophie der Sternokleidomastoidei und eventuell der distalen Extremitätenmuskulatur; manchmal kommen eine Mitbeteiligung der glatten Muskulatur **(Malabsorption, Megakolon),** orthopädische Auffälligkeiten (Skoliose, Spitzfuß), eine mentale Retardierung, eine Kardiomyopathie (Rhythmus- und Reizleitungsstörungen), Infertilität und Katarakt hinzu.

8.13.2 Diagnose

Vom schwerkranken Neugeborenen mit Ateminsuffizienz bis zum klinisch gesunden Halbwüchsigen mit progredienter Skoliose muß an die myotone Dystrophie gedacht werden. Im Gegensatz zur Myotonia congenita Thomsen beherrschen hier meist die Symptome der Muskelschwäche und -atrophie das Bild, die Myotonie tritt demgegenüber in den Hintergrund, beim Neugeborenen und Säugling fehlt sie noch vollständig.

Die Diagnose wird durch das EMG gestellt, das ein ganz charakteristisches Bild der myotonen Entladung zeigt.

Bei der kongenitalen Form ist das EMG (noch) normal. Hier kann das pathologische EMG des erkrankten Elternteils (immer der Mutter) zur Diagnose führen.

Die Muskelbiopsie zeigt beim Kind und Erwachsenen massive degenerative Veränderungen. Beim Neugeborenen mit der kongenitalen

Form – obwohl es schwer betroffen ist – sind diese jedoch noch kaum ausgeprägt. Die CK-Werte sind gewöhnlich normal.

8.13.3 Therapie

Bei der kongenitalen Form gilt es, die Symptome der Muskelschwäche (Ateminsuffizienz, Saug- und Schluckstörungen) mit u. U. intensivneonatologischen Maßnahmen (maschineller Beatmung, Sondenernährung) in den Griff zu bekommen, da mit einer wesentlichen Besserung der Akutsymptomatik in den folgenden Lebensmonaten gerechnet werden kann. Im weiteren gilt sowohl für die kongenitale Form als auch für Formen, die sich erst im Kindesalter manifestieren, daß ein langsam progredienter Verlauf angenommen werden muß.

Neben augenärztlicher (Katarakt) und neuroorthopädischer (Skelettveränderungen) Behandlung werden Medikamente erfolgreich eingesetzt (Procainamid, Phenytoin).

Regelmäßige Krankengymnastik kann die Progredienz wesentlich eindämmen.

Eine genetische Beratung (siehe 11.6) ist in Anbetracht des autosomal dominanten Erbgangs angezeigt.

8.14 Metabolische Myopathien

Hierunter versteht man metabolische Erkrankungen, die sich auch oder vorwiegend mit den Symptomen einer neuromuskulären Erkrankung präsentieren.

Klinisch imitieren die Erkrankungen Muskelatrophien oder Muskeldystrophien; auch Muskelkrämpfe, Muskelsteifheit oder episodische Muskelschwäche können Leitsymptom sein.

Als Beispiele von metabolischen Myopathien seien die **Glykogenosen** erwähnt, bei denen der gestörte muskuläre Glykogenmetabolismus Symptome einer Muskelerkrankung hervorruft. Dementsprechend findet man eine Speicherung von **Glykogen** im Muskelbiopsiematerial.

So besteht bei der Glykogenose Typ V (**McArdle-Krankheit**) ein Defekt des Enzyms **Myophosphorylase.** Der gestörte Muskelmetabolismus führt bei Anstrengung zu rascher Ermüdbarkeit, Muskelschmerzen und -krämpfen, u. U. zu **Myoglobinurie** (roter Muskelfarbstoff im Harn) und stark erhöhten CPK-Werten. Der definitive Nachweis des zugrundeliegenden Enzymdefektes ist heute möglich.

Es ist davon auszugehen, daß die vielen ätiologisch ungeklärten Myopathien eine metabolische Grundlage haben. Trotzdem werden zur Zeit nur diejenigen Myopathien, deren Enzymdefekt aufgedeckt ist, den metabolischen zugezählt. Wo noch kein Anhaltspunkt für die Art der metabolischen Störung existiert, werden die Erkrankungsformen weiterhin nach klinischen und morphologischen Gesichtspunkten (Muskelbiopsie) zugeordnet.

8.15 Floppy-infant-Syndrom

Hypotone Neugeborene, Säuglinge oder Kleinkinder **(floppy child)** begegnen dem Neuropädiater häufig. Die generalisierte Muskelhypoto-

Tab. 10 Mögliche Ursachen für ein Floppy-infant-Syndrom

- neuromuskuläre Erkrankungen (Kap. 8)
- Erkrankungen des Zentralnervensystems, wie
  sogenannte hypotone Zerebralparese (Kap. 4)
  mentale Retardierung (Kap. 10)
  entzündliche ZNS-Affektionen (Meningitis, Enzephalitis)
- neurometabolische Erkrankungen (Kap. 7)
- Chromosomenstörungen (Kap. 11)
- angeborene Bindegewebserkrankungen*
- angeborene Knochenerkrankungen**

* Bei bestimmten Bindegewebserkrankungen täuschen extrem überstreckbare Gelenke trotz normalem Muskeltonus eine Muskelhypotonie vor.

** Bei bestimmten Knochenerkrankungen kommt es in seltenen Fällen durch schmerzhafte Bewegungseinschränkungen infolge angeborener Knochenbrüche zu einer Bewegungsarmut, die als Muskelhypotonie imponiert (Beispiel: **Osteogenesis imperfecta**).

nie ist noch keine Diagnose – und schon gar keine Prognose –, weist aber auf eine bestimmte Gruppe von Erkrankungen hin. Ihr Ausprägungsgrad kann schwer und lebensbedrohlich sein, wenn Ateminsuffizienz besteht, die einer sofortigen maschinellen Beatmung bedarf; er kann aber auch leicht sein, wenn bloß die motorischen Meilensteine in der Entwicklung des Kindes verspätet erreicht werden und das Kind etwa mit 18 Monaten tadellos frei geht.

Eine tabellarische Zusammenstellung der möglichen Ursachen für ein floppy infant (floppy child) wird in Tabelle 10 versucht.

8.16 Krankengymnastik bei neuromuskulären Erkrankungen

Die Bedeutung der Krankengymnastik bei neuromuskulären Erkrankungen liegt in der Erhaltung und Verbesserung der Muskelkraft und der Atemfunktionen (die Muskeln und das Skelett betreffend). Regelmäßige Dehnungsübungen können Gelenkkontrakturen verhindern.

Einen festen Platz in der Therapie von Muskelerkrankungen haben konservativ-neuroorthopädische Maßnahmen wie z. B. Mieder gegen die Entwicklung von Skoliosen oder Nachtliegeschalen gegen die Entwicklung eines Spitzfußes (siehe 14.11).

Seltener – und nur bei sehr langsamer Progredienz – wird man operative Maßnahmen wie z. B. die Achillessehnenverlängerung wagen (siehe 14.12).

Während mehrmonatiger Therapiepausen sind häufig Verschlechterungen zu sehen: Besonders Kinder mit einer Muskeldystrophie erleiden bei Inaktivität einen raschen, irreversiblen Kraftverlust. Nur eine regelmäßige, 2- bis 3mal wöchentliche Krankengymnastik kann diesen verzögern, auch wenn sie zum Teil gegen den Willen des Kindes durchgeführt wird. Isometrische Übungen bzw. passive Bewegungsübungen sind weniger zielführend.

Umgekehrt kann sich eine sportliche Überanstrengung nachteilig auswirken.

Ist das Kind (der Adoleszente) erst einmal rollstuhlpflichtig, nimmt die Krankheit meist einen rascheren Verlauf.

Literatur

Brzustowicz LM, Lehner T, Castilla LH, Penchaszadeh GK, et al. Genetic mapping of chronic childhood-onset spinal muscular atrophy to chromosome 5q11.2-13.3. Nature 1990; 344:540–1.

Dubowitz V. Muscle disorders in childhood. London, Philadelphia, Toronto: WB Saunders Company 1978.

Dubovitz V. Muskelerkrankungen im Kindesalter. Stuttgart: Hippokrates 1991.

Ketelsen UP. Metabolische Myopathien unter besonderer Berücksichtigung morphologischer Befunde am Skelettmuskel. In: Stoffwechsel-Erkrankungen im Kindesalter. Stehr K, Hrsg. Erlangen: Perimed 1987.

Melki J, Sheth P, Abdelhak S, Burlet P, Bachelot MF, Lathrop MG, Frezal J, Munnich A. Mapping of acute (type I) spinal muscular atrophy to chromosome 5q12-q14. Lancet II - 336 (8717):749–50.

Mortier W. Muskel- und Nervenerkrankungen im Kindesalter. Stuttgart, New York: Thieme 1994.

Reichmann H. Mitochondriale Myopathien. Stuttgart, New York: Thieme 1989.

9 Der plötzliche Säuglingstod (SID)

9.1 Vorbemerkung

Der plötzliche Säuglingstod – sudden infant death (SID) – ist der plötzliche, unerwartet eintretende Tod eines Säuglings oder Kleinkindes, das zuvor absolut oder relativ gesund war und bei dessen Obduktion eine den Tod erklärende Ursache nicht gefunden werden konnte.

Bei den Near-miss-SID-Kindern (auch als ALTE = apparent life-threatening event bezeichnet) handelt es sich um Säuglinge und Kleinkinder, die aus einem Zustand der „Leblosigkeit" (blaß oder zyanotisch, schlaff) durch Reanimation wiederbelebt wurden. Da es in diesen Fällen manchmal zu einer schweren zerebralen Defektheilung (siehe 4.6.1) kommt, soll die Problematik hier Erwähnung finden.

9.2 Häufigkeit

Aus statistischer Sicht versterben zwischen 0,4 und 3,5 von 1000 Neugeborenen an einem SID (Knaben : Mädchen = 2:1). Das Ereignis tritt überwiegend im ersten Lebensjahr ein (> 90%), meist nachts zwischen 0 und 8 Uhr, also im Schlaf, und meist in Bauchlage. Vor allem im Schlaf besteht eine Instabilität der vegetativen Regulation mit funktioneller Störung der Anpassung an verschiedene Stimuli (Kurz, 1990). Zum Teil wird das SID wahrscheinlich über Triggermechanismen ausgelöst (z. B. Schnupfen, Überwärmung, Bauchlage, gastro-ösophagealer Reflux).

Die in Tabelle 11 aufgelisteten Faktoren (siehe u.a. Schulte, 1982) haben sich in vielen Untersuchungen übereinstimmend als Risikofaktor für ein SID (bzw. ALTE) erwiesen:

Tab. 11 Risikofaktoren für ein SID

- junge Mutter
- schnelle Geburtenfolge
- niedriger Sozialstatus (bzw. Schulbildung) der Mutter
- Drogenabusus (5- bis 10faches Risiko)
- Nikotinabusus vor, während und nach der Schwangerschaft
- Zwillinge, vor allem Zweitgeborene
- Zwillinge < 2000 g Geburtsgewicht (5faches Risiko)
- Geburtsgewicht < 2500 g (2faches Risiko)
- Geburtsgewicht < 1500 g (4- bis 5faches Risiko)
- Probleme in der Neugeborenen-Periode

9.3 Ätiologie

Der plötzliche Kindstod wird bereits im Alten Testament erwähnt. Heute besteht weitgehend Übereinstimmung darüber, daß es sich um ein multifaktorielles Geschehen handelt, das ein Kind in einer altersspezifisch-vulnerablen Phase der Gehirnreifung trifft (Milligan, 1974).

Neuropathologische Untersuchungen an SID-Kindern lassen eine Reifungsverzögerung im Zusammenhang mit chronischer Hypoxie vermuten. Störungen der Myelinisierung (Entwicklung der Nervenscheiden) und Gliose des Hirnstamms sind beschrieben (Takashima, 1978; Becker, 1985). Solche Veränderungen können im Zusammenhang mit Reifungsvorgängen des Schlafzyklus und der Atemregulation zum Verständnis des SID beitragen.

9.4 Prävention

Als präventiv wirksam haben sich erwiesen:

- Aufklärung der Eltern,
- Vermeidung von Bauchlage, Überwärmung, Nikotin, weichen Schlafunterlagen (z. B. Schaffell),

- Betreuung von Frühgeborenen, Small-for-date-Babys und sozial gefährdeten Gruppen,
- Empfehlung des Stillens.

Wie der Name „plötzlicher Säuglingstod" schon sagt, handelt es sich beim SID meist um ein ganz unerwartetes Ereignis ohne irgendwelche Vorboten. Dementsprechend begrenzt sind die Möglichkeiten der Vorbeugung. Deshalb sollte den Risikofaktoren (Tab. 11) unser besonderes Augenmerk gelten.

9.4.1 Apnoe-Monitor

Zur Vorbeugung eines SID wird u.a. die Verwendung eines Apnoe-Monitors (Heim-Monitor) empfohlen. Die meisten Geräte registrieren über einen am Brustkorb angebrachten Sensor die Atemexkursionen des Kindes (transthorakale Impedanzmessung) und geben Alarm, sobald eine Atempause länger als – je nach Einstellung – 10, 15 oder 20 Sekunden dauert. Sogenannte obstruktive Apnoen, die dem SID offenbar häufig vorausgehen, werden damit allerdings nicht registriert (Kerbl, 1995). Außerdem haben Neugeborene und besonders Frühgeborene eine „physiologische Unreife" der Atmung, sie atmen also natürlicherweise ziemlich unregelmäßig. Dies ist noch kein Grund zur Sorge, läßt aber zum Entsetzen der Eltern den Heim-Monitor nicht selten Alarm schlagen.

Kritiker warnen daher vor einer leichtfertigen Verordnung eines Apnoe-Monitors und führen dagegen an,

- daß in bis zu 10% bei Risikokindern unter Monitor-Überwachung trotzdem ein SID eintrete (Southall, 1986; Kelly, 1989),
- daß eine Unzahl unbegründeter Fehlalarme Familie und Kinder erheblich irritiere,
- daß Eltern durch den Heim-Monitor ständig mit der Lebensgefahr ihres Kindes lebten,
- daß Eltern die für den Ernstfall nötigen Reanimationsmaßnahmen gar nicht beherrschten und
- daß bisher der Beweis betreffend den Nutzen des Heim-Monitorings nicht schlüssig erbracht worden sei.

So hat *Ward* in einer retrospektiven Studie von 3406 Kindern in einer Monitor-überwachten Gruppe 7, in der Kontrollgruppe 4 Fälle von SID gefunden (Ward, 1986).

Für ein Risikokind (z.B. Kind nach ALTE oder Geschwisterchen eines an SID verstorbenen Kindes) ist die Monitor-Überwachung trotzdem die Therapie der Wahl.

9.4.2 Medikamente

Analog zur Apnoe-Prophylaxe der Frühgeborenen werden zur SIDS-Prävention gelegentlich zentrale Stimulanzien empfohlen (Aminophyllin, Coffein). Der Effekt dieser Medikation soll auf einer direkten Stimulation des Atemzentrums beruhen; er kann jedoch nicht als gesichert gelten (Ward, 1986).

Literatur

Becker LE, Takashima S. Cronic hypoventilation and development of brainstem gliosis. Neuropediatrics 1985; 16: 19.

Kelly DH. Incidence of severe apnea and death in infants identified at risk for sudden infant death syndrome. In: Sudden infant death syndrome. Tildon JT, Roeder LM, Steinschneider A, eds. New York, London: Academic Press 1989.

Kerbl R, Kytir J, Sackl G, Ratschek M, Roll P, Kurz R. Der plötzliche Säuglingstod (SIDS) in Österreich. Wie verläßlich ist die Diagnose? Wien Klin Wochenschr 1995; 107(8): 237-41.

Kurz R. Der plötzliche Säuglingstod. In: Präventive Pädiatrie. Kurz R, Muntean W, Hrsg. Stuttgart, New York: Thieme 1990; 66–72.

Milligan HC. The sudden infant death syndrome and its contribution to postneonatal mortality in Hartlepool 1960–1969. Publ Hlth (London) 1974; 88: 49.

Schulte FJ, Albani M, Schnizer H, Bentele K. Neuronal control of neonatal respiration – sleep apnea and the sudden infant death syndrome. Neuropediatrics 1982; 13 Suppl. 3.

Southall DP, Richards JM, Stebbens V et al. Cardiorespiratory function in 16 fullterm infants with sudden infant death syndrome. Pediatrics 1986; 78: 787.

Takashima S, Armstrong D, Becker LE, Huber J. Cerebral white matter lesions in sudden infant death syndrome. Pediatrics 1978; 62: 155.

Ward SLD, Keens TG, Chan LS et al. Sudden infant death syndrome in infants evaluated by apnea programs in California. Pediatrics 1986; 77: 451.

10 Die mentale Retardierung

Karl Jaspers sagt: „Das Ganze aller Begabungen, aller Talente, aller Werkzeuge, die zu irgendwelchen Leistungen in Anpassung an die Lebensaufgaben brauchbar sind, nennen wir Intelligenz".

10.1 Definition

Die mentale Retardierung entspricht einer signifikant unterdurchschnittlichen intellektuellen Leistungsfähigkeit mit Defizit im Anpassungsverhalten und Manifestation während der Entwicklungsperiode (siehe auch Tab. 12 u. 13). Die Mehrzahl der mental retardierten Kinder wird übrigens erst bei Schuleintritt erkannt.

Mit signifikant unterdurchschnittlich wird ein Intelligenzquotient (IQ) von < 69 *(Wechsler)* bezeichnet (siehe 10.4). Der Ausdruck „Schwachsinn" oder „Oligophrenie" sollte nicht gebraucht werden. Eingangs sei zwei Irrtümern entgegnet, die man häufig findet:

1. Der Laie fehlinterpretiert häufig die bizarren Bewegungsmuster, die entstellende Mimik oder die verzerrte Artikulation eines bewegungsgestörten, aber geistig normalen Kindes als eine geistige Behinderung (siehe Athetose, 4.6.4).
   Ein bewegungsgestörtes Kind mit einer rein körperlichen Behinderung und auch seine Eltern sind dieser Fehleinschätzung ausgeliefert, und sie leiden meist sehr darunter. Die krankhafte Auffälligkeit von Bewegungsmustern, Mimik, Sprache oder Verhalten hat aber mit einer mentalen Retardierung primär nichts zu tun.
   Mentale Retardierung bedeutet eingeschränkte Funktion höherer Hirnleistungen. Daher ist sie als solche – mangels äußerlich sichtbarer Merkmale – auf den ersten Blick kaum erkennbar.
   Es sollte allen ein besonderes Anliegen sein, die mentale Retardierung von einer körperlichen Behinderung zu unterscheiden oder zumindest in der Beurteilung zurückhaltend zu sein.

2. Manchmal imponiert die Grobmotorik (das Gangmuster) eines mental retardierten Kindes etwas plump, oder die limitierte Feinmotorik und die funktionell retardierte Sprache werden auffallend sein. Das ist jedoch nicht immer eine zusätzliche Störung, sondern der diskrete Ausdruck der mentalen Retardierung.

Es wäre nun falsch und unheilvoll, bei mental retardierten Kindern eine Reihe von Teilleistungsstörungen (siehe 10.4.3.4) zu diagnostizieren und diese isoliert therapeutisch anzugehen! Die als „Teilleistungsstörung“ kaschierte mentale Retardierung hat schon so manche sekundäre psychische bzw. psychosomatische Störung infolge Überforderung hervorgerufen. Trotzdem sollte spielerisch und ohne Leistungsdruck versucht werden, Rückstände aufzuholen (Jagersberger, 1989).

10.2 Symptomatologische Klassifikation

Siehe Tabelle 12, S. 148.

10.3 Ätiologische Klassifikation

Die Frage, ab welchem Grad eine mentale Retardierung diagnostisch abgeklärt werden sollte, kann nicht generell beantwortet werden. Sie hängt nicht zuletzt von der Einstellung der Eltern bzw. vom Ausmaß des „Leidensdrucks“ auf Familie und das Kind selbst ab. Dieser wird allerdings oft erst im Kindergarten- oder Schulalter manifest.

Der Versuch einer ätiologischen Zuordnung ist besonders dann angezeigt, wenn weiterer Kinderwunsch besteht, und wenn der Intelligenzgrad des mental retardierten Kindes deutlich unter dem der Eltern liegt.

Als Ursache einer mentalen Retardierung kommen in Frage:

10.3.1 Chromosomenaberration

Etwa ein Drittel schwerer mentaler Retardierungen ist auf eine zahlenmäßige oder strukturelle Chromosomenaberration zurückzuführen.

Tab. 12 Charakteristika einer leichten, mittelgradigen, schweren und schwersten mentalen Retardierung (siehe auch Tab. 13)

Grad der Retardierung	0–5 Jahre (Vorschulalter)	6–21 Jahre (Schulalter)
leicht	oft nicht als retardiert eingestuft; selbst essen und sprechen, aber verzögertes Erlernen von freiem Gehen	erlernt Lebenspraktiken, Lesen und einfaches Rechnen; soziales Training erfolgreich
mittelgradig	Entwicklungsverzögerung im motorischen, vor allem im sprachlichen Bereich deutlich, Förderung erfolgreich	einfache Kommunikation, elementares Sicherheits-, Hygieneverhalten und einfache Handgriffe sind erlernbar; kein funktionelles Lesen oder Rechnen
schwer	deutliche motorische Entwicklungsverzögerung; wenig oder keine Kommunikation; elementare Lebenspraktiken eventuell erlernbar	Gehen (meist etwas auffällig) möglich; gewisses Sprachverständnis; mit Verhaltenstraining mäßig förderbar
schwerst	schwerste Defizite in allen Bereichen, minimale Kapazität im sensomotorischen Bereich; ständige Pflege nötig	Minderentwicklung in allen Bereichen offensichtlich; basale Emotionen vorhanden; einfachster Gebrauch von Armen und Beinen möglich; Kauen erlernbar; zeitlebens ständig pflegebedürftig

Daher sollten alle Kinder mit einer solchen Störung chromosomal untersucht werden (Baraitser, 1991).

Nicht alle chromosomalen Störungen sind an zusätzlichen äußerlich sichtbaren Fehlbildungen (**Malformationen**) sofort erkennbar, sondern manifestieren sich unter Umständen praktisch ausschließlich mit mentaler Retardierung. Folgende Beispiele seien angeführt:

10.3.1.1 Fragiles-X-Syndrom (Martin-Bell-Syndrom = Marker-X-Syndrom)

Hier kommt es als Folge einer abnorm brüchigen Region auf dem langen Arm des X-Chromosoms (Region Xq27 oder 28) zu geistiger Behinderung mit massivem Sprachrückstand. Das Syndrom wurde 1969 erstmals beschrieben und kommt bei etwa 1 von 2000 lebendgeborenen Knaben, aber auch bei Mädchen vor. Der Intelligenzquotient (IQ) liegt zwischen 20 und 80 (im Mittel bei 50). Äußerliche Zeichen (große Ohren, längliches Gesicht, akromegale Züge, vorstehende Kieferknochen, ab der Pubertät große Hoden) sind oft so gering ausgeprägt, daß das Syndrom als isolierte mentale Retardierung (evtl. auch mit Hyperaktivität, siehe 5.2.9, 5.4.5) imponiert. Die Wahrscheinlichkeit für ein Fragiles-X-Syndrom beträgt bei einem Knaben mit mentaler Retardierung statistisch 1:16 (Baraitser, 1991).

Heterozygote Frauen (46, X' X, siehe 11.3.3) sind Überträgerinnen und zu etwa einem Drittel leicht mental retardiert. Da bei ihnen der X-chromosomale Defekt nicht unbedingt nachweisbar ist, gestaltet sich eine genetische Beratung schwierig.

10.3.1.2 Prader-Willi(-Labhart)-Syndrom

Es tritt sporadisch auf. Nach Geburt mit niedrigem Gewicht entwickelt sich eine deutliche statomotorische Entwicklungsverzögerung mit muskulärer Hypotonie und nach einer dystrophen Phase meist noch in der Säuglingsperiode die typische, nahezu unbehandelbare Fettsucht **(Adipositas).** Später stellt die (milde bis mittelgradige) mentale Retardierung neben Minderwuchs und Muskelhypotonie die Hauptauffälligkeit dieser Kinder dar.

Bei etwa der Hälfte der Fälle kann eine chromosomale Aberration an Chromosom 15 gefunden werden.

10.3.1.3 Katzenschrei-Syndrom (Cri-du-chat-Syndrom)

Hierbei liegt eine Deletion am kurzen Arm des Chromosoms 5 vor. Die Kinder fallen schon in der Säuglingszeit mit katzenartigem Schreien („Cri du chat"), Gedeihstörungen, Mikrozephalus und mit schwerer mentaler Retardierung auf.

10.3.2 Angeborene Stoffwechselerkrankungen

Siehe Kapitel 7.

10.3.3 Konnatale Hypothyreose

Angeborene Form der Schilddrüsenunterfunktion, die durch unzureichende Versorgung der Körperzellen mit Schilddrüsenhormonen neben Minderwuchs und anderen Störungen zu erheblicher mentaler Retardierung führt, wenn das Hormon nicht permanent substituiert (ersetzt) wird.

Die kinderärztliche Untersuchung nach der Geburt und im Säuglingsalter sowie das obligate Stoffwechsel-Screening (siehe 2.3.1.3) haben die – wenn frühzeitig erkannt – gut behandelbare Erkrankung bei uns praktisch zum Verschwinden gebracht.

10.3.4 Infektionen

10.3.4.1 Pränatale Infektionen (siehe 1.6.6 ff)

Bestimmte Infektionskrankheiten vermögen, wenn die Mutter sie während der Gravidität durchmacht, das Zentralnervensystem der Frucht derart zu schädigen, daß eine mentale Retardierung resultiert. Ist die Schädigung schwer und werden zudem andere Symptome augenfällig, wird die Symptomatik meist noch in der Neonatalperiode gesehen und ihre Ursache gefunden.

Ist die Schädigung leicht, kann es Jahre dauern, bis Eltern, Kinderarzt oder Institutionen auf die mentale Retardierung aufmerksam werden. Oft kann jetzt die Ursache der Schädigung bestenfalls vermutet, mit Untersuchungen aber nicht mehr zweifelsfrei belegt werden (siehe Toxoplasmose, 1.6.7; Zytomegalie, 1.6.8).

Wertvolle Zeit ist dann oft nicht genützt worden zur optimalen, also frühen Förderung des Kindes.

10.3.4.2 Postnatale Infektionen

Virale und bakterielle Gehirn(haut)entzündungen können im Zentralnervensystem schweren Schaden anrichten, der zu Defektheilungen verschiedenster Grade und Formen führt. Neben körperlichen Behinderungen und epileptischen Anfällen ist vor allem die mentale Retardierung als Folge solcher Infektionen zu nennen.

Zwei Infektionskrankheiten seien hier erwähnt, deren Prognose sich in den letzten Jahren durch verbesserte Behandlungsmöglichkeiten deutlich verbessert hat.

Herpesenzephalitis

Bei der Herpesenzephalitis, hervorgerufen durch das Herpes-simplex-Virus, das auch das bekannte Fieberbläschen verursacht, kommt es unbehandelt in wenigen Tagen zu Zerstörungen großer Teile des Gehirns, was naturgemäß irreversibel ist.

Die seit 1984 verfügbare Behandlung mit dem antiviralen Medikament Acyclovir kann – frühestmöglich eingesetzt – Folgeschäden vollständig verhindern (Millner, 1992).

Am Beispiel der Herpesenzephalitis wird einmal mehr die große Verantwortung deutlich, die bei alternativen Therapieansätzen liegt: Der auch nur um wenige Stunden verzögerte Einsatz einer adäquaten Behandlung kann bereits zu schweren Defektheilungen führen, die durch raschen Behandlungsbeginn zu verhindern gewesen wären.

Haemophilus-influenzae-Meningitis

Haemophilus influenzae Typ B war bis zur Verfügbarkeit der Hämophilus-Schutzimpfung etwa in Deutschland der häufigste und gefährlichste Krankheitserreger im Kindesalter, verantwortlich für die überwiegende Zahl erworbener hirnorganischer Schäden bei Kindern (ca. 900 Erkrankungsfälle mit 200–800 schwerst geschädigten Kindern pro Jahr in Deutschland!).

Nach ausgezeichneten Erfolgen einer speziellen Schutzimpfung in Nordamerika und Finnland (starke Rückläufigkeit der genannten Infektionen) wird die Haemophilus-influenzae-Schutzimpfung seit 1990 auch in unseren Ländern empfohlen, zumal bei vielen Millionen geimpfter Kinder keine wesentlichen Nebenwirkungen aufgetreten waren.

Der Erreger ruft übrigens weitere schwerwiegende Krankheitsbilder hervor, von denen neben der Sepsis, der Knocheneiterung **(Osteomyelitis)** und der Herzbeutelentzündung vor allem die akute Kehldeckelentzündung **(Epiglottitis acutissima)** zu nennen ist: diese schlimmste der Kehlkopfentzündungen hat (durch Sauerstoffmangel bei drohendem Ersticken) nicht selten bleibende Gehirnschäden hinterlassen.

Wer die schlimmen Folgen solcher Haemophilus-Infektionen einmal gesehen hat, wird die Schutzimpfung wohl uneingeschränkt befürworten (Isenberg, 1991).

10.3.5 pp-Asphyxie

Siehe 2.2.1.

10.3.6 Autismus

Der Autismus stellt eine nicht einfühlbare, schwere Kontaktstörung dar mit zusätzlicher Störung der kommunikativen Sprache, mit Bevorzugung von unbelebten Gegenständen und ängstlich-zwanghaftem Bedürfnis nach Gleicherhaltung der dinglichen Umwelt. Unzweifelhaft liegt damit eine funktionelle *Behinderung* im Sinne reduzierter Anpassungsfähigkeit an die Lebensverhältnisse vor.

Die beiden klassischen Formen, der *Kannersche* **frühkindliche Autismus** und die *Aspergersche* **autistische Psychopathie** sind zwar gut definiert und auch voneinander abgrenzbar, sie sind aber insgesamt selten. Viel häufiger treten **autistische Muster** auf oder sind sogar das Leitsymptom bei:

- primärer mentaler Retardierung
- Rett-Syndrom (siehe 11.3.4)
- sozialer Deprivation/chronischer psychischer Traumatisierung
- Sinnesbehinderungen (z.B. Hörstörungen)

10.4 Einige Testverfahren

Im folgenden finden einige bewährte Testverfahren Erwähnung, die geeignet sind, die oftmals sehr subjektive Einschätzung einer mentalen Retardierung zu objektivieren.

10.4.1 Allgemeine Screening-Verfahren

10.4.1.1 Denver-Entwicklungstest (0–6 Jahre)

Mit einfachen 105 Test-Items wird das Entwicklungsalter in vier Bereichen getestet: Grobmotorik, Feinmotorik-Adaptation, Sprache und Sozialkontakt. Bezogen auf das chronologische Alter wird ein etwaiger Entwicklungsrückstand in allen oder in Teilbereichen bestimmt (Flehmig, 1987).

10.4.1.2 Mann-Zeichen-Test (3–7 Jahre)

Aufgrund der Zeichnung bzw. Art und Zahl ihrer Details wird anhand von Tabellen das „Mann-Zeichen-Alter" bestimmt. Damit ist zumindest eine Aussage zu treffen über

- die Art der Gliederung des kindlichen Wahrnehmungsfeldes
- die Fähigkeit zur optischen Differenzierung
- die Entwicklung der Feinmotorik
- die Hand-Augen-Koordination.

Für diesen einfachen Test sind Kinder besonders leicht motivierbar, er nimmt auch nur wenig Zeit in Anspruch.

Nachteile: In seiner Einfachheit birgt der Test naturgemäß die Gefahr von Fehleinschätzungen; dieser kann am besten begegnet werden, indem man ihn zu verschiedenen Zeiten mehrmals durchführt und das beste Ergebnis wertet.

Kinder mit motorischen Behinderungen mögen vielleicht unter ihren Fähigkeiten eingestuft werden.

10.4.1.3 Columbia Mental Maturity Scale (3–12 Jahre)

Entwickelt von *Burgemeister* und Mitarbeitern für normal entwickelte und hirngeschädigte Kinder, prüft das Verfahren auf Bildtafeln (100 Items) logisch-schlußfolgerndes Denken und Abstraktionsfähigkeit. Anhand einer Normentabelle kann das Testergebnis in Relation zu Vergleichsgruppen Gleichaltriger gebracht werden.

10.4.2 Differenzierte Intelligenzuntersuchungen

Tab. 13 Verteilung der Intelligenzquotienten (IQ) in der Population; Einteilung der mentalen Retardierung nach dem Klassifikationsschema des ICD–10.

IQ	% der Bevölkerung	Interpretation
140 und mehr	1,3	sehr hoch
139–120	11,3	hoch
119–110	18,1	hoher Durchschnitt
109– 90	46,5	normaler Durchschnitt
89– 80	14,5	unterer Durchschnitt
79– 70	5,6	grenzwertig retardiert
< 70	2,6	mentale Retardierung
69–50		leichte (ehem. Debilität)
49–35		mittelgradige (ehem. Imbezillität)
34–20		schwere (ehem. Idiotie)
< 20		schwerste Retardierung

10.4.2.1 HAWIVA (3(4)–5(6) Jahre)

Hannover-**W**echsler-**I**ntelligenztest gilt für das **V**orschul**a**lter, die deutsche Version des *Wechsler* Preschool and Primary Scale of Intelligence (WPPSI).

Der Test beinhaltet einen Verbalteil, der auf dem Hintergrund sozialer Bezüge Sprache und Wissen sowie schlußfolgerndes Denken untersucht. Ein handlungsorientierter Teil untersucht die visuelle und visuell-motorische Koordination, das Erfassen von Größen- und Lageverhältnissen sowie die Fähigkeit zur Durchgliederung komplexer Wahrnehmungsstrukturen.

Die Summe der Rohpunkte aus den 6 Untertests (im englischen Original 11 Untertests) ergibt anhand von Normentabellen sogenannte Standardwerte. Damit kann für ein Kind angegeben werden, wieviel Prozent aller Kinder im Verbal- bzw. im Handlungsteil eine bessere oder eine schlechtere Leistung erbringen.

Der Test vermeidet primär die Angabe eines Intelligenzquotienten (IQ) (wie er nach Meinung des Autors vor allem in Institutionen mißbraucht werden könnte), eine Umrechnung in IQ-Punkte ist bei Bedarf jedoch möglich.

Ergebnisse des Handlungsteils lassen eine Aussage auf die Organisation der Wahrnehmung zu, Ergebnisse des Verbalteils geben ein Bild von der Fähigkeit zu logisch-schlußfolgerndem Denken auf sprachlicher Ebene.

Die Resultate des HAWIVA ermöglichen somit präzise Angaben über die Intelligenz des Untersuchten.

10.4.2.2 Kramer-Test (4(5)–8(9) Jahre)

Häufig angewendeter Test, der aus einzelnen Test-Items das Intelligenzalter ermittelt und dieses dem Lebensalter des Kindes gegenüberstellt. Der IQ errechnet sich aus Intelligenzalter mal 100 durch Lebensalter.

Nachteil: Zwei Drittel der Aufgaben sind verbaler Art. Dies ist vor allem bei Störungen im sprachlichen Bereich zu berücksichtigen.

10.4.2.3 HAWIK-R (7(8)–13(14) Jahre)

Hamburg-**W**echsler-**I**ntelligenztest für **K**inder, **R**evision 1983, nach dem Original der Wechsler Intelligence Scale for Children – Revision (WISC-R).

Ausgehend von einem Globalbegriff der Intelligenz wird diese von Wechsler als Teil der Gesamtpersönlichkeit verstanden, die er in einem Verbal- und einem Handlungsteil zu erfassen versucht; der Verbalteil umfaßt die Untertests allgemeines Wissen, allgemeines Verständnis, rechnerisches Denken, Gemeinsamkeitsempfinden, Wortschatztest und Zahlennachsprechen; ein Handlungsteil enthält einen Zahlen-Symbol-Test, einen Bildergänzungs-, einen Bilderordnen-, einen Mosaik- und einen Figurenlegetest.

Anhand von Normentabellen werden die Rohwerte in Wertpunkte transformiert und hieraus ein Verbal- und ein Handlungs-IQ errechnet.

Der Umgang mit dem Test erfordert große testpsychologische Erfahrung. Eine Kurzform des Tests für lernbehinderte Sonderschüler liegt vor (Schmalohr, 1971).

10.4.2.4 HAWIE (ab 14 Jahren)

Hamburg-**W**echsler-**I**ntelligenztest für **E**rwachsene, deutsche Fassung der Wechsler Adult Intelligence Scale (WAIS). Ein Verbal- und ein

Handlungsteil untersuchen mit je fünf Untertests die allgemeine Intelligenz. Der IQ wird ähnlich wie beim HAWIK-R ermittelt.

10.4.2.5 Raven-Matrizen-Test (CPM, 5–11 Jahre)

Der CPM (Coloured Progressive Matrices von Raven) ist ein sprachfreier Intelligenztest, bei dem unvollständige abstrakte Muster und Zeichen in steigendem Schwierigkeitsgrad vervollständigt werden müssen.

Mit Hilfe eines Lösungsschlüssels werden der Summenwert des Testergebnisses und danach aus Normentabellen der Prozentrang des individuellen Testresultats sowie die zugehörige Güteklasse der Leistung ermittelt.

Der Test gilt als gutes Instrument zur Prüfung der Allgemeinbefähigung sowie der Raumerfassung.

10.4.2.6 Nichtverbale Intelligenzuntersuchung nach Snijders-Oomen

Der Test versucht mit Hilfe von 4 Faktoren nonverbaler Art, die Intelligenz festzustellen (Analyse/Herstellung räumlicher Gebilde, Zusammenhang von Objekten, Verständnis von Ordnungsprinzipien sowie aktives und passives Erinnern/Wiedererkennen/Gedächtnis).

Die Testaufgaben sollten über zwei Tage verteilt werden.

Ursprünglich für taubstumme Kinder entwickelt, soll der Test vor allem bei motorischen und sprachlichen Behinderungen objektive Aussagen über den Intelligenzgrad des Kindes zulassen.

10.4.2.7 Kaufman-Assessment-Battery für Kinder (2.–13. Lebensjahr)

Dies ist ein Individualtest zur Messung von Intelligenz und mentalen Fähigkeiten von Kindern, dessen deutsche Übersetzung nun – normiert anhand von 3098 Kindern aus Deutschland, der Schweiz und Österreich – vorliegt.

Die Messung intellektueller Fähigkeiten wird von der Messung des Stands erworbener Fertigkeiten getrennt, um diese unterschiedlichen Bereiche mentaler Leistungen einzeln und im Vergleich miteinander betrachten zu können.

Der Test erfordert einen zeitlichen Aufwand von 30–90 Minuten. Da er über nahezu die gesamte Kindheit anwendbar ist, eignet er sich besonders für Längsschnitt-Beobachtungen.

10.4.3 Spezielle Entwicklungs- und Leistungstests

10.4.3.1 Münchner Funktionelle Entwicklungsdiagnostik (2.–3. Lebensjahr)

Die Bereiche statomotorische Entwicklung, Handmotorik, Wahrnehmungsverarbeitung, Sprache und Sprachverständnis sowie Kontaktverhalten und Selbständigkeit werden in vielen Einzel-Items geprüft und anhand von normspezifischen Tabellen der Entwicklungsstand bestimmt. Insofern eignet sich das ursprünglich von *Hellbrügge* entwickelte Verfahren (Hellbrügge, 1968) besonders für die Beurteilung des Entwicklungsverlaufs.

10.4.3.2 Frostig-Entwicklungstest (4–7 Jahre)

Das Verfahren prüft in fünf Subtests die visuell-motorische Koordination, die Figur-Grund-Unterscheidung und die Erfassung von Formkonstanz und räumlichen Beziehungen. Der Test eignet sich daher besonders für Kinder mit Lernstörungen.

10.4.3.3 Benton-Test (ab Vorschulalter)

Der Benton-Test ist ein aussagekräftiges Testinstrument, das vor allem die visuelle Gedächtnisleistung und die zeichnerische Reproduktionsfähigkeit untersucht. Indem das Ergebnis in Bezug gesetzt wird zu Alter und (möglichst vorher bekanntem) IQ, soll der Benton-Test eine Einschätzung eventuell vorhandener hirnorganischer Schäden ermöglichen.

10.4.3.4 Screening auf Teilleistungsschwächen im Vorschulalter

Teilleistungsschwächen stellen umschriebene Minderleistungen dar, die möglichst frühzeitig einer Förderung bedürfen, auch weil sie andernfalls vielfältige (psychosomatische) Sekundärstörungen auslösen können (siehe auch Kap. 12). Hierin liegt die Bedeutung der genannten Testverfahren.

Bei etwa jedem 14. Kind werden heute eine oder mehrere der folgenden Teilleistungsschwächen (nach *Remschmidt)* diagnostiziert:

- umschriebene Lese- bzw. Rechtschreibschwäche
- umschriebene Rechenschwäche
- andere umschriebene Lernschwächen
- umschriebener Rückstand in der Sprech- und Sprachentwicklung
- umschriebener Rückstand in der motorischen Entwicklung.

Verschiedene Testverfahren eignen sich zur Erfassung von Teilleistungsschwächen. Am besten scheint sich ein Set aus mehreren anderen Tests zu eignen, wie es etwa *Esser* vorschlägt. Die Testbatterie verwendet (modifizierte) Teile der Columbia Mental Maturity Scale, des Frostig-Entwicklungstests, eines Grammatik-, eines Wortergänzungs- und eines Artikulationstests („Testbatterie zur Erfassung von Teilleistungsstörungen bei 4- und 5jährigen"), (Esser, 1980).

10.5 Die Führung eines mental retardierten Kindes

Die Symptome einer mentalen Retardierung sind sich generell in jedem Lebensalter ähnlich; trotzdem gilt es, gerade in den frühen Lebensphasen eines Kindes, einige Besonderheiten zu beachten:

10.5.1 Säuglingsalter

Nicht das einzelne, sondern die Kombination mehrerer der angeführten Symptome mögen im Säuglingsalter den Verdacht auf eine mentale Retardierung lenken:

- verspätetes reaktives Lächeln
- Muskelhypotonie
- inadäquates Schreien (eventuell nicht zu beruhigen)
- Gleichgültigkeit optischen oder akustischen Reizen gegenüber, besonders dann, wenn die Reizquelle nicht in Reichweite liegt.
- Schwerfälligkeit, sich einer neuen Situation anzupassen (Perseveration)
- (scheinbar unbegründete) Zornesausbrüche
- emotionale Gleichgültigkeit
- verspätetes Greifen, Sitzen und freies Gehen.

10.5.2 Kleinkindesalter

Im Kleinkindesalter fallen auf: verspäteter Sprechbeginn (oft ohne auffallende Artikulationsprobleme), Verdacht auf Schwerhörigkeit (infolge Interesselosigkeit und/oder verlangsamter Reaktion), besonders viel oder besonders wenig Frustrationstoleranz. Als Reaktion auf die intellektuelle Überforderung findet sich viel Zorn oder Jähzorn.

Bereits das Kleinkind nimmt nämlich diffus wahr, daß es die gestellten Anforderungen permanent nicht erfüllen kann oder daß etwa ein kleineres Geschwisterchen bereits bessere Leistungen erbringt. Das kann ständig explosionsartigen Ärger auslösen, vor allem, wenn das Kind ständig darauf hingewiesen wird!

Die behutsame, liebevolle Führung des mental retardierten Kindes muß daher die Voraussetzung jeder Therapie, Pädagogik oder Förderung sein. Unverständnis der Eltern, Erzieher, Förderer oder Therapeuten gegenüber der Ursache dieser frühen Aggressionen wirkt sich hier sehr negativ aus.

Beispiel 1
Ein 5jähriger Knabe kommt wegen zunehmender Aggressionen gegen Geschwister und Gleichaltrige in neuropädiatrische Behandlung. Die Eltern sind erzieherisch sehr bemüht und nicht ungeschickt, haben allerdings die deutlich bestehende mentale Retardierung des Knaben bisher ignoriert bzw. wollten sie mit großem Leistungsdruck kompensieren.

Von ärztlicher Seite wird der Verdacht auf einen chromosomalen Defekt ausgesprochen, tatsächlich wird ein sogenanntes fragiles X-Chromosom (siehe 10.3.1.1) als Ursache der mentalen Retardierung gefunden. Bei einer erneuten Vorstellung ein halbes Jahr später ist der Knabe wesentlich ruhiger geworden, die Aggressionen sind deutlich zurückgegangen, nach den Angaben der Eltern sei „der Bub wie ausgewechselt".

Im Gespräch mit den Eltern stellt sich heraus, daß ihnen allein schon die Diagnose einer genetisch determinierten mentalen Retardierung ihres Kindes eine große Entlastung gebracht hatte. Die Eltern konnten reinen Gewissens die Erziehungsmaßnahmen ad acta legen, die den Knaben einem großen Leistungsdruck ausgesetzt und so die massiven Aggressionen mitverursacht hatten.

Beispiel 2
Ein durchaus gutmeinender Frühförderer hat eine fundierte theoretische Ausbildung genossen und kennt die Bedeutung des Pinzettengriffs in der Entwicklung eines Kindes; in der betreuenden Förderung eines mental retardierten Kindes fällt ihm auf, daß dieser Entwicklungsschritt noch nicht vollzogen wurde. Nun versucht er in der persönlichen Förderung und auch indirekt über die Eltern, dem Kind mit viel Übung diese Fertigkeit beizubringen. Dies führt zu einer zunehmenden aggressiven Veränderung des Kindes, die sich vorerst niemand erklären kann.

Erst als durch Beratung von außen die Methode als nicht zielführend erkannt und wieder verlassen wird, legen sich die Aggressionen des Kindes wieder, eine allgemeine Förderung mit Betonung von Lob und Stärkung des Selbstbewußtseins über die eigenen Leistungen sind nun die Basis für die weitere Betreuung.

Die Beispiele sollen zeigen, wie verhängnisvoll die Überforderung eines mental retardierten Kindes sein kann. Dies gilt nicht nur für die Vorschulsituation, sondern in den Folgen für das ganze Leben.

Der Anpassung von pädagogischen Maßnahmen an das Leistungsniveau des Kindes kommt also eine zentrale Bedeutung zu. Es sei erwähnt, daß die Reaktionsformen eines intellektuell überforderten Kindes im Vorschulalter mannigfaltig sind und oft so verdeckt ablaufen, daß die Dynamik der Vorgänge auch sehr bemühten und gutwilligen Eltern verborgen bleiben kann.

10.5.3 Schulalter

Ein hoher Prozentsatz mentaler Retardierung wird erst im Schulalter erkannt und führt zu einer für die Eltern ganz unerwarteten Schulrückstellung in Vorschule oder gar Sonderschule.

Wird die Problematik der Situation also schon früher erkannt, sollte es Ziel der Betreuenden sein, diese negativen Überraschungen zu vermeiden, indem der Entwicklungsrückstand durch Förderung möglichst aufgeholt und andererseits die schulische Einstufung behutsam in die Diskussion eingeführt wird.

Erst die richtige Einstufung – sei es die Rückstellung in der Vorschule oder die Einstufung in eine Sonderschule oder Integrationsklasse – schafft die Voraussetzung für eine Kindheit mit dem nötigen Reichtum an Positivem und Erfolgserlebnissen, die das Selbstwertgefühl steigern und die Persönlichkeit stärken.

Die Problemkreise der mentalen Retardierung im Schulalter sind generell von dem herleitbar, was schon über das Säuglings- und Kleinkindesalter gesagt worden ist: Das Bewußtsein der eigenen Minderwertigkeit bei Denk- oder Gedächtnisleistungen und die mehr oder weniger inadäquate Reaktion von Eltern, Pädagogen oder Therapeuten darauf sind hier die entscheidenden Kräfte.

Neben einem Mittelweg zwischen Unter- und Überforderung – also **adäquater Förderung** – ist es daher stets die liebevolle, behutsame Zuwendung mit reichlich Lob und wenig Tadel, die das Kind am besten fördert.

Ein erfahrener Pädagoge oder Therapeut wird zudem versuchen, die gesamte Umgebung, zum Beispiel alle anderen Mitschüler der Klasse, für diesen Stil zu gewinnen. Es hätte wenig Effekt, würde der Klassenlehrer optimal agieren, die Mitschüler das mental retardierte Kind jedoch ständig verlachen, verspotten und ihm so jedes Selbstwertgefühl wieder rauben.

10.5.4 Pubertät

Generell gilt das schon für das Schulalter Gesagte. Aus verständlichen Gründen stellt die Pubertät allerdings die schwierigste Phase in der Betreuung eines mental retardierten Kindes dar.

Zudem ist zu bedenken, daß sich in den letzten 30 Jahren das Spektrum der für ein Kind verfügbaren Informationsmittel stark gewandelt hat: Ein mental retardiertes Kind im Schulalter oder in der Pubertät hat heute von unserer Gesellschaftsstruktur her einen unlimitierten Zugang zu jedweder medialen Information, die unter anderem sexuelle Bereiche dem Kind nur bruchstückhaft und damit unverständlich mitteilt.

Es geht also darum, dem mental retardierten Kind eine seinem Verständnis angepaßte Vorstellung sexueller Inhalte zu vermitteln. Nur so ist zu vermeiden, daß das Kind sich aus besagten medialen Bruchstücken, unverstandenen Gesprächsfetzen und niveauloser Literatur ein irreales Zerrbild und damit vielleicht ein unerfüllbares Wunschbild macht.

Als mögliche Folgen der inadäquaten Führung eines mental retardierten Kindes und/oder seiner chronisch intellektuellen Überforderung sind eine Vielfalt von Psychosomatosen (Schlafstörungen, Angststörungen, Eßstörungen, Enuresis, chronischer Kopfschmerz etc.), verschiedenste psychiatrische Störungen (Lehmkuhl, 1992) sowie Störungen der Persönlichkeitsentwicklung (Spiel, 1976) zu nennen.

Ziel der Führung eines mental retardierten Kindes muß die Formung zu einem Menschen mit Selbstwertgefühl sein, der dem Leben sehr wohl mit dem Bewußtsein seiner zum Teil eingeschränkten Leistungsfähigkeit gegenübertritt!

Literatur

Baraitser M. Genetics in relation to neurological disorders. In: Paediatric Neurology. Brett EM, ed. Edinburgh, London, Melbourne, New York: Churchill Livingstone 1991; 593–602.

Esser G. Über den Zusammenhang von Verhaltens- und Leistungsstörungen im Vorschulalter (und Grundschulalter). Phil Diss Mannheim 1980.

Flehmig I. Normale Entwicklung des Säuglings und ihre Abweichungen. Früherkennung und Frühbehandlung. 3. Aufl. Stuttgart: Thieme 1987; 38–9.

Hellbrügge Th, Pechstein J. Entwicklungsphysiologische Tabellen für das Säuglingsalter. Fortschr Med 1968; 86:481–4, 608–9.

Isenberg H, Bosch R, Just M. Die neue Schutzimpfung gegen Hib. Kinderarzt 1991; 22:1186–8.

Jagersberger G. Schau mal an, was ich schon kann. Arbeitsblätter zur Förderung 5- bis 9jähriger Kinder in Kindergarten, Vorschule, Schule und Elternhaus. Wien: Bohmann 1989.

Lehmkuhl G, Seeger G. Chronische Überforderung bei unerkannten leichten Behinderungen im Jugendalter. Tägl Prax 1992; 33:95–9.

Michaelis R, Krägeloh-Mann I. Früherkennung neurologischer Ausfälle und psychomotorischer Retardierung bei Kindern. In: Früherkennung und Verhütung von Behinderungen im Kindesalter. Spranger J, Hrsg. Frankfurt/Main: Umwelt u. Medizin 1988.

Millner MM, Grubbauer M, Spork E, Puchhammer Stöckl E. Frühdiagnose der Herpesenzephalitis: Die Rolle von Magnetresonanz und Polymerasekettenreaktion. In: Aktuelle Neuropädiatrie 1991. Köhler B, Keimer R, Hrsg. Stuttgart: Springer 1992.

Neuhäuser G, Steinhausen H-Chr, Hrsg. Geistige Behinderung. Stuttgart: Kohlhammer 1971.

Schmalohr E, Winkelmann W. Normen und Kurzform des Hamburg-Wechsler-Intelligenz-Tests für Kinder (HAWIK) für lernbehinderte Sonderschulanwärter. Heilpäd Forsch 1971; 3:165–77.

Spiel W. Therapie in der Kinder- und Jugendpsychiatrie. Stuttgart: Thieme 1976.

Teil II – Diagnostik

11 Medizinische Genetik

11.1 Vorbemerkung

Mit den medizinischen Leistungen unseres Jahrhunderts, wie der Beherrschung von Infektionen, Ernährungsstörungen und Schutzimpfungen, ließ sich nicht nur die Lebenserwartung der Menschen erhöhen bzw. die Säuglingssterblichkeit dramatisch senken, das Spektrum der Erkrankungen hat sich damit auch in Richtung der Genopathien (siehe 11.6) verlagert. Angeborene Fehlbildungen (**Malformationen**) machen heute die häufigste Todesursache im Kleinkindesalter und die zweithäufigste im ersten Lebensjahr aus (Spranger, 1988). Sieben von 1.000 Neugeborenen weisen mehr als eine Malformation auf, mehr als 1.400 Malformationssyndrome sind nichtchromosomaler Genese (Baraitser, 1991).

Die Gesamtzahl der menschlichen Erkrankungen wird auf 40.000 geschätzt, ca. 10 % davon (4.000) sind Genopathien, für wiederum nur ca. 10 % davon (400) gibt es diagnostische Möglichkeiten zum Nachweis des biochemischen Defekts und damit zum Ansatz von Therapien.

Die Humangenetik kann also zur Zeit weit über 4.000 Erbkrankheiten unterscheiden, von denen sich ein Drittel bereits zum Zeitpunkt der Geburt, der Rest bis zum 3. Lebensjahr erkennen lassen. Die Tabelle 14 gibt hierzu einen Überblick aus statistischer Sicht.

11.2 Fachbegriffe

Vererbung
nennt man die Übertragung von Anlagen für konstante Merkmale und Eigenschaften, die von Generation zu Generation nach bestimmten, quantitativ faßbaren Regeln weitergegeben werden. Als

Erbgut (Genom)
des Organismus bezeichnet man die Gesamtheit aller vererbbaren Anlagen, also die Gesamtheit der körperlichen, seelischen und geistigen Eigenschaften eines Menschen. Das Erbgut bewahrt die Konstanz der Art

Tab. 14 Häufigkeiten genetischer Erkrankungen nach *Kunze* (1988) und *Spranger* (1990)

50 %	aller Spontanaborte durch Chromosomenstörung
40 %	aller Todesursachen im Kindesalter aufgrund genetischer Ursache
2 %	aller Schwangerschaften enden mit einem Abort
5 %	aller Totgeburten weisen eine Chromosomenstörung auf
3 %	aller Neugeborenen haben körperliche Fehlbildungen
2 %	aller Neugeborenen sind somatisch und mental schwer retardiert
1 %	aller Neugeborenen leidet an monogenen Erbleiden
0,6 %	aller Neugeborenen haben eine Chromosomenstörung

Nur ca. 20 % aller Kinder mit mentaler Retardierung/morphologischen Auffälligkeiten haben eine klare genetische Zuordnung.

und bewirkt, daß die Nachkommen den Eltern ähnlich sind. Vererbung wird in der modernen Genetik als Weitergabe von Informationen definiert. Die

Mendel-Regeln,

Mitte des 19. Jahrhunderts von dem Brünner Augustinerpater *Gregor Mendel* erarbeitet, bilden die Grundlage der Vererbungslehre. Daraus geht hervor, daß das gesamte Erbgut aus einzelnen Erbfaktoren, den

Genen

besteht. Diese (ca. 50.000) sind in allen Körperzellen paarweise vorhanden; ein Gen wurde jeweils vom Vater, das andere von der Mutter vererbt. Die beiden, auf

homologen Genorten,

also auf entsprechenden Genorten liegenden Gene werden

Allele

genannt. Biochemisch sind **allele Gene** sehr häufig voneinander verschieden, was zu physiologischen Varianten von Merkmalen führt **(Polymorphismen).**

Hat ein Individuum auf einem der beiden homologen Genorte einen Defekt (z. B. Mutation, siehe 11.4), so ist es für diesen Defekt

heterozygot.

Bewirkt dieser Defekt (auf nur einem der beiden Genorte) bereits eine Erkrankung, so bezeichnet man den Vererbungsmodus als

dominant,
wenn nicht, bezeichnet man ihn als

rezessiv.
Ein Individuum mit identischen Defekten auf *beiden* homologen Genorten ist für diesen

homozygot.

Als allgemeine Regel läßt sich ableiten: Eine Erbanlage ist dominant, wenn sie sowohl im homozygoten als auch im heterozygoten Zustand äußerlich in Erscheinung tritt. Sie ist rezessiv, wenn sie nur im homozygoten Zustand wirksam wird.

Beispiel: Es ist bekannt, daß die Blutgruppe A gegenüber 0 dominant vererbt wird. Ein Mensch mit der Blutgruppe A ist genetisch entweder homozygot (A/A) oder heterozygot (0/A).

A/A	oder	0/A
Beide homologen Gene tragen die Information A, daher Genotyp A **und** Phänotyp A.		Der Genotyp ist 0/A, der Phänotyp jedoch A, da A über 0 dominant ist.

Blutgruppe A kann also genotypisch bedeuten: A/A oder 0/A. Ebenso kann Blutgruppe B genotypisch bedeuten: B/B oder B/0.
Hat der Vater die Blutgruppe A und die Mutter die Blutgruppe B (oder umgekehrt), so können die Kinder alle 4 bekannten Blutgruppen (A, B, AB, 0) aufweisen. Im Fall von

(Vater) A/0 + B/0 (Mutter)

wären bei den Kindern also alle 4 Blutgruppen in folgender prozentualer Wahrscheinlichkeit möglich:

A/0 x **B**/0	**A**/0 x B/**0**	A/**0** x **B**/0	A/**0** x B/**0**
25 %: AB	25 %: A	25 %: B	25 %: 0

11.3 Erbgang

Tab. 15 Möglichkeiten der Vererbung; A steht für das gesunde, A´ für das kranke Autosom; X für das gesunde, X´ für das kranke Geschlechtschromosom.

	autosomal dominant	**autosomal rezessiv**
männlich	A´/A = **krank**	A´/A = gesunder Anlageträger
weiblich	A´/A = **krank**	A´/A = gesunde Anlageträgerin
	X-chromosomal dominant	**X-chromosomal rezessiv**
männlich	X´/Y = **krank** (u. U. nicht lebensfähig)	X´/Y = **krank**
weiblich	X´/X = **krank**	X´/X = gesunde Anlageträgerin

11.3.1 Autosomal dominanter Erbgang (AD)

(siehe Abb. 3 u. 4)

Charakteristika

- Krankheitsmanifestation bei Heterozygoten beiderlei Geschlechts (siehe Tab. 15)
- Weitergabe der Erkrankung von Eltern zu Kindern
- Unabhängig vom Geschlecht besteht ein 50%-Erkrankungsrisiko für Kinder eines betroffenen Elternteils.
- Dies gilt auch, wenn der Merkmalsträger aufgrund einer Spontanmutation erkrankte.

Manche der autosomal dominanten Erbleiden zeigen starke Schwankungen in der Ausprägung **(Expressivität).** So manifestiert sich etwa die am Chromosom 17 vererbte **Neurofibromatose von Recklinghausen** (Typ I) einmal lediglich mit einigen Milchkaffee-Hautflecken **(Cafe-au-lait-Flecken),** das andere Mal mit multiplen Tumoren des Zentralnervensystems (Neurofibrome).

Weist nun ein Kind aus einer Neurofibromatose-Familie einige Milchkaffeeflecken auf, bedeuten schwere Erkrankungsformen inner-

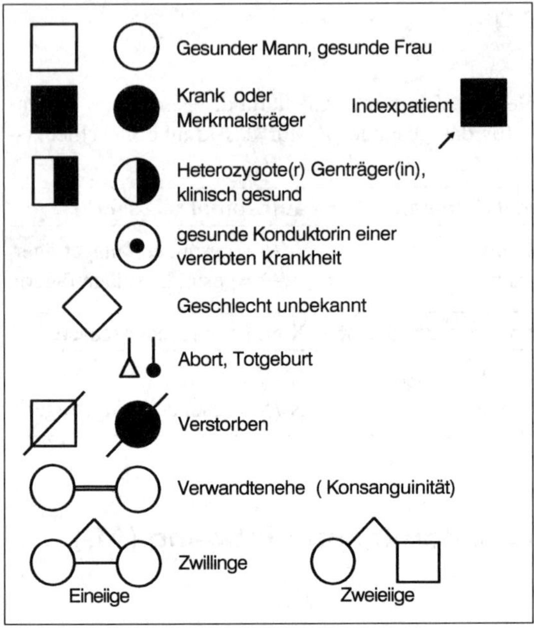

Abb. 3 Stammbaumsymbole

halb der Familie noch nicht unbedingt eine schlechte Prognose für dieses Kind.

Unter den autosomal dominanten Erbleiden seien noch die **tuberöse Hirnsklerose** (siehe 7.5.1), die **Chorea Huntington** und das **Marfan-Syndrom** genannt.

11.3.2 Autosomal rezessiver Erbgang (AR)

(siehe Abb. 3 u. 5)

Charakteristika

- Eltern klinisch gesund (heterozygote Anlageträger)
- 25%-Erkrankungsrisiko für männliche und weibliche Nachkommen dieser Eltern bzw.

- 50%-Risiko, Anlageträger zu sein
- 25% der Kinder klinisch und genetisch gesund
- Risiko für Kinder von Betroffenen gering, da die Erkrankung nur bei Weitergabe des defekten Gens von Mutter **und** Vater manifest wird.

Zwei Drittel der gesunden Geschwister des Erkrankten sind heterozygot und laufen Gefahr, wieder kranke Kinder zu bekommen, falls ihr Partner Anlageträger für dieses Leiden ist. Hieraus ergibt sich die große Bedeutung der Erfassung von Anlageträgern. Die Mehrzahl spezifischer Enzymdefekte ist **AR** vererbt (z.B. **Phenylketonurie,** siehe 11.6.1 oder **Mukoviszidose,** 11.6.2).

Blutsverwandtschaft (Konsanguinität)
erhöht generell die Wahrscheinlichkeit für das Zusammentreffen von gleichen autosomal rezessiv vererbbaren Gendefekten. Dementsprechend findet man bei den Kindern blutsverwandter Eltern häufiger autosomal rezessive Erbleiden als im Bevölkerungsdurchschnitt, auch die Fehl- und Totgeburtenrate ist hier erhöht (Vettern-Ehen ersten Grades, Onkel-Nichten-Ehen).

11.3.3 X-chromosomal rezessiver Erbgang (XR)

(siehe Abb. 3 u. 6)

Charakteristika

- nur männliche Individuen erkranken
- keine Weitergabe von Vater zu Sohn, sondern
- Weitergabe über Konduktorinnen (Überträgerinnen)
- Frauen sind – wenn überhaupt – nur milde betroffen
- ein gewisser Prozentsatz der Erkrankten sind Neumutationen
- Töchter betroffener Väter sind obligate Konduktorinnen.

Als Beispiele seien die **Hämophilien,** das **Fragile-X-Syndrom** (siehe 10.3.1.1), die **progressive Muskeldystrophie Duchenne** (siehe 8.9) und die **progressive Muskeldystrophie Becker-Kiener** (siehe 8.10) angeführt.

XY x **XX´**	**XY** x **XX´**	**XY** x **XX´**	XY x **XX´**
XX: in 25% gesunde Mädchen	**YX**: in 25% gesunde Knaben	**XX´**: in 25% Konduktorinnen	**YX´**: in 25% kranke Knaben

Das krankmachende Gen (X´) kann praktisch nur von einer mütterlichen Überträgerin auf Kinder übertragen werden. Alle Mädchen sind gesund, die Hälfte von ihnen ist aber Krankheitsüberträgerin (Konduktorin). Die Hälfte der Knaben ist ebenfalls gesund, die andere Hälfte erkrankt.

11.3.4 X-chromosomal dominanter Erbgang (XD)

Eine kleine Gruppe neurologischer Erkrankungen wird auf diese Weise vererbt. Dementsprechend sind Frauen erkrankt; bei männlichen Individuen wird eine so schwere Erkrankung angenommen, daß diese schon in utero versterben **(Letalfaktor).**

Als Beispiel dieses Erbgangs sei das **Aicardi-Syndrom** erwähnt, das mit BNS-Krämpfen, fehlendem Corpus callosum (Balken) und Netzhautläsionen einhergeht.

Möglicherweise X-gebunden dominant vererbt wird auch das

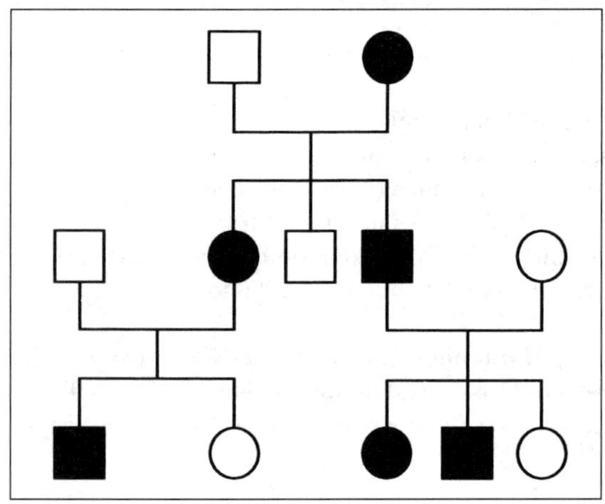

Abb. 4 Autosomal dominanter Erbgang (AD)

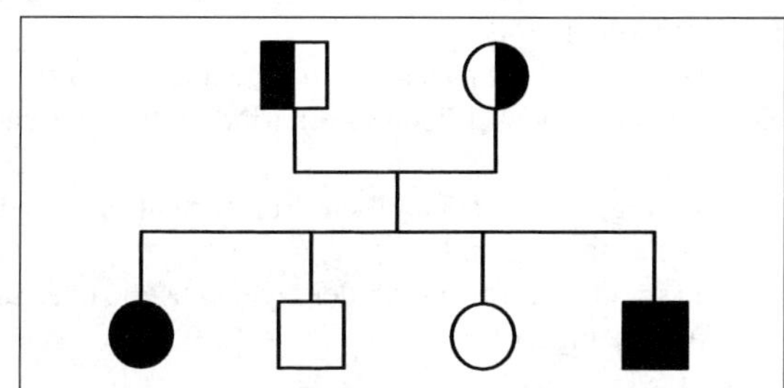

Abb. 5
Autosomal rezessiver Erbgang (AR)

Rett-Syndrom

Ausschließlich Mädchen erkranken nach unauffälliger Schwangerschaft, Geburt und normaler Entwicklung während der ersten 6–18 Lebensmonate in den folgenden Jahren langsam progredient mit den Symptomen:

- sekundärer Mikrozephalus
- Verlust von Handfunktionen (Entwicklung von typischen Handstereotypien)
- autistische Muster (fehlende soziale Interaktion, siehe 10.3.6)
- Gangataxie/-apraxie
- sekundäre statomotorische und mentale Retardierung (fehlende Sprache)
- epileptische Anfälle

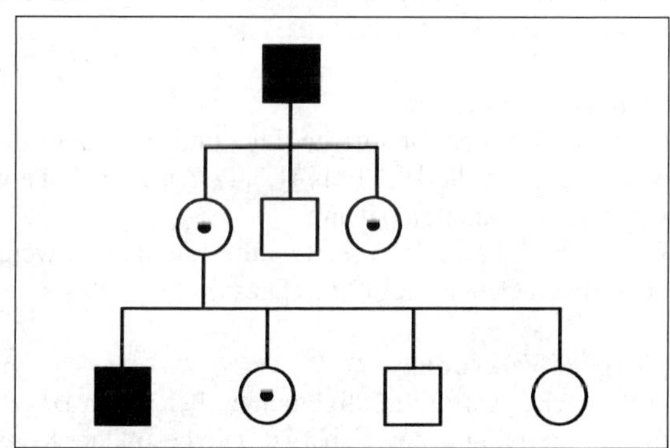

Abb. 6
X-rezessiver Erbgang (XR)

Chromosomen
sind die im Mikroskop sichtbaren Träger der Erbinformation, die sich im Zellkern jeder menschlichen Zelle finden. Ihre Aufgabe ist

1. Weitergabe exakt derselben Erbinformation an jede Tochterzelle bei der Zellteilung und
2. die ständige Information der eigenen Zelle über sämtliche Bau- und Arbeitsaufgaben.

Der Mensch besitzt normalerweise in jeder Körperzelle 22 Chromosomenpaare (Autosomenpaare) sowie 2 Geschlechtschromosomen (Heterosomenpaar); somit besitzt ein
männliches Individuum: 22 Autosomenpaare + X/Y (46,X/Y), ein
weibliches Individuum: 22 Autosomenpaare + X/X (46,X/X).

Man zählt zu den

Erbkrankheiten (Genopathien)
- Krankheiten durch Chromosomenaberrationen (siehe 11.4)
- monogen vererbte Krankheiten (siehe unten)
- multifaktoriell ausgelöste Erkrankungen (siehe unten)

Von letzteren zu unterscheiden ist die „Neigung“ zu einer Krankheitsmanifestation, die

Disposition.
Die erbliche Disposition spielt zum Beispiel eine Rolle bei der Manifestation des Diabetes mellitus. Die

monogene Vererbung
wird durch einen Genort bedingt und unterliegt den Mendel-Vererbungsregeln (siehe 11.3.1 bis 11.3.4). Zur Zeit sind etwa 3000 monogen vererbte Krankheiten bekannt.
Komplexe Merkmale (wie etwa die Intelligenz) werden von mehreren oder vielen Genen beeinflußt. Diese

polygene Vererbung
erklärt z.B., warum im allgemeinen bei hohen Begabungen keine einfache Vererbung nachweisbar ist. Die besondere Konstellation bei Erb-

anlagen, auf der die Begabungen beruhen, bleibt durch die freie Neukombination der Gene in der nächsten Generation nicht unbedingt erhalten.
Beispiele für Krankheiten mit polygener Vererbung sind bestimmte angeborene Herzfehler, Hüftgelenksluxationen, der angeborene Klumpfuß, manche Geisteskrankheiten und manche Epilepsien. Erkrankungen mit

multifaktorieller Vererbung
werden durch das Zusammenspiel von abnormen Genen und Umwelteinflüssen verursacht. Die

DNA =**D**esoxyribo**n**ucleic **a**cid = **DNS** = **D**esoxyribo**n**uklein**s**äure
ist der stoffliche Träger der Gene und birgt den gesamten Schatz der Erbanlagen, den Bauplan für den Organismus im Verlauf des ganzen Lebens. Der Bauplan besteht aus einer Summe von Informationen, die in Form eines Codes in der DNA niedergelegt sind. Der Schlüssel zu diesem Code liegt in der Abfolge (Sequenz) von 4 relativ einfachen chemischen Verbindungen (der Basen Adenin, Guanin, Zytosin und Thymin). Die gesamte menschliche DNA setzt sich also aus einer Abfolge lediglich dieser 4 Basen zusammen.

Die Aufklärung des Prinzips eines genetischen Codes war für das Verständnis der Erbkrankheiten von größter Bedeutung. Sie brachte Klarheit über die Mechanismen, die zu genetischen Krankheitsbildern führen. Menschliche Proteine sind aus nur 25 verschiedenen

Aminosäuren
aufgebaut. Das jeweilige Gen kodiert also die Abfolge (Sequenz) dieser Aminosäurenkette und bedingt so die einzigartige Spezifität bzw. spezielle Funktion jedes einzelnen Proteins.
Proteine sind als Strukturproteine der Zelle schon das endgültige

Genprodukt,

oder sie sind als

Enzyme („Biokatalysatoren")
für den Ablauf bestimmter Stoffwechselvorgänge verantwortlich (Abb. 7).

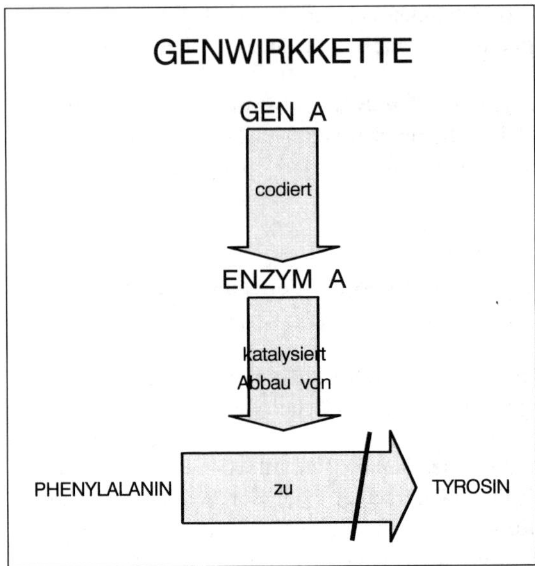

Abb. 7 Zusammenhang zwischen Gendefekt und Stoffwechselstörung am Beispiel der Phenylketonurie

11.4 Chromosomenaberration

Der doppelte (diploide) Chromosomensatz des Menschen enthält 46 Chromosomen. Seit 1956 kann man aus Körperzellen die Chromosomen darstellen. Seit 1970 kann man mit Hilfe spezieller Färbemethoden jedes Chromosom erkennen sowie die Chromosomen paarweise nach Größe, Zentromerensitz und Bändermustern im Karyogramm anordnen.

Bei der Chromosomenaberration sind normale Gene durch falsche Verteilung entweder nur einfach oder dreifach vorhanden, oder sie werden falsch reguliert. Schwere Störungen der Entwicklung und der Funktion verschiedener Organsysteme sind die Folge.

Ist ein bestimmtes Chromosom nicht zweifach, sondern irrtümlich dreifach vorhanden, spricht man von einer

Trisomie
(z. B. des Chromosoms Nr. 21 = **Down-Syndrom,** Kurzbezeichnung 47, XY, +21).

Ist ein bestimmtes Chromosom nur einzeln vorhanden, spricht man von einer

Monosomie
(z. B. 45,X beim Turner-Syndrom). Als

Deletion
bezeichnet man den einfachen Stückverlust an einem Chromosom.

Als **Mikrodeletion** wird eine besonders kleine Deletion bezeichnet, die man mit den beschriebenen Färbemethoden nicht erkennen kann. Natürlich können solche kleinen Defekte an einem Chromosom genausogut für genetische Erkrankungen verantwortlich sein.

Translokation
bezeichnet eine Strukturveränderung, bei der ein ganzes Chromosom oder ein Bruchstück auf ein anderes Chromosom verlagert ist. Bei der Trisomie 21 kann das überzählige, dritte Chromosom Nr. 21 frei vorhanden sein („freie Trisomie 21"), es kann aber auch auf ein anderes Chromosom angeheftet (transloziert) sein. Besteht bei einem Elternteil eine

balancierte Translokation,
so ist der Translokationsträger (Mutter **oder** Vater) zwar phänotypisch gesund, er kann aber das Translokationschromosom samt einem freien Chromosom 21 an sein Kind weitergeben.

Alle Eltern, die ein Kind mit einer Trisomie 21 haben und sich weitere Kinder wünschen, sollten das wissen und deshalb eine genetische Beratung (siehe 11.5) in Anspruch nehmen.

Mutation
nennt man eine sprunghafte Änderung der genetischen Information, die nicht unbedingt zu einer Erkrankung führt; in einem bestimmten Ausmaß ist sie sogar normal. Für erhöhte Mutationsraten sind die verschiedensten äußeren Einflüsse (Noxen) verantwortlich, unter anderem ionisierende (radioaktive) Strahlen. Ist keine Ursache erkennbar, spricht man von einer **Spontanmutation.**

So entsteht zum Beispiel der genetische Defekt bei etwa einem Drittel der Duchenne-Muskeldystrophien (siehe 8.9) durch eine Spontanmutation und nicht durch Vererbung.

Bei der familiären Problematik, die sich bei Verdacht auf eine Erbkrankheit ergibt, ist die Unterscheidung zwischen vererbter Krankheit und Krankheit infolge Neumutation von großer Bedeutung für die Familie.

11.5 Untersuchungstechniken

Die sorgfältig erhobene Familienanamnese ist ein wichtiges Mittel, um zur Diagnose vor allem monogen vererbter Krankheiten zu gelangen. Als Resultat der erhobenen Angaben läßt sich ein Stammbaum zeichnen (siehe Abb. 3), der eine der Voraussetzungen für eine genetische Familienberatung ist (siehe 11.6).

Im weiteren stehen der Humangenetik eine Reihe von Untersuchungstechniken zur Verfügung, die zum Teil auch schon vorgeburtlich durchführbar sind. Zur Zeit sind mehr als 140 genetisch bedingte Erkrankungen pränatal (vorgeburtlich) testbar. Die Indikationen für eine solche **Pränataldiagnostik** sind in Tabelle 16 angeführt.

Tab. 16 Indikationen zur Pränataldiagnostik

- Erhöhtes mütterliches Alter (> 35 Jahre).
- Vorangegangenes Kind oder erstgradiges Verwandtes mit Chromosomenanomalie (altersunabhängiges Wiederholungsrisiko 1/100 = 1 %).
- Bekannte strukturelle Chromosomenaberration eines Elternteiles (siehe 11.4).
- Geplante DNA-Analyse (siehe 11.4.5).
- Neuralrohrdefekte (siehe 2.4.2.3).
- Stoffwechselanomalien

11.5.1 Ultraschalldiagnostik

Siehe 12.3.

11.5.2 Chromosomenanalyse (siehe auch 11.4)

Chromosomen können aus weißen Blutzellen, aber auch aus Amnionzellen, Chorionzotten oder Bindegewebszellen sichtbar gemacht werden.

Die Frage nach der Indikation einer Chromosomenanalyse bei einem Kind ergibt sich zuallererst aus den klinischen Symptomen. Als Leitsymptome seien genannt:

Geistiger und statomotorischer (körperlicher) Entwicklungsrückstand ohne erkennbare Krankheitsursache kombiniert mit körperlichen Fehlbildungen bzw. Auffälligkeiten der **Gestalt.** Betreffen die körperlichen Auffälligkeiten auch das Gesicht **(faziale Dysmorphie),** so weisen die Kinder oft wenig oder gar keine Ähnlichkeit mit ihren Eltern auf. Dem klinischen Bild entspricht auf chromosomaler Ebene eine Fehlbildung so großer Genabschnitte, daß sie mit mikroskopischen („zytogenetischen") Methoden (Chromosomenanalyse) erkennbar ist.

Anders bei monogen bedingten Erbkrankheiten: Hier ist nicht mit mikroskopisch sichtbaren Chromosomenveränderungen zu rechnen. Der genetische Defekt, die Veränderung des genetischen Codes im molekularen (submikroskopischen) Bereich, ist durch die „grobe" Chromosomenuntersuchung nicht erkennbar (siehe 11.4, 11.5.5).

11.5.3 Amniozentese

Amniozentese heißt die Fruchtwasserpunktion. Sie dient der Gewinnung von Amnionzellen bei Verdacht auf Chromosomenanomalie der Frucht. Aus den gewonnenen Zellen werden die entsprechenden Chromosomenuntersuchungen durchgeführt.

Die Amniozentese ist ab der 14. SSW durchführbar.

11.5.4 Chorionzottenbiopsie

Die Gewinnung von Chorionzotten ist in einem früheren Schwangerschaftsstadium möglich als die Amniozentese (siehe 11.5.3), nämlich bereits ab der 9. SSW.

Auf transvaginalem oder transabdominellem Weg werden Chorionzotten aspiriert (angesaugt), die nach entsprechender Aufbereitung nicht nur eine Analyse der Chromosomen, sondern auch DNA-Analysen (siehe 11.5.5) und Enzymuntersuchungen erlauben. Die Indikationen zur Chorionzottenbiopsie gleichen denen der Amniozentese und sind in der Tabelle 16 angeführt.

Keine Indikation zu einer genetischen Untersuchung der Frucht kann der elterliche Wunsch nach einer frühen Geschlechtsbestimmung sein.

11.5.5 DNA-Analyse

In molekulargenetischen Labors kann die DNA aus Zellkernen extrahiert und unbegrenzt aufbewahrt werden, um später zur Verfügung zu stehen. Bei einer zunehmenden Zahl von Genopathien gestattet die DNA-Analyse eine Aussage (z. B. Chorea Huntington, Mukoviszidose, siehe 11.6.2, Muskeldystrophie Duchenne, siehe 8.9). Als wichtigste seien genannt:

- Abklärung eines Überträgerstatus **(Heterozygotendiagnostik)** bei Müttern von Knaben mit X-chromosomal rezessiven Genopathien
- präsymptomatische Diagnose autosomal dominanter Erbkrankheiten **Restriktionsenzym** („Gen-Schere")

Ein Restriktionsenzym vermag spezielle DNA-Abschnitte zu erkennen und in Fragmente definierter Länge aufzuspalten. Die Fragmente sind dann mit elektrophoretischen Methoden der Größe nach anordenbar. Eine

Gen-Sonde (engl.: „probe")
ist eine synthetisch hergestellte DNA, die ganz bestimmte DNA-Abschnitte („homologe DNA-Sequenzen") auffinden kann, welche möglichst in der Nähe des gesuchten (möglicherweise defekten) Genabschnittes liegen („enge Koppelung").

Oligonukleotid-Sonden
werden für spezielle Genabschnitte, deren Sequenz genau bekannt ist, synthetisiert. Damit können etwa Erbkrankheiten, deren Punktmutation bekannt ist, direkt nachgewiesen werden (z. B. Sichelzellanämie). Kann der Genort der krankmachenden Mutation nicht direkt nachgewiesen werden, ist eine sogenannte

indirekte DNA-Analyse
möglich: Indem die DNA von Mitgliedern einer Familie in bestimmter Weise variiert (**Restriktionsfragmentlängenpolymorphismen**, RFLP's), können diese Polymorphismen, wenn sie innerhalb der fraglichen Genregion liegen, als Marker für genetische Erkrankungen herangezogen werden. Wenn diese Polymorphismen innerhalb einer Familie informativ sind, lassen sich Aussagen über das Erkrankungsrisiko mit einer hohen Wahrscheinlichkeit (ca. 95 %) machen.

Heute stehen etwa 1500 Marker für autosomale Erbkrankheiten und mehr als 300 für X-chromosomale zur Verfügung.

Als neue Techniken stehen die **PCR** (siehe auch 12.13) und die **Pulsfeldgelelektrophorese** zur Verfügung.

Bei der PCR wird mit sogenannten Oligonukleotid-Primern (Startern) eine bestimmte DNA-Sequenz aufgesucht und mit Hilfe des Enzyms **DNA-Polymerase** in mehreren Replikationszyklen vervielfältigt (Amplifikation). Hernach kann sie sichtbar gemacht bzw. identifiziert werden.

Da die PCR einen sehr raschen Nachweis bestimmter DNA-Sequenzen (innerhalb weniger Stunden) erlaubt, ist sie der konventionellen DNA-Analyse, die 7–10 Tage dauert, überlegen. Bei der Pränataldiagnostik von Erbkrankheiten spielt diese Zeitersparnis u. U. eine große Rolle.

Wurde etwa bei einem Knaben die klinische Diagnose einer Duchenne-Muskeldystrophie gestellt und sind die untersuchten Familienmitglieder genetisch informativ, dann ist mit Hilfe der DNA-Analyse z. B. die Aussage möglich,

- daß die Mutter des Knaben Überträgerin der Erkrankung ist bzw.
- daß für sie ein erhöhtes Wiederholungsrisiko bei weiteren Schwangerschaften besteht,

oder

- daß die Mutter keine Krankheitsüberträgerin ist,
- daß bei dem Knaben somit eine Spontanmutation vorliegt,
- daß für weitere Schwangerschaften kein erhöhtes Wiederholungsrisiko besteht und
- daß auch innerhalb der Familie kein erhöhtes Risiko für die Geburt eines Knaben mit Duchenne-Muskeldystrophie besteht.

Tab. 17 Beispiele autosomal dominanter Erbkrankheiten, deren Defekt auf einem bestimmten Chromosom lokalisiert werden konnte.

Chromosom	**Erkrankung**	**Erwähnung**
7 (17)	Osteogenesis imperfecta	siehe 8.15 bzw. Tab. 10
7	Mukoviszidose	siehe 11.6.2
9q33-34	Tuberöse (Hirn-)Sklerose	siehe 7.5.1
9p22	Friedreich-Ataxie	siehe 8.6
9	Galaktosämie	siehe 2.3.1.3
12	Klassische PKU	siehe 11.6.1
13q14-21	Wilson-Krankheit	siehe 7.4.2
17q11	Neurofibromatose Recklinghausen (Typ I)	siehe 11.3.1
17	HSMN Typ I	siehe 8.5
19q13	Myotone Dystrophie	siehe 8.13
21	Homozystinurie	siehe 2.3.1.3
22	Mukopolysaccharidose I (Hurler)	siehe 7.3.3

11.6 Genetische Familienberatung

Mit den Methoden der Humangenetik ist die vollständige Entschlüsselung der DNA eines Menschen technisch zwar in Reichweite gerückt; sie ist aber für das Einzelindividuum weder vom technischen Aufwand noch vom Informationswert her zu rechtfertigen.

Einerseits würde der technische Aufwand etwa 30.000 Arbeitsjahre hochspezialisierter Wissenschaftler erfordern, um die Kette des menschlichen Genoms mit seinen ca. 3 Billionen Basenpaaren zu decodieren. Andererseits wird der Informationswert einer solchen Dechiffrierung für das Einzelindividuum vom Laien meist weit überschätzt.

So ist der Traum der Menschheit von der Vererbung besonders wünschenswerter Anlagen, wie etwa Intelligenz, Schönheit und Begabung, genetisch nicht zu entschlüsseln, da diese Anlagen polygen (siehe 11.2) vererbt werden.

Auch der häufige Wunsch nach „globaler Durchsuchung“ der Erbanlagen eines Menschen auf monogene Erbkrankheiten ist vom technischen Aufwand her nicht machbar (mehrere tausend Möglichkeiten!).

Somit kann es weder ein „Durchchecken" der Erbanlagen des Einzelindividuums geben, noch sind genetische Untersuchungen der Gesamtbevölkerung als globale Präventivmaßnahme geeignet (trotz des explodierenden Wissens der Humangenetik in den letzten Jahren wären nur etwa 5 % aller Schwerbehinderten mit heutigen Screening-Methoden erfaßbar).

Die genetische Familienberatung soll
1. das **individuelle Erkrankungsrisiko** für eine bestimmte Person – geboren, ungeboren oder noch nicht gezeugt – ermitteln,
2. eine **Entscheidungshilfe** geben für den Betroffenen, dessen Eltern oder Verwandte, deren eigene Familienplanung betreffend.

Folgenden Personen oder Familien kann eine genetische Beratung dienlich sein:
- Eltern mit einem oder mehreren erbkranken/behinderten Kindern
- Erbkranken mit Kinderwunsch
- Angehörigen von Erbkranken mit der Angst, daß sie selbst oder ihre Kinder an dem Leiden erkranken könnten
- blutsverwandten Braut- oder Ehepaaren mit Kinderwunsch
- älteren Ehepaaren mit Kinderwunsch (Frauen >35, Männer>50 Jahre)
- Ehepaaren mit mehreren medizinisch nicht geklärten Fehl- oder Totgeburten
- Ehepaaren mit Angst vor teratogener Schädigung der Frucht durch Krankheiten, Medikamente oder Strahlenbelastung während der Schwangerschaft.

Im Vorfeld dieser Beratung sollten bekannt sein:
1. genaue klinische Diagnose
2. Erbgang des Leidens oder empirische Risikoziffern bei multifaktorieller Vererbung (Rosenkranz, 1990)
3. möglichst ausführliche Familienanamnese (Stammbaum, Abb. 3–6) über mindestens 3 Generationen mit genauer Anamnese aller Schwangerschaften
4. Verwandtschaftsgrad zwischen Erkranktem und zu Beratendem

Sind diese Voraussetzungen nicht erfüllt, ist die Beratung unsicher. Sind sie hingegen erfüllt, soll die genetische Familienberatung eine Information geben über

1. Krankheitswert des Leidens
2. Höhe des Risikos
3. etwaige Behandelbarkeit (Diät, Operation etc.) bzw. Prognose.

Die Informationen sollen nicht direktiven, sondern wertfreien, beratenden Charakter haben; weder darf es vorher einen gesellschaftlichen oder staatlichen Druck zur Durchführung der Untersuchungen geben, noch darf nachher die von den Eltern zu treffende Entscheidung über die Nachkommenschaft unter äußerem Druck stehen.

Genetische Beratung kann kein Regulativ für die Volksgesundheit sein, sie darf nur als individuelle Hilfe für die einzelne ratsuchende Familie verstanden werden, die ihre Entscheidung dann in freier Verantwortung trifft.

Die medizinische Genetik ist heute imstande, Diagnosen und Prognosen über die Lebenserwartung von Erbkrankheiten Jahrzehnte vor ihrem Ausbruch, ja bereits für das Ungeborene zu stellen. Die autosomal dominante Erbkrankheit **Chorea Huntington** etwa, die erst im 4. oder 5. Lebensjahrzehnt manifest wird, ist heute unter gewissen Umständen bereits pränatal diagnostizierbar. Auch im Lichte dieser nicht unproblematischen Informationsmöglichkeit sollten die unglaublichen Fortschritte der Humangenetik gesehen werden: es muß auch ein „Recht auf Nichtwissen“ geben.

In diesem Zusammenhang sei ein Spruch des Deutschen Bundesgerichtshofes aus dem Jahre 1983 zitiert: *„...es gibt keine Pflicht, die Geburt einer Leibesfrucht deshalb zu verhindern, weil das Kind voraussichtlich mit Gebrechen behaftet sein wird, die sein Leben aus der Sicht der Gesellschaft oder seiner unterstellten eigenen Sicht „unwert“ erscheinen läßt“.*

An zwei Beispielen seien die Zusammenhänge zwischen Gendefekt und resultierender Krankheit erläutert:

11.6.1 Phenylketonurie

Die klassische Phenylketonurie (PKU) kommt in einer Häufigkeit von ca. 1:13.000–1:24.000 vor, wird autosomal rezessiv (Chromosom Nr. 12) vererbt und stellt den klassischen Fall eines genetisch bedingten Stoffwechseldefekts dar (Abb. 7, 11.3.4).

Durch das defekte Gen am Chromosom Nr. 12 kann ein ganz bestimmtes Enzym (das Genprodukt) nicht produziert werden. Die Aminosäure Phenylalanin, die in vielen Nahrungseiweißen zugeliefert wird, kann deshalb nicht zur Aminosäure Tyrosin abgebaut werden. Im weiteren führt die konsekutive Anhäufung nicht weiterverwertbarer Stoffwechselprodukte im Zentralnervensystem zur Zerstörung der Gehirnsubstanz. Nachdem diese Kinder also geistig normal zur Welt kommen (!), ruft dieser Stoffwechseldefekt im Laufe der Zeit schwerste Intelligenzdefekte hervor.

Nur die rasche, noch während der Neonatalperiode gestellte Diagnose und eine sofort eingeführte (u.U. zeitlebens erforderliche) Diät kann diese Folgen verhindern (siehe 2.3.1.4).

11.6.2 Mukoviszidose (Zystische [Pankreas-]Fibrose, „CF")

Die Mukoviszidose stellt die häufigste autosomal rezessiv vererbte Erkrankung Nordeuropas dar, tritt etwa bei einem von 1.600 Neugeborenen auf und bedeutet zur Zeit für das betroffene Kind eine auf etwa 20–25 Jahre verkürzte Lebenserwartung.

Die durch einen Gendefekt veränderte Qualität exogener Drüsensekrete (in Lunge und Darmtrakt) resultiert in einem funktionellen Defekt dieser Organe: zum einen ruft ein abnorm dickflüssiger Bronchialschleim wiederkehrende Infektionen des Respirationstrakts (Pneumonien) hervor, die schließlich das Lungengewebe so schwer schädigen, daß eine ausreichende Atmung unmöglich wird. Zum anderen führt ein abnormes Sekret im Darmtrakt zu schweren Ernährungs- und Verdauungsstörungen; hieraus kann schon im frühesten Lebensalter eine Unterernährung entstehen.

Seit langem ist die Erblichkeit der Erkrankung bekannt und daß den Kindern ein bestimmtes Protein fehlt. Mit herkömmlichen Verfahren war es jedoch nicht möglich gewesen, das in Frage stehende Protein genau zu charakterisieren und zu isolieren.

Deshalb begann man, den Genlocus zu suchen, der den Bauplan dieses defekten Proteins repräsentiert. Aus konventionell-genetischen Analysen war der Genabschnitt (Chromosom Nr. 7) bekannt, in dem das gesuchte Gen liegen mußte. In dieser Region wurde die DNA von einem Punkt aus in beide Richtungen abgesucht, am DNA-Strang sozusagen entlanggegangen **(„chromosome walking", „chromosome jumping").** Nach einer Suche von 5 Jahren und einer Analyse von mehreren Millionen Basenpaaren war das für die Mukoviszidose verantwortliche (defekte) Gen gefunden.

Jetzt konnte man die genaue Aminosäurensequenz des entsprechenden Proteins analysieren und dessen Funktion im Rahmen der Erkrankung unmittelbar klären.

Die gefundene Deletion ist für über 70% aller Fälle verantwortlich.

Der Grundstein für das Verständnis und – wie zu hoffen ist – auch für eine spätere Therapie der Erkrankung war gelegt.

Hier liegt nun die Argumentation für das

human genome project

Die Suche nach einzelnen Gendefekten (Genloci) auf riesigen Genabschnitten, so wie es im Falle der Mukoviszidose getan worden war, würde für die mehreren tausend Genopathien viele Jahrzehnte dauern.

Eine geordnete, schrittweise Sequenzierung des gesamten menschlichen Genoms hingegen, wie sie in diesem Genom-Projekt geplant ist, wird nur mehr einige Jahre in Anspruch nehmen und dann die gewünschte Information liefern. Mit einem Schlag würde man alle Proteine des menschlichen Organismus kennen und bald wohl auch ihre Funktion.

11.7 Gentechnik

Die öffentliche Diskussion um Genetik hat in den letzten Jahren – bedingt durch mangelndes Wissen – zu einer völlig undifferenziert ablehnenden Haltung in Teilen der Öffentlichkeit geführt. Gentechnik ist ein Schlagwort geworden, das mit gefährlicher „Manipulation" von Mensch, Tier und Pflanze gleichgesetzt wird.

Gentechnik wird seit vielen Jahren angewandt, um verschiedene Pharmaka, etwa das Insulin, in besonders reiner Form herzustellen (rekombinant hergestellte Pharmaka). Anstatt also Proteine zur späteren therapeutischen Anwendung aus Plasma zu isolieren (konservative Methode), kann man sie auch außerhalb des menschlichen Organismus mit Hilfe molekularbiologischer Techniken **(„bio-engineering")** produzieren. Das so erzeugte Protein (Medikament) wurde zwar gentechnisch hergestellt, die Anwendung des Produkts ist jedoch durchaus konventionell und hat nichts mit Gentechnik und schon gar nichts mit „Genmanipulation" zu tun.

Auf dem Gebiet der Diagnose und Behandlung von genetisch verursachten Erkrankungen ist die Gentechnik nicht mehr wegzudenken; die in 11.5 beschriebenen Methoden sind angewandte diagnostische Gentechnik; auch hier wird nichts „manipuliert".

Vorsichtiger zu beurteilen sind die bereits heute – oder in naher Zukunft – anwendbaren Methoden der therapeutischen Gentechnik, der

Gentherapie

Ein defektes oder fehlendes Gen, das für die Produktion eines defekten und somit krankmachenden Proteins verantwortlich ist (Genprodukt), wird korrigiert. Der Ersatz oder die Korrektur eines defekten Gens ist prinzipiell auf zwei Ebenen möglich: auf Keimzellniveau und auf somatischem Niveau. Hierin aber liegt der wesentliche Unterschied: die Therapie auf

Keimzellniveau

geht davon aus, daß der genetische Bauplan des Organismus bereits bei der Befruchtung festgelegt wird und somit auch genetische Defekte bereits in diesem Stadium festgeschrieben sind. Gelingt es nun, den Defekt der DNA in diesem Stadium zu korrigieren, so entstünden bei den folgenden Zellteilungen des sich entwickelnden Organismus nur noch korrigierte, also „normalisierte" Gene. Das Gen würde in dieser korrigierten Form auch an die nächste Generation weitergegeben werden.

Wenngleich dies auf lange Sicht einer weitgehenden Verdrängung aller Erbkrankheiten gleichkäme, steht dem doch eine Fülle von ethischen, rechtlichen und biologischen Einwänden gegenüber: die Korrektur auf Keimzellniveau ist unwiderruflich für alle folgenden Generationen.

Die Therapie auf Keimzellniveau kann daher aus medizinischer Sicht langfristig kein akzeptabler Weg sein, weil sie zu einer möglicherweise folgenschweren Veränderung der Erbmasse führen könnte.

Hingegen kommt es bei der Gentherapie auf

somatischem Niveau

zu keiner Änderung der Erbmasse; Gentherapie auf dieser Ebene korrigiert das defekte Gen nur in dem Organ, in dem es tatsächlich auch das entsprechende (defekte) Protein bildet.

Diese Korrektur, diese geänderte genetische Information, würde jedoch nicht wieder an die Keimzellen und somit an folgende Generationen weitergegeben werden. Die Gentherapie auf somatischem Niveau steht heute im Stadium erster Therapieversuche und ist frei von den genannten ethischen, moralischen und biologischen Bedenken.

Es ist zu hoffen, daß in den folgenden Jahren die Differenzierung der genannten Begriffe zum besseren Verständnis und damit auch zur Akzeptanz der Methoden beitragen wird:

- Gentechnik ist in der medizinischen Diagnostik (Virologie, Bakteriologie, Onkologie), in der medizinischen Genetik und in der Pharmakologie längst Routine. Der rasche, direkte Nachweis einer frischen Virus- oder bakteriellen Infektion, die exakte Diagnose eines Malignoms, die Pränataldiagnostik oder die Herstellung hochgereinigten Insulins haben mit der laienhaften Vorstellung einer „genetischen Manipulation" nichts gemein.
- Gentherapie wird mit Sicherheit die medizinischen Möglichkeiten des nächsten Jahrhunderts (Jahrtausends) revolutionieren, indem sie bisher unbehandelbare, zum Teil schwere Erkrankungen und Behinderungen einer ursächlichen Behandlung zugänglich machen kann.

Literatur

Baraitser M. Genetics in relation to neurological disorders. In: Paediatric Neurology. Brett EM, ed. Edinburgh, London, Melbourne, New York: Churchill Livingstone 1991; 593–602.

Kingston HM. ABC of clinical genetics. London: BMJ 1990.

Kunze J. Vorsorge durch genetische Beratung. In: Früherkennung und Verhütung von Behinderungen im Kindesalter. Spranger J, Hrsg. Frankfurt/Main: Umwelt u. Medizin 1988; 9–14.

Rosenkranz W. Genetische Beratung. In: Präventive Pädiatrie. Kurz R, Muntean W, Hrsg. Stuttgart, New York: Thieme 1990;3–11.

Spranger J. Prävention heute. In: Früherkennung und Verhütung von Behinderungen im Kindesalter. Spranger J, Hrsg. Frankfurt/Main: Umwelt u. Medizin 1988; 7–8.

Spranger J. Klinische Genetik in der Pädiatrie. Kinderarzt 1990;21(5):772–3.

12 Neurodiagnostische Methoden

12.1 Das Elektroenzephalogramm (EEG)

Das EEG wurde von *H. Berger* 1926 entwickelt und leitet von der Kopfoberfläche Gehirnströme ab, die dabei 50- bis 100.000mal verstärkt werden müssen.

Mittels **Oberflächenelektroden** wird von 4–16 oder mehr Ableitungspunkten an der Kopfhaut abgeleitet. Die aufgezeichneten Kurven werden nach empirischen Kriterien ausgewertet. Ein pathologisches EEG während eines fraglichen Krampfanfalls kann diesen oftmals beweisen, ein normales EEG schließt ihn (nahezu) aus. Anders ausgedrückt: ein EEG kann nur im Zusammenhang mit anamnestisch-klinischen Daten sowie Angaben über den Verlauf der Erkrankung beurteilt werden.

Die Aussagekraft der einzelnen EEG-Routineableitung – also im Intervall zwischen zwei (fraglichen) Anfällen – wird vom Laien häufig überschätzt. Ein gesunder Mensch kann ein pathologisches Intervall-EEG ebenso aufweisen wie ein Anfallskranker ein normales Intervall-EEG. Um ein EEG ausreichend beurteilen zu können, ist eine Befundungsroutine von mehreren hundert EEGs Voraussetzung.

Die Erkennung von krankhaften Veränderungen des EEGs mit Hilfe von Computerprogrammen **(„automatische spike-wave-Erkennung“)** hat sich in den letzten Jahren zu einer Routinemethode entwickelt. Diese ist zu einer wertvollen Hilfe geworden, kann jedoch das Befunden des EEGs durch den geübten Fachmann nicht ersetzen.

Erwähnt sei die nur in speziellen Fällen anwendbare Methode der Hirnstromableitung mit Elektroden aus den Tiefen des Gehirns (z.B. vor oder während Gehirnoperationen, sogenannte **„Tiefenelektroden“).**

Die Diagnose eines Anfallsleidens steht und fällt mit dem EEG. Die während eines Anfalls sichtbaren EEG-Veränderungen sind häufig über allen Elektrodenableitungspunkten zu sehen, sie betreffen diffus das ganze Gehirn. Diese sogenannten „generalisierten“ EEG-Veränderungen geben keinen Hinweis auf die Ätiologie der Erkrankung; das Anfalls-EEG bei einer schweren Intoxikation mit Grand-mal-Anfall unterscheidet sich nicht vom Anfalls-EEG eines Patienten mit einem seit vielen Jahren bestehenden Anfallsleiden.

Das EEG kann auch einen Hinweis auf eine lokalisierte Störung geben („Herdbefund", „Fokus"). Ganz selten kann eine abgelaufene Enzephalitis, eine Verletzung, eine Gefäßfehlbildung oder ein Gehirntumor die Ursache eines solchen Herdes sein.

Als **Intervall-EEG** bezeichnet man ein EEG, welches im Zeitintervall zwischen den Anfällen bei vollständigem Wohlbefinden des Patienten abgeleitet wird. Beim Großteil der EEG-Ableitungen handelt es sich um ein solches Intervall-EEG, das allerdings auch Rückschlüsse auf ein bestehendes Anfallsleiden geben kann.

Für einige wenige Erkrankungen sind typische EEG-Befunde bekannt, die dann eine ganz bestimmte Diagnose sichern (z. B. **„Hypsarrhythmie"** für BNS-Krämpfe, siehe 6.5.3 oder **„Radermecker-Komplexe"** für die subakut sklerosierende Panenzephalitis, siehe 5.4.1).

12.2 Röntgenuntersuchungen

gehören zu den grundlegenden diagnostischen Maßnahmen auch in der Neuropädiatrie. So können z.B. die langen Röhrenknochen, das Becken oder der Thorax (plump?, grazil?, abweichende Form/Anzahl der Rippen? etc.) Rückschlüsse auf bestimmte angeborene Erkrankungen zulassen (chromosomale Aberrationen, neurometabolische Störungen). Einige weitere Möglichkeiten der Röntgendiagnostik seien angeführt:

12.2.1 Wirbelsäule

Röntgenaufnahmen der Wirbelsäule ermöglichen die Diagnose von knöchernen Fehlbildungen **(Halbwirbel)** oder Haltungsveränderungen in diesem Bereich (Skoliose, Kyphose). Zur Darstellung von Fehlbildungen bzw. Tumoren im Inneren des Wirbelkanals ist in seltenen Fällen die Injektion röntgendichter Kontrastmittel angezeigt **(Myelographie).** In den letzten Jahren wurde diese unangenehme und nicht ganz risikolose Methode vom Magnetresonanz-Tomogramm (siehe 12.5) weitgehend abgelöst.

12.2.2 Schädel

In neuroradiologischer Hinsicht erlaubt das Schädel-Röntgen durch Darstellung der knöchernen Strukturen folgende Rückschlüsse:

Knochenalter durch Darstellung der Schädelnähte, Kopfform und -größe; Dicke der Knochenschale; etwaige Impressionen an der Innenseite der Schädeldecke (zufolge normalen oder erhöhten Innendruckes) sowie Darstellung der Umgebung der Hypophyse. Bei Tumoren dieser hormonbildenden Drüse können sich knöcherne Veränderungen finden.

Verkalkungen innerhalb der grauen oder weißen Gehirnsubstanz werden sichtbar (siehe 1.6.7.1).

Durch die im folgenden beschriebenen Methoden (siehe 12.3 – 12.5) hat das Röntgen in neurodiagnostischer Hinsicht in den letzten zwei Dekaden eine wertvolle Ergänzung gefunden:

12.3 Ultraschall (Sonographie, Sonogramm)

Ein Schallkopf sendet hochfrequente Schallwellen (Megahertz-Bereich) aus, aus den Echos wird computerunterstützt ein Schwarzweißbild aufbereitet, das ein zweidimensionales Schnittbild einer Körperregion zeigt **(„2-D-Echo“).**

Vorteile: unschädlich, jederzeit wiederholbar.

Nachteile: Relativ geringes Auflösungsvermögen (im Millimeterbereich), relativ geringe Eindringtiefe (im Zentimeterbereich) und viele bildstörende Echos, die nur dem Geübten eine Beurteilung erlauben.

In den Schwangerenuntersuchungen (Mutter-Paß, Mutter-Kind-Paß) sind regelmäßige Ultraschallkontrollen vorgesehen. Mit dieser nichtinvasiven und absolut unschädlichen Methode sind damit bestimmte Aussagen über das Ungeborene möglich:

1. Biparietaler Kopfdurchmesser des Kindes: Das Kopfwachstum der Frucht ist ein Gradmesser für ihr intrauterines Gedeihen. Indem das Kopfwachstum im Verlauf beurteilt wird, kann ein Zurückbleiben desselben **(Mikrozephalus)** oder ein zu starkes Kopfwachstum (**Makrozephalus,** Verdacht auf beginnenden **Hydrozephalus**)

gesehen werden. Auch größere Fehlbildungen im Bereich des Gehirns werden erkennbar.

2. Relation zwischen Fruchtwassermenge und Fruchtgröße: Normalerweise wird während der Schwangerschaft vom Fetus ständig Fruchtwasser verschluckt. Bei Enge oder Verschluß seiner Speiseröhre **(Ösophagusatresie** oder **Ösophagusstenose)** kann sonographisch eine vermehrte Fruchtwassermenge erkennbar sein **(Hydramnion).** Schon seit den frühesten Schwangerschaftswochen werden regelmäßig kleine Harnmengen ausgeschieden. Obwohl für die Ultrafiltration des Bluts funktionell bedeutungslos, kann das resultierende Mißverhältnis zwischen Frucht und Fruchtwasser **(Oligohydramnion)** auf eine fehlerhafte Nierenfunktion hinweisen. Abflußbehinderungen der ableitenden Harnwege führen zu Stauungen im Nierenbecken. Die entstehende **Hydronephrose** ist im Ultraschall sichtbar und manchmal sogar Anlaß zu einer Sectio (siehe 2.2.8).
3. Große Kindsteile: Kopf, Rumpf, Extremitäten bzw. eventuelle Fehlbildungen.
4. Das Herz bzw. etwaige Fehlbildungen.
5. Die Wirbelsäule bzw. etwaige Fehlbildungen (siehe 2.4.2.3).

Die Ultraschalluntersuchung der **ableitenden Harnwege** ermöglicht neben der Darstellung der Anatomie oder etwa eines Nierensteines auch die funktionelle Diagnostik in diesem Bereich. So können etwa die Peristaltik der Harnleiter oder die Füllung der Blase als dynamische Vorgänge beobachtet werden (siehe MMC, 2.4.2.3).

Die Sonographie stellt außerdem eine wertvolle Unterstützung schwieriger Organbiopsien dar (z.B. Leberbiopsie, Muskelbiopsie, Nierenbiopsie).

12.3.1 Sonogramm intrakranieller Strukturen

Beim Neugeborenen sind die flüssigkeitsgefüllten Hohlräume des Gehirns (Liquorräume) gut darstellbar. Seit Anfang der 80er Jahre kann man auf diese Weise intrazerebrale Fehlbildungen sehen, Blutungen lokalisieren und das Ausmaß von Gewebsuntergang besonders gut feststellen, solange die vordere Fontanelle noch offen (nicht verknöchert) ist. So ist die rasche Diagnose und damit Therapie eines beginnenden Hydrozephalus internus möglich geworden (siehe 12.3).

Seither hat man auch gelernt, daß Gehirnblutungen bei extremer Frühgeburtlichkeit besonders häufig sind (etwa in der Hälfte der Fälle!), meist jedoch folgenlos ausheilen.

Auch größere Blutungen mit nachfolgenden Zerstörungen von Gehirngewebe **(porenzephale Zysten)** bedeuten noch nicht unbedingt eine bleibende Schädigung des Kindes: Obwohl nach der Geburt keine untergegangenen Gehirnzellen mehr nachgebildet werden können, geht man davon aus, daß eine funktionelle Reparatur durch neue, umgehende Synapsenwege möglich ist. Dies ist jedoch nicht bewiesen.

12.3.2 Echokardiographie

Besonders neuromuskuläre, aber auch neurometabolische Erkrankungen gehen oft mit einer **Kardiomyopathie** einher. Mit der Echokardiographie wird das Herz und die Herzaktion in Echtzeit untersucht **(„real-time-scanner“).** Dies bedeutet, daß nicht nur anatomische Verhältnisse (z.B. die Dicke des Herzmuskels), sondern auch bewegte Vorgänge in ihrem Ablauf beurteilbar werden (z.B. werden die rhythmische Aktion der Herzklappen und die Kontraktion des Herzmuskels sichtbar).

12.3.3 Hüftsonographie

Die von *R. Graf* 1981/82 entwickelte Methode gestattet die Diagnose von Hüftdysplasien und vor allem Hüftluxationen bei Neugeborenen und Säuglingen. Die Methode ist dem Hüft-Röntgen vom ersten Tag an überlegen, verliert jedoch ihre Aussagekraft im späteren Säuglingsalter.

Dementsprechend ist die Methode zur Diagnostik sekundärer Hüftluxationen bei älteren Kindern mit Zerebralparese (siehe 4.6.1) oder Myelomeningozele (siehe 2.4.2.3/Pkt. 8) nicht geeignet.

12.4 Computertomographie (CT)

Röntgendiagnostisches, computergestütztes Verfahren nach dem Prinzip der Tomographie (griechisch: graphein = schreiben, tomein = schneiden).

Das Ergebnis sind Schichtaufnahmen mit einer Schichtdicke von 2–12 mm, die im Vergleich zu Röntgen- oder Ultraschallbildern eine höhere Kontrastauflösung aufweisen. Im kranialen Computertomogramm (cCT) gelingt die anatomisch exakte Darstellung des Gehirns und seiner Hüllen sowie etwaiger raumfordernder Prozesse, Blutungen oder Infarkte.

Limitiert wird die Methode durch die entstehende Röntgenbelastung des Organismus vor allem bei notwendigen Mehrfachuntersuchungen sowie durch den erforderlichen hohen technischen Aufwand.

12.5 Magnetresonanz-Tomographie (MRT)

Synonyma

MRT = Magnetresonanz-Tomogramm,
KST = Kernspintomogramm,
MR = magnetic resonance,
MRI = magnetic resonance imaging,
(NMR = nuclear magnetic resonance, nicht mehr gebräuchlich).

Jedes Wasserstoffatom im menschlichen Organismus besitzt ein geringes Magnetfeld, das eine bestimmte Richtung aufweist. Wird nun ein starkes äußeres Magnetfeld angelegt, richten sich die Wasserstoffkerne in der Achse dieses Magnetfelds parallel aus und kehren – sobald das äußere Magnetfeld nicht mehr besteht – wieder in ihre Ausgangslage zurück. Wird nun Hochfrequenzenergie mit einer bestimmten Frequenz eingebracht, entsteht das Phänomen der **Kernresonanz** und die Wasserstoffatome geben die absorbierte Energie in Form von Hochfrequenzimpulsen wieder frei. Diese Impulse werden mit computergestützten Rechenverfahren zu einer Bildinformation verarbeitet.

Da die meisten Regionen des menschlichen Organismus sehr wasserstoffreich sind, lassen sich alle diese Regionen auch gut darstellen.

Die **Anwendungsgebiete** decken sich weitgehend mit denen der Computertomographie und gehen darüber hinaus.

Vorteile: Nichtinvasives, bildgebendes Verfahren mit Darstellungsmöglichkeit in allen Ebenen, auch dreidimensional (!) Im Gegensatz zum Computertomogramm besteht aber keinerlei Strahlenbelastung, was für häufig nötige Verlaufskontrollen entscheidend ist.

In vielen Bereichen ist die Methode dem CT auch in der Abbildungsqualität überlegen (Entmarkungserkrankungen, Abbildung von Kleinhirn, Hirnstamm, Halsmark und manchen Tumoren).

Nachteile: Hoher Aufwand in Anschaffung und Betrieb; Verkalkungen sind schlecht sichtbar; Patienten mit Implantationen von ferromagnetischen Materialien (Herzschrittmacher, Metallclips nach Tumoroperationen, metallische Fremdkörper in Gehirn oder Auge etc.) können nicht untersucht werden. Eine bestehende Schwangerschaft ist keine absolute Kontraindikation für ein Magnetresonanz-Tomogramm.

12.6 Magnetresonanz-Spektroskopie (MRS)

Analog der Magnetresonanz-Tomographie macht sich die MRS die Eigenschaft der Moleküle zunutze, unter bestimmten Magnetfeldbedingungen in Schwingungen zu geraten **(Resonanz).** Jedem Molekül ist eine exakte Resonanzfrequenz zu eigen, an der es mit der Spektroskopie „erkannt" wird. Die MRS kann somit als unblutige, schmerzfreie und strahlenfreie Methode Konzentrationen chemischer Verbindungen in Körpergeweben oder Körperflüssigkeiten messen. Die MRS kann als **metabolischer Schnappschuß** verstanden werden, bei dem z. B. im Muskel oder im Gehirn etwa die Konzentrationen von Laktat oder Glukose für eine exakt definierte Region meßbar sind.

Bei neurodegenerativen Erkrankungen sind mit der MRS die Veränderungen teilweise schon erkennbar, bevor die Zerstörung von Gehirnsubstanz klinisch oder in bildgebenden Verfahren (CT, MRT) auffällig wird.

Die MRS wird in manchen Bereichen der Neuropädiatrie möglicherweise zu neuen Definitionen von Krankheitsbildern bzw. neuer Systematik von Krankheitsgruppen zwingen: Nach jüngsten Ergebnissen wird sich z. B. der Begriff der subakut nekrotisierenden Enzephalopathie nach Leigh möglicherweise nicht weiter als Krankheitsentität halten lassen, da verschiedene Patienten mit dieser klinischen Diagnose ganz verschiedene MRS-Charakteristika des Gehirnstoffwechsels zeigten (Frahm, 1991, persönliche Mitteilung).

So vielversprechend die Methode ist, ist sie (noch) nicht als Routinemethode zu verstehen. Die

12.7 Lumbalpunktion

stellt einen Routineeingriff zur Gewinnung von Liquor dar, der bei jedem Verdacht auf entzündliche, raumfordernde (expansive) oder neurodegenerative Prozesse zur Diagnose beitragen kann.

Wir unterscheiden:

- **Routinediagnostik** (Zellzahl, Eiweiß-, Zuckergehalt, Bakterien) von einer
- **speziellen Diagnostik,** bei der bestimmte Bakterien oder Viren direkt (kulturelle Anzüchtung) oder indirekt (Antikörpernachweis) nachgewiesen werden. Die Bestimmung vieler weiterer Substanzen ist möglich.

Zur Polymerase-Kettenreaktion aus Liquormaterial siehe 12.13.

In bestimmten Fällen kann eine Lumbalpunktion therapeutisch zur Verringerung eines erhöhten Hirndrucks angewendet werden (Druckentlastung bei Pseudotumor cerebri).

Vorteile: Rasch möglich und wiederholbar, da nur gering schmerzhaft (etwa wie Blutentnahme aus einer Vene in der Ellenbeuge). Größere Kinder und Erwachsene leiden manchmal für einige Tage an Kopfweh, kleinere Kinder und Säuglinge nicht.

Nachteile: In sehr seltenen Fällen von gesteigertem Hirndruck (z.B. bei Tumoren der hinteren Schädelgrube) ist wegen der möglichen „Einklemmung" lebenswichtiger Zentren (des verlängerten Markes mit dem Atemzentrum) Vorsicht geboten.

Die Lumbalpunktion stellt **kein Risiko** für eine Verletzung des Rückenmarks oder für eine Infektion des Zentralnervensystems dar.

12.8 Elektromyographie (EMG)

Registrierung der elektrischen Aktivität des Skelettmuskels mit Hilfe von Nadelelektroden, die direkt in den Muskel eingestochen werden.

Der Muskel erzeugt in Ruhe und bei Aktivität unterschiedliche elektrische Entladungsmuster, die bei neuromuskulären Erkrankungen in typischer Art verändert sind. Gemessen und unterschiedlich beurteilt werden die spontane und die willkürliche Anspannung des Muskels.

Vorteil: Risikolose und insbesondere bei isoliertem Befall bestimmter Muskelgruppen selektive Untersuchungsmethode.

Nachteil: Recht schmerzhaft, daher nicht beliebig wiederholbar.

Eine Diagnose wird immer nur in Synopsis mit klinischen Angaben und weiteren neurodiagnostischen Methoden zu stellen sein.

12.9 Elektroneurographie

Die Messung der (motorischen) Nervenleitgeschwindigkeit **(NLG)** wird durch elektrische Reizung eines peripheren Nervs und Ableitung des sogenannten Muskelantwortpotentials mit Hilfe von Elektroden möglich. Die Leitungsgeschwindigkeit hängt von der Markscheidendicke (Myelinisierungsgrad) bzw. dem Alter des Patienten ab.

Die **Anwendungsgebiete** umfassen umschriebene Läsionen peripherer Nerven (z. B. durch Kompressionsschädigung), periphere Neuropathien (siehe 8.7) sowie die Diagnose von neuromuskulären und vor allem neurodegenerativen Erkrankungen.

12.10 Evozierte Potentiale

Nach selektiver Reizung eines peripheren Nervs sind Antwortpotentiale des Gehirns mit Hilfe eines speziellen computergestützten EEGs ableitbar. Diese evozierten Potentiale werden durch die sogenannte **Averagetechnik** (average = Mittelwert) aus den normalen EEG-Potentialen herausgefiltert. Wir unterscheiden:

Visuell evozierte Potentiale (VEP) dienen zur Messung der Nervenleitung der Sehbahn nach einem optischen Reiz. Die Untersuchung erfordert eine gewisse Mitarbeit des Patienten und fällt bei Schädigung des Sehnervs bzw. der Sehbahn pathologisch aus.

Akustisch evozierte Potentiale (AEP) dienen zur Messung der Leitungsqualität der Hörbahn nach einem akustischen Reiz.

Die Messung der **frühen akustisch evozierten Potentiale** (FAEP oder BAER = brainstem auditory evoked responses) erlaubt Aussagen zur Funktion des Innenohrs und des Hirnstamms (eine Kooperation ist hier nicht erforderlich, das Kind kann schlafen).

Es ist darauf hinzuweisen, daß pathologisch veränderte evozierte Potentiale (VEP, AEP) nicht unbedingt mit subjektiv empfundener Seh- bzw. Hörstörung gleichzusetzen sind. So können bei manchen neurodegenerativen Erkrankungen pathologisch veränderte BAER vorliegen, ohne daß eine Schwerhörigkeit besteht (!). Vice versa kann eine Schwerhörigkeit bestehen, obgleich die BAER normal sind.

Mit der Messung der **späten akustisch evozierten Potentiale** wird nach bestimmten akustischen Impulsen eine Aussage über die nachverarbeitende Gehirntätigkeit möglich (Aufmerksamkeit, Diskriminationsvermögen). In analoger Weise wird bei den **somato-sensorisch evozierten Potentialen** die Leitungsqualität der langen Nervenbahnen (Nervus medianus, Nervus tibialis) beurteilbar.

Die evozierten Potentiale sind als schmerzfreie objektive Methode, die großteils gar keine Kooperation vom Patienten erfordert, besonders gut zur Diagnose und vor allem zur Verlaufskontrolle neurologischer Erkrankungen geeignet.

Nachteil: Unruhe oder Abwehr eines Kindes machen die Untersuchung unter Umständen unmöglich.

12.11 Angiographie

Die Angiographie ist eine röntgentechnische Darstellung der Blutgefäße, nachdem ein Kontrastmittel injiziert wurde. Wegen der Möglichkeit allergischer Reaktionen ist sie nicht ganz gefahrlos und im Kindesalter nur nach strenger Indikation anzuwenden. Die Methode wurde in den letzten Jahren zum Teil von der nichtinvasiven Methode der Magnet-Resonanz-Angiographie (MRA) abgelöst.

12.12 Biopsie

Bei vielen neuropädiatrischen Erkrankungen führt nur die Entnahme und Untersuchung von betroffenem Gewebe zu einer Diagnose. Es versteht sich von selbst, daß die Gewebeentnahme strengen Indikationsrichtlinien unterliegt. Bei der gefahrlosen

Muskelbiopsie
werden in Lokalanästhesie mehrere Kubikmillimeter Muskelgewebe entnommen, die **lichtmikroskopisch, elektronenoptisch** und **histochemisch** vom Neuropathologen untersucht werden. Wenn nötig, wird auch eine **biochemische** Untersuchung angeschlossen, mit der in Speziallabors mit großem technischem Aufwand manchmal der exakte Nachweis des der Erkrankung zugrundeliegenden Enzymdefekts gelingt.

In analoger Weise ist die
Nervenbiopsie,
Hautbiopsie,
Leberbiopsie,
Chorionzottenbiopsie (siehe 11.5.4) und in großen Ausnahmefällen auch
Hirnbiopsie (siehe 7.2.3) sinnvoll.

Besonders Zellen aus Hautgewebe können im Labor weitergezüchtet werden **(Fibroblastenkultur),** um aus den kultivierten Zellen krankheitsverursachende Enzymdefekte nachzuweisen (z. B. Lysosomale Speicherkrankheiten, siehe 7.3.3). Da diese Fibroblastenkulturen praktisch unbegrenzt lebensfähig sind, existieren heute Gewebebanken, deren Daten international ausgetauscht werden können. Auf diese Weise können Stoffwechselvorgänge lebender Zellen von Erkrankten auch noch Jahre nach deren Tod untersucht und nachträglich Diagnosen gestellt werden.

Diese Möglichkeit sollte die Zustimmung der Eltern zur Gewebeentnahme insbesondere bei familiären Erkrankungen erleichtern.

12.13 Polymerase-Kettenreaktion (PCR)

Krankheitserreger (Viren, Bakterien) besitzen ebenso wie alle menschlichen Körperzellen eine Erbinformation, die als DNA codiert ist.

Mit dieser neuen gentechnischen Methode, der PCR, können extrem geringe Mengen von DNA-Fragmenten eines Erregers (etwa aus Körperflüssigkeiten) nachgewiesen werden.

Wenngleich die Methode – technisch nun ausgereift – in einigen Belangen nicht ganz halten konnte, was erwartet worden war, hat sie in den letzten Jahren die Diagnostik von Krankheitserregern revolutioniert. Als gentechnische Standardmethode basiert ihre Überlegenheit auf:

- **Sensitivität:** Im Idealfall kann die unvorstellbar geringe Menge einer einzigen DNA-Sequenz etwa eines Virus nachgewiesen werden.
- **Spezifität:** Sie wird garantiert durch die Abtastung des genetischen Codes.
- **Schnelligkeit:** Innerhalb weniger Stunden wird das gesuchte DNA-Fragment millionenfach vervielfältigt (Amplifikation) und kann dann sichtbar gemacht werden. Die PCR ist damit der Erregerkultivierung überlegen.

Die PCR (siehe auch 10.5.5) wird zur Diagnose entzündlicher neurologischer Erkrankungen wie der Herpesenzephalitis (siehe 10.3.4.2), der HIV-Infektion (siehe 1.6.9), der Toxoplasmose (siehe 1.6.7.2) und evtl. auch der Borreliose bereits eingesetzt.

Teil III – Therapien

13 Therapien behinderter Kinder: Grundlagen der Interaktion

13.1 Vorbemerkung

Therapie, insbesondere bei Kindern, sollte niemals nur das jeweils betroffene Organ behandeln. Ebenso wie Physiotherapie nicht ausschließlich den Bewegungsapparat soll Logopädie nicht ausschließlich den Sprachapparat oder Ergotherapie nicht allein die Feinmotorik behandeln. Denn Therapie kann nur effektiv sein, wenn das Kind in seiner Ganzheitlichkeit gesehen, seinem sozialen Umfeld Rechnung getragen und größter Wert auf eine positive Interaktion mit ihm gelegt wird.

Der Erwachsene vermittelt sich seiner Umgebung vorwiegend durch Sprache und Körpersprache. Der gesunde vorsprachliche Säugling teilt sich vorwiegend durch seine Körpersprache mit. Das entwicklungsverzögerte und/oder behinderte Kind hingegen kann sich unter Umständen weder sprachlich noch körpersprachlich adäquat äußern. Seine manchmal bizarre, für seine Umgebung oft schwer verständliche Sprache und Körpersprache wird oft mißdeutet und löst beim Ungeübten Fehlverhalten oder gar Verstörtheit aus (z.B. Athetose, siehe 4.6.4).

Deshalb muß am Beginn jeder Therapie das Kennenlernen des Kindes stehen. Nur derjenige wird mit einem behinderten Kind umgehen und im weiteren auch Therapie vermitteln können, dem dieses Kind bzw. das Typische seiner spezifischen Störung sehr vertraut ist. Das Kind muß zuallererst spüren, daß die Therapeutin auf seiner und der Mutter Seite steht.

Nur auf diesen Grundfesten kann und darf ein Therapiekonzept in Angriff genommen werden.

13.2 Voraussetzungen

Um eine Therapie mit einem Kind kommunikativ und effektiv gestalten zu können, ist zumindest folgenden Fragen seitens der Therapeutin nachzugehen. Diese gelten zum Teil für die erste Begegnung, zum Teil aber für jede einzelne Stunde:

13.2.1 Diagnose („Warum kommt das Kind?")

13.2.2 Position der Eltern („Wie sehen die Eltern ihr Kind?")

Seit wann ist die Diagnose bekannt?, welche Erwartungshaltung gibt es gegenüber einer Therapie?, wie sehen die Zukunftserwartungen aus?, existieren Schuldgefühle? (häufig!), Spannungen?, Meinungsdifferenzen zwischen den Elternteilen?.

13.2.3 Soziales Umfeld („Woher kommt das Kind?")

Über häusliche Wohnverhältnisse, die generelle Familiensituation, die Geschwisterkonstellation oder bisherige Krankenhausaufenthalte sollte die Therapeutin Bescheid wissen. In diesem Zusammenhang soll darauf hingewiesen werden, daß Therapien vor allem mit kleinen Kindern im häuslichen Umfeld weit besser funktionieren als ambulant im Krankenhaus nach oft langer und ermüdender Anreise. Es ist klar, daß Tageszeit, Müdigkeit oder gar Hunger des Kindes eine wichtige Rolle für die Effektivität jeder einzelnen Therapiestunde spielen.

13.2.4 Mehrfachtherapien („Hat das Kind schon andere Therapien/Förderungen?")

Jede Therapeutin sollte sehr frühzeitig Statements anderer betreuender Fachkräfte einholen, diesbezügliche Erwartungshaltungen der Eltern erfragen und regelmäßige Teamgespräche aktiv mitplanen. Die Voraussetzung jeder Arbeit mit dem Kind muß sein, über alle anderen laufenden Therapien/Förderungen informiert zu sein. Niemals sollten voneinander unabhängige „Einzeltherapien", deren Richtlinien nicht im Teamgeist koordiniert sind, „verabreicht" werden.

Der Aspekt der Ganzheitlichkeit sollte also nicht nur bedeuten, daß jeder einzelne Spezialist „sein" Kind ganzheitlich sieht. Ganzheitlichkeit – wenn sie nicht zum Schlagwort verkommen soll – muß darüber hinaus heißen: Teamarbeit, also regelmäßiger Gedankenaustausch der einzelnen Fachkräfte. Nur dann kann die notwendige Synopsis aller Einzelperspektiven entstehen, wenn der einzelne die Probleme und Perspektiven aller anderen betreuenden Fachkollegen aus persönlichem Gespräch kennt.

Nirgends wirken sich gegenseitige Kritik, Mißtrauen und Unverständnis schlimmer aus als bei der Langzeitbetreuung Behinderter.

Im Wissen um die Notwendigkeit dieser Zusammenarbeit zwischen den Spezialdisziplinen haben sich verschiedene Organisationsformen herausgebildet. Erwähnt seien etwa in Deutschland die **interdisziplinäre Frühförderung** durch regionale Frühförderstellen, die bestehenden Institutionen angegliedert sind oder mit ihnen eng kooperieren. Fachkräfte verschiedener Berufsgruppen stellen das Frühförderteam dar (z.B. Arzt, Psychologe, Pädagoge, Krankengymnastin, Ergotherapeutin, Logopädin, Heilpädagogin, Sozialarbeiter), (Warnke, 1983). In Österreich ist die Struktur der Frühförderung noch nicht einheitlich. Neben der seit vielen Jahren etablierten Frühförderung seh- und hörgeschädigter Kinder ging man etwa im Bundesland Steiermark den Weg, einen eigenen Beruf „allgemeiner Frühförderer" zu schaffen, was die Notwendigkeit zur Kooperation der Fachkräfte besonders wichtig erscheinen läßt.

13.3 Therapiesituation

13.3.1 Erstkontakt

Kinder mit körperlichen (mehr als mit mentalen) Behinderungen fühlen sich oftmals körperlich nicht wohl und haben dementsprechend eine geringere Toleranzbreite, was körperliche Anforderungen an sie betrifft.

Ein(e) Therapeut(in) muß also zumindest anfangs von einer eher ängstlich abwehrenden Grundhaltung des Kindes ausgehen, das von ihm (ihr) gar nichts wissen will (Millner, 1990).

Diese Grundhaltung abzubauen, sollte beim Erstkontakt mit dem Kind das oberste Ziel sein; ohne dieses erreicht zu haben, also ohne grundsätzliche Akzeptanz des Kindes, wird Therapie immer eine Maßnahme gegen das Kind – und damit frustranes Stückwerk – bleiben.

13.3.2 Interaktion

Jede Therapieform bedeutet im weitesten Sinne ein Lernen, also Angebot einer Palette von sensorischen Reizen, die dem Kind in bestimmter zeitlicher Abfolge angeboten wird (visuell: Bilder, taktil: Oberflächenerkennung, sensomotorisch: Bewegungsabläufe, sozial: Verhaltenstechniken etc.).

Wir gehen nun davon aus, daß der oftmals repetitiv angebotene Reiz dem Kind neue Möglichkeiten bahnt, die wir als Fortschritt empfinden, weil daraus neue, besser adaptierte Lebenstechniken resultieren. Diese sind der Norm näher und/oder vergrößern die Selbständigkeit des Kindes.

Die Effektivität einer Therapie, also der Gesamtheit solcher Angebote über einen Zeitraum von Wochen, Monaten oder Jahren wird nun zum Großteil bestimmt werden von der Aufnahmebereitschaft des Kindes und von seiner aktiven Verarbeitungsbereitschaft während der Behandlung.

Diese ist beim gesunden Kind größer als beim behinderten Kind,
- dessen Aufmerksamkeitsspanne oft wesentlich kürzer ist,
- das von zusätzlichem körperlichem Unwohlsein weit stärker beeinträchtigt wird,
- das von jedem Kranksein gar „zurückgeworfen“ wird, und schließlich,
- dessen Interaktionen – meist behinderungsbedingt – seltener und für beide Seiten mühevoller sind.

Die Aufnahmebereitschaft beim behinderten Kind ist also oft kurz und so inkonstant, daß in diesen Augenblicken kaum Wesentliches an Therapie eingebracht werden kann. (Verbale Aufforderungen oder gar Insistieren sind ein ganz ungeeignetes Mittel!)
Es hat sich als sinnvoll erwiesen, hierbei einige Techniken zu beachten:

13.3.3 Reizantwort („Beachten, ob eintritt, was man erzeugen will“)

Die Krankengymnastik bietet Reize in bestimmter zeitlicher Abfolge an. Allerdings kann sie nur dann als neurophysiologisches Konzept betrachtet werden, wenn Krankengymnasten ihr ganzes Augenmerk auf die Reaktion des Kindes legen, die auf den Reiz hin erfolgt.

So hat z.B. nur derjenige visuelle Reiz einen Sinn, bedeutet nur derjenige taktile Reiz eine „Therapie“, der im Kind etwas „erzeugt“:

Wenn Physiotherapie Bewegungsvorgänge bahnen will, ist nur derjenige therapeutische Handgriff sinnvoll, der mit der augenblicklichen Haltung oder Bewegung des Kindes positiv interagiert. Hierauf muß sich also die ganze Aufmerksamkeit der Krankengymnastin konzentrieren: die Reizantwort beobachten, dem Kind Zeit geben zu reagieren, in das Kind hineinhorchen, ob es etwa mit dem Reiz gar nichts anfängt oder ihn langweilig findet. Ein Idealfall wäre erreicht, wenn der angebotene Sinnesreiz den Grad der kindlichen Aufmerksamkeit sichtlich erhöht hat, wenn das Kind nach Reizwiederholung verlangt.

An einem Beispiel

Fazilitieren bedeutet in der Krankengymnastik nicht, mit dem kindlichen Körper eine passive Bewegung auszuführen. Es bedeutet vielmehr, das Kind mit geschulten, vorsichtigen Handgriffen zu einer bestimmten aktiven Bewegung anzuregen, oft nur die Initialbewegung einzuleiten und/oder das „Abstürzen“ innerhalb eines Bewegungsablaufs zu verhindern. In jedem Fall geht es darum, Reize zu setzen, um dann jeweils die Reizantwort abzuwarten, zu beobachten, Korrekturen und Verbesserungsmöglichkeiten herauszulesen, manchmal vielleicht sogar die Reizidee ad acta zu legen, weil sie nicht gut war.

13.3.4 Reizfrequenz/Reizpause

Beide Begriffe sind eng miteinander verknüpft: ein Kind kann nur eine bestimmte **Reizfrequenz** verkraften; ist sie zu hoch angesetzt, tritt der Lerneffekt nicht ein, ist sie zu niedrig angesetzt, wird sie Langeweile erzeugen.

Nun werden Kinder in der Therapie häufig mit einer Flut von Reizen konfrontiert, die über ihre Kapazität und Ermüdungsgrenze hinausgehen. Einmal ist die Reizfrequenz zu hoch, es tritt Gewöhnung ein (Habituation), das andere Mal ist der periphere Störlärm zu stark oder es versuchen mehrere Personen gleichzeitig, auf das Kind einzuwirken.

Hier kann nun die plötzliche, für das Kind ganz unerwartete **Reizpause** seine Aufmerksamkeit, sein Interesse für eine gewisse Zeit erneut wecken. Die plötzliche Reizpause – also etwa völlige Stille – kann für das Kind in der Situation bestehender Habituation eine überraschende Wende bedeuten, die sein Interesse von neuem erregt. Nach der Pause wird eine viel geringere Reizstärke als vorher ausreichen, um einen Effekt zu erzielen.

Ich halte eine optimale Balance zwischen Reizfrequenz und Reizpause für eine der Grundvoraussetzungen guter Therapie.

Mit dem **Erfolgsdruck** aber, ständig und lückenlos zu therapieren, wird diese Technik, die soviel mit Ruhe und Geduld zu tun hat, heute vielfach vernachlässigt.

13.3.5 Erfolgserlebnis („success shifting")

Jeder junge Mensch, in besonderem Maße das entwicklungsverzögerte oder behinderte Kind, braucht Erfolgserlebnisse. Es gibt kaum ein so schwer behindertes Kind, das man nicht in der Therapie zu einem Erfolgserlebnis führen könnte! In diesen Situationen ist es durchaus legitim, dem Kind das Erfolgserlebnis zu vermitteln über eine Leistung, etwa einen Bewegungsvorgang, den im Grunde die Therapeutin nahezu allein ausgeführt hat.

Beispiel

Ein Kind mit einer Spastizität kann (noch) nicht greifen; es wird immer Begeisterung auslösen, das kindliche Selbstwertgefühl heben, wenn nun die Therapeutenhand die kindliche Hand so führt, daß ein selbständiges Greifen – etwa eines Spielzeugs – „vorgetäuscht" wird. Es gibt kaum eine größere Freude für ein behindertes Kind, das schlecht greifen und schon gar nicht werfen kann, das Erfolgserlebnis des selbsttätigen Ballwerfens erlebt zu haben. Der reale kindliche Anteil an der Wurfbewegung spielt dabei eine untergeordnete Rolle. Das Erfolgserlebnis, einen Ball geworfen zu haben „genau wie die anderen Kinder", rechtfertigt den Kunstgriff **(„success shifting")**.

Vieles von dem Gesagten fußt auf ganz grundsätzlichen, einfachen Vorgängen der zwischenmenschlichen Kommunikation, zu sehen am Beispiel jeder einfühlsamen Mutter. Für den Sonderfall eines behinderten Kindes müssen diese Interaktionsvorgänge jedoch neu bewußt gemacht werden, da die Feedback-Mechanismen, die wir an und für sich nicht lernen, nicht notwendigerweise reflektieren müssen, hier anders ablaufen.

So kann eine durchaus einfühlsame Mutter eines behinderten Kindes von den fehlenden oder unerwarteten Reaktionen ihres Kindes manchmal verstört sein und bedarf deshalb der unterstützenden Führung eines Erfahrenen, der ihr hilft, ihr Kind im wahrsten Sinne des Wortes „anzunehmen" und dessen Reaktionen während der Therapie im einzelnen zu verstehen (siehe auch 4.8).

13.4 Langzeitprobleme

13.4.1 Elterliche Zweifel an der Therapie

Überhöhte elterliche Erwartungen den Erfolg einer Therapie betreffend sind verständlicherweise nicht selten. Je intelligenter die Eltern, desto leichter wird man damit umgehen. Eine „schweigende Geheimkunst" wird aber immer kritischer beurteilt werden, als wenn man den Eltern vieles erläutert und sie ständig und möglichst aktiv in die Therapie miteinbezieht.

Nichtsdestoweniger bleiben Therapieerfolge oftmals sehr bescheiden, bedingt durch die Natur der Erkrankung (Behinderung). In diesen Fällen kann es wichtig sein, den Eltern unzweifelhaft zu vermitteln, daß manchmal schon das Ausbleiben einer Verschlechterung ein ganz wesentlicher Therapieerfolg ist (etwa bei neuromuskulären Erkrankungen).

13.4.2 Therapieunwilligkeit

Der **Erfolgsdruck** der Achse Mutter/Therapeut(in) darf nicht dazu führen, ein Kind unter allen Umständen zu behandeln, obwohl es müde, nicht gesund oder sehr schlecht gelaunt ist. Man gewinnt an gutem Kontakt nie mehr zurück, was man durch mehrere „gewaltsame" Behandlungsstunden verdorben hat. Mit einem therapieunwilligen Kind sollte man lieber einige Therapiestunden absolut ohne Therapie spielerisch zubringen, als dessen Zuneigung aufs Spiel zu setzen.

Einem weinenden oder schreienden Kind oder gar einem Kind in Angst sollte niemals Therapie aufgezwungen werden!

In Einzelfällen bzw. in bestimmten Lebensphasen des Kindes oder der Eltern wird manchmal auch eine **Therapiepause** von mehreren Wochen bis Monaten entlastend sein. Anzustreben ist in dieser Zeit wenigstens keine Verschlechterung der Ausgangssituation.

Die **Progredienz** einer Erkrankung, also eine fortschreitende Behinderung, erschwert naturgemäß alle anstehenden Probleme. Aus der Sicht der Therapeutin (des Therapeuten) muß sie Anlaß geben, Therapiekonzepte zu modifizieren, also insbesondere kein Langzeitkonzept zu erstellen, das zwar alle Beteiligten Kraft kostet, der Natur der Erkrankung entsprechend das erwünschte Ziel aber nie erreichen kann.

13.4.3 Teamprobleme

Neuropädiatrische Erkrankungen führen oftmals zu komplexen Behinderungsformen (**Mehrfachbehinderung**) und machen die jahrelange Betreuung durch mehrere Fachkräfte nötig. Die heute verfügbare Menge an vermittelbarem Wissen und die notwendige Erfahrung sind bei weitem zu groß, als daß Therapie eines behinderten Kindes von einem Therapeuten allein getragen werden könnte. Es hat sich vielmehr ein großer Kreis von Fachkräften herausgebildet, die jeweils nur für einzelne Funktionen, Sinnesorgane oder Körperregionen „zuständig" sind. An der Effektivität dieser Organisationsform soll hier nicht gezweifelt werden; es muß aber darauf hingewiesen werden, wie entscheidend gerade deshalb die Kooperation zwischen den Kräften ist. Meiner Meinung nach sollte sich primär der Kinderfacharzt (Neuropädiater) für die Organisation zuständig fühlen.

Manchmal kann dennoch der Eindruck entstehen, daß die Mutter (der Vater) einen Therapeuten gegen einen anderen ausspielt; dies geschieht jedoch selten aus Gründen persönlicher Aversion, sondern in der verständlichen Hoffnung, „Terrain zu gewinnen“: Der Elternteil wird oft geneigt sein, demjenigen Glauben zu schenken, der das Problem des Kindes eher verharmlost, an der Behandlungswürdigkeit zweifelt oder sie gar negiert.

Um dieses Gegeneinander zu vermeiden, ist Teamarbeit, also regelmäßiger Kontakt zwischen allen Betreuenden, unumgänglich (Teamgespräche). Sowohl die therapeutische Arbeit als auch die oft schwierige Elternberatung sind nur im Teamgeist zu bewältigen. Der komplizierte wissenschaftliche Hintergrund heutiger Therapien und Förderungskonzepte ist für Eltern primär keinesfalls leicht verständlich. Ist nun die Koordination unter den betreuenden Kräften mangelhaft, muß es zur Kollision kommen (Speck, 1987).

Literatur

Millner M. Das Kind, das Krankenhaus, die Untersuchung und die Angst. Versuch einer angstfreien Untersuchung von Kindern. Sozialpädiatrie 1990; 12(3):215–20.

Speck O. Zielsetzung einer interdisziplinären Frühförderung entwicklungsgefährdeter Kinder. In: Kindertherapie. Speck O, Hrsg. Kindertherapie. München: Reinhardt 1987; 14–20.

Warnke A. Integrierte Frühförderung. Medizinische, pädagogische und psychologische Kooperation. Pädiatr Prax 1983; 27:641.

14 Therapiekonzepte

14.1 Vorbemerkung

Zum besseren Verständnis der unten beschriebenen Therapieformen scheint die folgende kurze theoretische Einführung nötig.

Die ersten erwähnenswerten Versuche, die motorische Behinderung einer Zerebralparese (CP) zu behandeln, gehen auf *W. J. Little* zurück, der bereits 1838 die erste **Tenotomie** (operative Durchtrennung einer verkürzten Achillessehne) durchgeführt hatte. Von ihm stammen auch die ersten ausgezeichneten Beschreibungen, betreffend das klinische Erscheinungsbild einer CP (1861). Noch bis in die 40er Jahre unseres Jahrhunderts hatte sich die Behandlung der CP vorwiegend auf chirurgisch-orthopädische Maßnahmen beschränkt. Diese zielten in erster Linie darauf ab, mit den operativen Möglichkeiten der Knochen- bzw. Weichteilchirurgie den eingeschränkten Bewegungsumfang eines Gelenks zu verbessern. (operativ- und konservativ-orthopädische Methoden nehmen auch heute noch einen wichtigen Platz in der Therapie der CP ein, siehe 14.11–12).

Erste Konzepte einer Bewegungsbehandlung für zerebralparetische Kranke wurden in den 40er Jahren entwickelt. Bis dahin hatten sich krankengymnastische Ansätze im wesentlichen auf das passive Durchbewegen der Gelenke beschränkt.

- Mit Entspannung (Relaxation) und dem Training von Gleichgewichtsreaktionen wurde etwa versucht, Spastizität und deren Folgen zu vermindern (Phelps, 1941). Die Methode konnte sich jedoch nicht etablieren, weil sie am falschen Punkt ansetzte: das Problem des zerebralparetisch Kranken ist ja weniger seine Spastizität in Relaxation, sondern vielmehr seine Spastizität während motorischer oder gar zusätzlicher psychischer Anspannung.
- Zerebralparese bedeutet auch Ungleichheit von Antagonist und Agonist. Nach einer Idee von *Pohl* (1950), einem nordamerikanischen Orthopäden, wurde daher versucht, einen geschwächten Antagonisten spastischer Muskeln durch Training zu stärken. Dies führte allerdings zu Ko-Kontraktionen (siehe 4.6.8.3) und in der Folge zu

Kontrakturen (siehe 4.3.2), weshalb sich diese Technik ebenfalls nicht durchsetzte. Die Konzepte der Behandlung konnten auch deshalb nicht zielführend sein, weil sie sich nicht mit den neurophysiologischen Grundlagen der vorliegenden Störung befaßt hatten. Dieses Verdienst kommt in hohem Maße *Karel Bobath* zu.

14.2 Bobath-Konzept

14.2.1 Historisches

Frau *Bertie Bobath* (1907–1991), eine in Berlin geborene und nach London emigrierte Heilgymnastin, entdeckte in den 40er Jahren bei der Behandlung eines erwachsenen Hemiplegikers, daß der Kranke seine Spastizität kontrollieren lernen kann und daß Spastizität von proximal her veränderbar ist. Durch Bewegung in der Schulter ließ sich die Stellung der spastischen Hand verändern, die Hand wurde „anders spastisch". Der Therapieerfolg – der Kranke war Maler und konnte tatsächlich wie-

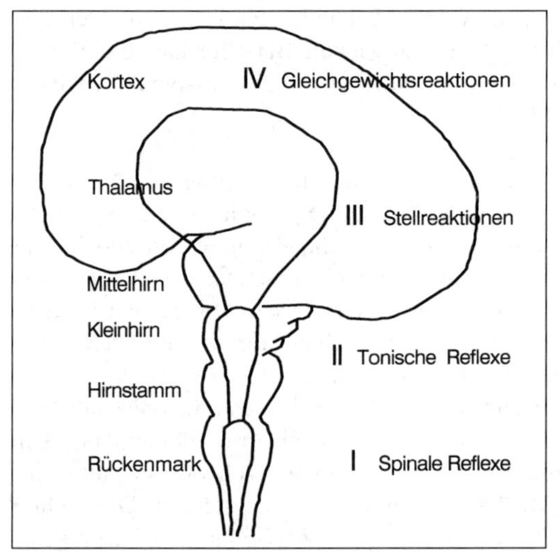

Abb. 8
Die 4 Integrationsstufen des ZNS (nach K. Bobath)

der seinem Beruf nachgehen – gab Frau Bobath recht: Es schien möglich, von proximalen Ansatzpunkten her distal therapeutische Effekte zu erzielen. (Den Eltern zerebralparetischer Kinder, die das nicht wissen, wird daher beim bloßen Beobachten therapeutischer Handgriffe verborgen bleiben, worum es geht!)

14.2.2 Neurophysiologische Grundlagen

Die folgenden neurophysiologischen Erkenntnisse trug nun der Ehegatte von *Bertie Bobath,* der Neurologe *Dr. Karel Bobath* (1905–1991) in den folgenden Jahren zusammen; sie stellten einerseits den theoretischen Unterbau der von seiner Frau beobachteten Phänomene her und schufen andererseits die Möglichkeit, das empirisch Gefundene zu einem flexiblen, weiterentwickelbaren Konzept auszugestalten (Bobath B, 1976; Bobath B, 1977).

14.2.2.1 Tonische Hirnstammreflexe (Abb. 8, Level II)

Sherrington (1913) und *Magnus* (1924) hatten die Bedeutung der tonischen Hirnstammreflexe gezeigt (Abb. 8, II). Sie stellen komplexe Regulationsmechanismen des Hirnstamms dar, die für die Statik eines Individuums wichtigen Muskelgruppen anzuspannen. Wie in Tierversuchen gezeigt werden konnte, kann ein dezerebriertes Tier wohl hingestellt werden, und es bleibt mit Hilfe der tonischen Hirnstammreflexe dann auch stehen, es kann jedoch keinerlei Aufrichtung gegen die Schwerkraft und auch keine Gleichgewichtsreaktionen vollführen; wird es gestoßen, fällt es um.

In Anwendung auf die CP bedeutete dies:

1. Bei der *Zerebral*parese fallen bestimmte hemmende Funktionen der Großhirnrinde aus und ermöglichen phylogenetisch alten, im Normalfalle unterdrückten Reflexen das Wiederauftauchen.
2. Der Großteil der tonischen Hirnstammreflexe ist physiologisch bei Neugeborenen und kleinen Säuglingen vorhanden, normalerweise bilden sie sich im Laufe der folgenden Lebensmonate jedoch wieder zurück (Kap. 4).
3. Ihre Aktivität persistiert bei zerebralparetischen Kindern und ist hauptverantwortlich für die Verschlechterung des Krankheitsbilds im Laufe der Jahre (z.B. Entwicklung einer Skoliose).

4. Traumatische Hirnläsionen können beim älteren Kind und beim Erwachsenen zum Wiederauftauchen tonischer Hirnstammreflexe führen. So ist die Spastizität z. B. nach Unfällen oder Schlaganfällen zu verstehen. Entsprechend ihrer phylogenetisch alten, statischen Funktion haben die Reflexe einen „starren" Charakter, sie behindern somit eine spontane, willkürlich initiierte, von der Schwerkraft unabhängige Muskelaktivität.

Es war also gezeigt worden, daß das Wesen der Spastizität, dieser „übertriebenen Statik ohne Dynamik" *(K. Bobath)* eng verknüpft ist mit der Aktivität der tonischen Hirnstammreflexe.

14.2.2.2 Stellreaktionen (Abb. 8, Level III)
Beispielsweise stellen sich bei aktiver oder passiver Seitneigung der Körperachse Hals und Kopf derart ein, daß sie wieder in die lotrechte Achse gelangen.

14.2.2.3 Gleichgewichtsreaktionen (Abb. 8, Level IV)
Beim sitzenden Kind ruft z. B. ein seitlicher Stoß gegen den Oberkörper eine Reaktion hervor, die das Gleichgewicht halten bzw. wiederherstellen soll: es erfolgt unwillkürlich eine kompensatorische Rumpfneigung, eine Rumpfrotation und eine Kopfneigung hin zur Stoßrichtung sowie ein seitliches Abstützen mit dem stoßabgewandten Arm).

14.2.3 Entwicklung des Therapiekonzepts

Auf der Basis dieser Erkenntnisse wurde vom Ehepaar Bobath in mehreren Schritten folgendes Therapiekonzept empirisch entwickelt (Bobath, 1990):

A. Reflexhemmung

Bei einem zerebralparetischen Kind mit überwiegendem Strecktonus sind Knie und Sprunggelenke meist gestreckt (Spitzfuß), die Beine sind in den Hüften adduziert.

Bringt man nun etwa auf einer Therapierolle Sprunggelenke und Knie in Mittelstellung, die Hüften in Beugung und etwas in Abduktion, normalisiert sich in dieser *reflexhemmenden Ausgangsstellung* der Muskeltonus sichtbar und spürbar. Frau *Elsbeth Köng,* eine Mitarbeiterin des

Ehepaars *Bobath,* hat Jahre später für die Thesen der Reflexhemmung erste klinische Beweise durch erfolgreiche Frühbehandlung der CP geliefert (Köng, 1966).

Es ist immer wieder eindrucksvoll, um wieviel „normaler" ein schwer zerebralparetisches Kind in solchen reflexhemmenden Stellungen aussieht. Nur in diesen Stellungen kann und sollte die Fütterung und später die Sprachanbahnung erfolgen (siehe 4.8, 14.3.5).

Zerebralparese ist aber nicht immer mit Spastizität gleichzusetzen; oft ist das vorherrschende Problem die Muskelhypotonie, generell oder nur einige Muskelgruppen betreffend. Frau Bobath entwickelte hier die

B. Taktile Stimulation

als eine Technik, die durch Druck, Belastung, Widerstand und streichende oder klatschende Handbewegungen **(„tapping")** den Muskeltonus regulieren soll.

Mit diesen Maßnahmen kann das Kind im Rumpf, in den Armen und Fingern, im Schultergürtel, im Hals- und Kopfbereich sowie vor allem im oralen Bereich (Lippenschluß, Kauen, Lautbildung) willkürliche, spontane Aktivitäten setzen und erlernen, die ihm vorher verwehrt waren.

Die statischen Techniken der Reflexhemmung bzw. der taktilen Stimulation sind allerdings weniger geeignet für das Erlernen von Bewegungsübergängen und Gleichgewichtsreaktionen. Diese höheren motorischen Leistungen sind aber unbedingte Voraussetzung für das Erlernen des aufrechten Ganges. So wurde die Technik der

C. Fazilitation von Schlüsselpunkten aus

entwickelt. Von proximalen Schlüsselpunkten (Kontrollpunkten) aus wurden einerseits die abnormen Bewegungsmuster weiterhin unter Kontrolle gehalten, andererseits Stell- und Gleichgewichtsreaktionen gebahnt. Die Möglichkeit einer dynamischen Bahnung/Kontrolle der Bewegung war damit geschaffen.

Hierin scheint ein entscheidender Vorteil zu liegen: Bisherige Behandlungsformen – wie etwa Dehnungsübungen oder auch das statische Konzept der Reflexhemmung – hatten mehr das Defizit an Haltung denn das Defizit an normaler Bewegung ins Auge gefaßt.

Mit dem so ausgestalteten Bobath-Konzept war nun die Möglichkeit einer dynamischen Kontrolle gegeben. Einerseits ist es dem Patienten möglich, nach therapeutischer Tonusregulierung (also Hebung oder Senkung) willkürliche Bewegungen auszuführen, die vorher unmöglich waren. Andererseits werden durch gleichzeitige Hemmung der abnormen Bewegungsmuster sowie Bahnung von Stell- und Gleichgewichtsreaktionen Bewegungsvorgänge durch die kontrollierte Fazilitation *richtig* erlernt.

Die Notwendigeit einer aufwendigen Krankengymnastik der CP ist ja in erster Linie nicht von einem Leistungsgedanken oder gar aus kosmetischen Überlegungen herzuleiten. Vielmehr müssen wir davon ausgehen, daß unser Muskel- und Skelettapparat nur für normale, physiologische Bewegungsmuster optimal ausgelegt ist. Pathologische Bewegungsmuster können deshalb sekundär zu Sehnenverkürzungen, Muskelverkürzungen, Gelenkskontrakturen, Skoliose, Spitzfuß etc. und in der Folge auch zu Veränderungen an Knochen führen (**Tertiärveränderungen,** siehe 4.3.3). Diese schränken schließlich die Bewegungsfreiheit des Körpers weiter ein und können dann auch Ursache von Schmerzen sein.

Auf lange Sicht ist daher nicht nur wichtig, *daß* eine Bewegung erlernt wird und ausgeführt werden kann; für die Langzeitprognose der CP ist die *Qualität* der Bewegung, also *wie* diese ausgeführt wird, ebenfalls bedeutend.

Hierin unterscheidet sich das Bobath-Konzept z.B. von der *konduktiven Förderung* nach *Petö* (siehe 14.9).

14.3 Bobath-Konzept in der Logopädie

14.3.1 Vorbemerkung

Eine normale Mundmotorik ist unbedingte Voraussetzung für das problemlose Erlernen der Sprache.

Eine abnorme Mundmotorik drückt sich beim Neugeborenen und beim jungen Säugling oftmals nur in einer gestörten Nahrungsaufnahme aus. Diese wird dann als bloße „Trinkfaulheit" bagatellisiert und fehlgedeutet. Erst mit dem Auftreten zusätzlicher Symptome demaskiert sich die orale Störung als das, was sie ist: die Erstmanifestation einer Zerebralparese.

14.3.2 Orale Reflexe (siehe Abb. 9)

Wie die schematische Übersicht (Abb. 9) zeigt, sind eine bestimmte Palette oraler Reflexe und deren Abbau innerhalb des 1. Lebensjahres Voraussetzung für eine normale mundmotorische Entwicklung:

14.3.2.1 Suchreflex (rooting reflex)

Stimulation an Wange oder Mundwinkel löst ein Öffnen der Lippen und eine Kopfdrehung in Richtung des Stimulus (Nahrungsquelle, Schnuller) aus. Der Reflex kann bei CP persistieren.

14.3.2.2 Beißreflex

Stimulation im Kieferbereich führt zu kurzem Zusammenbeißen. Bei der CP ist dies verlängert: das erneute Öffnen des Kiefers tritt verzögert oder gar nicht ein, die Nahrungsaufnahme wird dadurch ganz wesentlich erschwert.

14.3.2.3 Saug- und Schluckreflex

Eine Muskelhypotonie im Lippenbereich resultiert in einem schwachen Saugreflex und einem typischerweise zeltförmig offenen Mund mit aus-

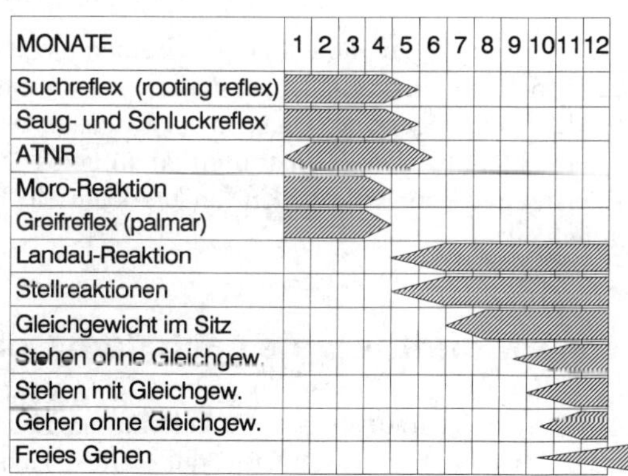

Abb. 9 Aktivität physiologischer Reflexe und Reaktionen im 1. Lebensjahr

laufendem Speichel. Nicht das dauernde Wegwischen des Speichels mit einem Tuch (siehe 14.7/Pkt. 3.), sondern die Mundtherapie (siehe 14.3.3) sollte hier Abhilfe schaffen.

14.3.2.4 Pathologischer Zungenstoß

Extension der Zunge von hinten nach vorne, die eine im Mund befindliche Nahrung statt nach hinten – zum Schlucken – wieder nach vorne herausbefördert. Der Zungenstoß ist immer pathologisch.

14.3.2.5 Würgreflex

Entgegen den drei erstgenannten Reflexen verschwindet der Würgreflex zwar nicht in den ersten Lebensmonaten, seine Auslösbarkeit zieht sich jedoch bald auf die hinteren Zungenanteile zurück. Erst dadurch wird der vordere Teil der Zunge und der Mundhöhle frei für eine spontane Willkürmotorik (z. B. Lautbildung oder Kauen!).

Bei der CP kann der Reflex persistieren. Zudem ist oft nicht nur dieser, sondern auch die gesamte orale Sensibilität gesteigert. Wann immer Mundschleimhaut oder Zunge mit Nahrung oder Eßwerkzeug in Kontakt kommen, werden dann der Würgreflex, u. U. auch der pathologische Zungenstoß oder gar weitere tonische Reflexe im gesamten Körper ausgelöst. Der Muskeltonus erhöht sich, das Kind wird steif.

Von der erschwerten Nahrungsaufnahme einmal abgesehen – das Essen kann dadurch statt zur Freude zu einer Qual für das Kind und seine Mutter werden!

Als Vorbereitung zu Mundtherapie, Eßtherapie oder Logopädie nach dem Bobath-Konzept soll der Muskeltonus des Kindes reguliert werden. In reflexhemmender Stellung kann ein Extensionsmuster im Rumpf mit überstrecktem Nacken **(Opisthotonus)** aufgelöst und der Kopf in eine Mittelstellung gebracht werden (anders kann ein Kind auch gar nicht schlucken!).

14.3.3 Mundtherapie nach dem Bobath-Konzept

Diese zielt nun darauf ab, den Muskeltonus im Mundbereich zu regulieren, also pathologisch gesteigerte orale Reflexe zu hemmen, fehlende zu bahnen und gute Funktionen wie Mundschluß und Schluckkoordination zu erreichen.

Durch Stimulation verschiedener Areale der Mundhöhle mit wechselndem Druck, wechselndem Tempo und wechselnder Frequenz sollen vor der Nahrungsaufnahme die Tonus- und Sensibilitätsverhältnisse im und um den Mund verbessert werden.

14.3.4 Eßtherapie nach dem Bobath-Konzept

Der Ablauf der Phasen

- Mundöffnung,
- Beförderung der Nahrung mit der Zunge nach hinten und
- Schlucken mit Lippenschluß

ist bei der Fütterung eines zerebralparetischen Kindes mit abnormer Mundmotorik verlangsamt, in der Koordination gestört und führt zur Steigerung pathologischer Reflexmechanismen im gesamten Körper. Um dies zu verhindern, soll die Eßtherapie nach der beschriebenen tonusregulierenden Vorbereitung für einen raschen, koordinierten Ablauf sorgen.

Die Fazilitation geschieht durch
- Mundkontrolle,
- passive Kieferöffnung,
- rasches Einführen eines (nicht zu großen) Löffels und festen Druck auf den Zungenrücken, damit sich die Zungengrube bildet, die den pathologischen Zungenstoß unterdrückt und den Nahrungstransport mit anschließendem Schluckakt unterstützt,
- rasches Herausziehen des Löffels (ohne „Abstreifen" an der Oberlippe), anschließenden
- passiven Kiefer- bzw. Mundschluß durch die Therapeutenhand und
- Schluckunterstützung.

Eine Mund- und Eßtherapie sollte bei muskelhypertonen Kindern mit CP in reflexhemmenden Stellungen erfolgen, bei sehr hypotonen Kindern nach tonuserhöhender Vorbereitung.

Das Bobath-Konzept in der Logopädie umfaßt auch die Kauanbahnung, therapeutisches Zähneputzen und das Trinken aus einem Becher.

Übrigens kann ein passiver Faustschluß beidseits einen zu schwachen Saugreflex zusätzlich verstärken (stimulieren); der enge Zusammenhang zwischen Hand- und Mundmotorik wird hier als therapeutische Hilfe genutzt.

14.3.5 Logopädie nach dem Bobath-Konzept

Die Mund- und Eßtherapie fazilitiert (bahnt) eine koordinierte Mundmotorik, die die Voraussetzung für eine normale Sprachanbahnung ist. Die Logopädie beim zerebralparetischen Kind beinhaltet daher die Mund- und Eßtherapie als Vorbereitung, außerdem Atemregulations-, Stimm- und Vibrationsübungen, und sie legt immer besonderes Augenmerk auf einen therapeutisch modifizierten (normalisierten) Muskeltonus während jeder Therapie.

Voraussetzung für eine effektive Logopädie ist neben der beschriebenen Technik die Bereitschaft bzw. die Freude des Kindes. Dies gilt hier noch mehr als bei anderen therapeutischen Techniken: Erstens muß das Interesse des Kindes geweckt werden, und zweitens muß um die Akzeptanz des Kindes gerungen werden, erst dann kann eine Therapie effektiv sein.

14.4 Orofaziale Regulationstherapie nach Castillo-Morales

Bei der CP treten häufig mundmotorische Störungen mit oder ohne vermehrten Speichelfluß auf.

Von *R. Castillo-Morales* wurde Mitte der 70er Jahre ein therapeutisches Konzept entwickelt, das speziell auf die gestörte Sensomotorik im orofazialen Bereich von Kindern abgestimmt ist.

14.4.1 Manuelle Behandlung

Im Vordergrund steht das manuelle Behandlungsprogramm. Es wird versucht, an ganz bestimmten Stellen im Mund und Gesichtsbereich sowie am Hinterkopf („neuromotorische Punkte“) koordinierte Lippen- und Zungenbewegungen anzuregen. Ein genaues Programm einzelner Handgriffe wird der jeweiligen Form der CP angepaßt, besonderer Wert wird auf die Akzeptanz der Therapie durch das Kind gelegt.

14.4.2 Behandlung mit intraoralen Hilfsmitteln

Castillo-Morales entwickelte außerdem spezielle Hilfsmittel, die 3- bis 5mal täglich für eine halbe Stunde im Mund getragen werden sollen. Es handelt sich um individuell angefertigte Gaumenplatten, die eine inaktive Zunge sensorisch stimulieren sollen und auch das Schließen der Lippen unterstützen können, wenn im Mundvorhofbereich entsprechende Reizgeber an der Gaumenplatte angebracht sind. Die Gaumenplatten sollen einem pathologischen Zungenstoß entgegenwirken, indem z.B. ein hohlzylinderartiger Knopf, hinten oben an der Gaumenplatte angebracht, die Zunge nach hinten und oben orientiert und das Schlucken anregt.

Ausgeklügelte, wiederholte Modifikationen dieser Hilfsmittel während des Therapieverlaufes sollen den erwünschten Fremdkörperreiz erhalten bzw. Gewöhnung und damit Nachlassen der Wirkung verhindern. Natürlich sind sie nur im Rahmen eines Therapiekonzeptes sinnvoll.

Besonders für hypotone mundmotorische Störungen mit vermehrtem Speichelfluß und Zungenprotrusion, mit hypotonen Lippen und schlechtem Lippenschluß soll sich die Methode positiv auswirken.

Zur Behandlung **orofazialer Dyskinesien** haben *Haberfellner* und Mitarbeiter seit 1974 die sogenannten **ISMAR** (**I**nnsbrucker **s**enso-**m**otorische **A**ktivatoren und **R**egulatoren) entwickelt (Haberfellner, 1985). Sie bestehen aus einem stabileren größeren Anteil im Mundraum und einem kleineren im Mundvorhof liegenden Teil, welche beide beweglich miteinander verbunden sind. Auf diese Weise soll zwischen den beiden Räumen ein ständiger, kontrollierter Reiz-Transfer willkürlicher und unwillkürlicher Lippen- und Wangenbewegungen erfolgen und damit die

Koordination und Synchronisation üben, die für das Sprechen und die Nahrungsaufnahme nötig sind.

Im Gegensatz zur Gaumenplatte nach *Castillo-Morales,* die ursprünglich bei Patienten mit Down-Syndrom und anderen hypotonen Störungen angewendet wurden, sind die ISMAR zur Behandlung von orofazialen Dyskinesien bei Zerebralparese entwickelt worden. Die elastische Verbindung der beschriebenen inneren und äußeren Teile ermöglicht hier eine gezielte Förderung der Lippenbeweglichkeit, die die Speichelkontrolle, Nahrungsaufnahme, Mimik und Sprechen verbessern soll.

Die sehr heikle (oft hypersensible) Situation der Mundmotorik bei Kindern mit CP erfordert große Erfahrung und großes Feingefühl beim Einsatz und bedarf der laufenden Korrektur der genannten Hilfsmittel. In einigen Fällen wird eine adverse Wirkung trotzdem zum Absetzen der Therapie zwingen.

Reine Sprachstörungen sind keine Indikation zur Behandlung mit intraoralen Hilfsmitteln.

14.5 Hippotherapie

Reiten in therapeutischer Absicht ist noch keine Hippotherapie.

Die Hippotherapie (Reittherapie), eine Physiotherapie mit und auf dem Pferd, stellt eine besondere Form der Bewegungsbehandlung dar, die auf den neurophysiologischen Erkenntnissen von *K.* und *B. Bobath* fußt. Spezielle Pferde mit ruhigem Temperament werden für die Hippotherapie ausgewählt, ausgebildet und von geschulten Krankengymnastinnen oder Krankengymnasten geführt. Dies sichert eine angenehme und ungefährliche Therapieform.

Die Hippotherapie ist für die Behandlung der CP (spastische Diplegie, Hemiplegie, evtl. Tetraplegie und Athetose), aber auch für die Rehabilitation anderer ZNS-Erkrankungen als wertvolle Ergänzung zu verstehen. Telemetrische und elektromyographische Untersuchungen zeigen, daß sich während der Hippotherapie der Grad der Spastizität tatsächlich deutlich vermindern läßt.

Krankengymnastik muß normalerweise immer an einem unbeweglichen Ort stattfinden, die Möglichkeiten einer dynamischen Behandlung sind naturgemäß limitiert: schon das Fazilitieren des aufrechten Gangs stößt an die Grenzen der Möglichkeiten.

Der Rücken des Pferdes hingegen stellt sozusagen einen „mobilen Therapeuten" dar. Folgende Punkte sind hier von besonderer Bedeutung und durch keine andere Therapieform ersetzbar:

1. Schon das Sitzen auf dem Pferderücken bringt eine therapeutisch günstige, weil reflexhemmende Ausgangsstellung.
2. Für das Kind bedeutet der Schritt des Pferds (nicht der Trab!) eine ständige Fazilitation von Gleichgewichtsreaktionen in reflexhemmender Stellung. Der ruhige Schritt des Pferds gewährleistet eine angemessene Frequenz motorischer Impulse auf das zerebralparetische Kind (siehe auch 13.3.4).
3. Psychische Wirkung: Für ein Kind, das infolge seiner motorischen Behinderung (noch) nicht frei gehen kann, bedeutet das Erlebnis der aufrechten Fortbewegung auf dem Pferd eine unglaubliche Motivation.

Angesichts der positiven Aspekte wird Reittherapie übrigens auch bei der sogenannten MCD (Kap. 5) und anderen Verhaltensauffälligkeiten und Lernbehinderungen mit gutem Erfolg eingesetzt.

14.6 Therapeutisches Skifahren

Ähnlich der Hippotherapie (siehe 14.5) hat sich therapeutisches Skifahren bei Kindern mit CP sehr bewährt.

Es ermöglicht einen Bewegungsablauf, der
- durch den eher breitspurigen Fahrstil der pathologischen ADD der Hüften entgegenwirkt,
- durch die Skischuhe im Sprunggelenk festen Halt gibt,
- der Spitzfußtendenz durch reflexhemmende Mittelstellung der Sprunggelenke entgegenwirkt,
- ständig Gleichgewichtsreaktionen fazilitiert und nicht zuletzt
- Spaß macht.

Es ist eine bekannte, wenngleich erstaunliche Tatsache, wie Kinder mit schwerer CP, die kaum frei gehen können, sich auf Skiern recht geschickt fortbewegen, dabei wesentlich „normaler“ aussehen und von einem therapeutischen Skikurs meist deutlich gebessert zurückkommen.

14.7 10 Merksätze zur Zerebralparese

Die komplexe Theorie und Therapie des Bobath-Konzepts und seiner neurophysiologischen Grundlagen sei abschließend noch einmal in einfache, kurze Merksätze gefaßt.

1. Spastizität

CP bedeutet nicht „spastische Muskeln“, sondern Muskelhypertonus (oder -hypotonus) aufgrund einer zerebralen Fehlregulation.

2. Tonussenkung

Reflexhemmende Ausgangsstellungen (siehe 14.2.3/A) sollen einen gesteigerten Muskeltonus senken.

3. Auslösung tonischer Reflexe

An einigen wenigen Körperpunkten sind beim zerebralparetischen Kind besonders leicht Tonuserhöhungen (tonische Reflexaktivität) auszulösen. Eine Berührung dieser Areale (vor allem Fußballen, Nacken sowie Lippen und perioraler Bereich) sollte daher beim Umgang mit dem Kind nach Möglichkeit vermieden werden.

4. Tonussteigerung

Tonussteigernde Maßnahmen können einen zu niedrigen Muskeltonus anheben – generell oder einzelne Muskelpartien betreffend (**Tapping,** Druck, **Ko-Kontraktion**).

5. Schlüsselpunkte

Die Schlüsselpunkte (Kontrollpunkte) der Therapie liegen proximal, die Spastizität tritt am deutlichsten distal in Erscheinung: Therapie manipuliert also proximal, der Therapieeffekt hingegen ist in anderen (distalen) Körperregionen zu erwarten. Diese Tatsache ist für Eltern nicht leicht verständlich und sollte immer erläutert werden.

6. Fazilitation

Die Fazilitation von Schlüsselpunkten aus stellt ein dynamisches Konzept dar, das gleichzeitig die *behindernden* tonischen Reflexe hemmt und Bewegungen physiologisch richtig anbahnt.

7. Primäre/Pathologische Bewegungsmuster

Primäre Bewegungsmuster (früher als „primitive Muster" bezeichnet) bedeuten statomotorische Retardierung, eine deutliche Entwicklungsverzögerung gegenüber der Altersnorm (z.B. 10 Monate altes Kind bewegt sich wie ein 2 Monate altes, siehe auch Kap. 3).

Als pathologische Bewegungsmuster werden solche außerhalb physiologischer Entwicklungsmuster bezeichnet (z.B. 10 Monate altes Kind weist ein Streckmuster der unteren Extremitäten auf, das zu keinem physiologischen Entwicklungsschritt paßt und normalerweise in keinem Lebensalter vorkommt).

Primäre Muster (also die Entwicklungsverzögerung) können allerdings durchaus Vorläufer einer CP sein; eine deutliche Entwicklungsverzögerung im statomotorischen Bereich kann eine CP ankündigen. Daher Vorsicht mit der Diagnose „Spätentwickler".

8. Therapieplan

Das Bobath-Konzept hält sich in seinem Therapieplan an die physiologische Reihenfolge, in der das Kind normalerweise statomotorische Leistungen erlernt. Daher ist etwa die Fazilitation des Gehens unsinnig, solange das Stadium des freien Sitzens noch nicht erreicht wurde.

9. Entwicklungsförderung

Das Bobath-Konzept ermöglicht aufgrund seiner neurophysiologischen Basis auch die Förderung statomotorischer Leistungen bei reiner Entwicklungsverzögerung. So können etwa bei stark hypotonen Kindern (**„floppy infant"**) oder bei Säuglingen nach langen schweren Erkrankungen Entwicklungsstufen in der Therapie nachvollzogen bzw. erarbeitet werden. Diese therapeutische Förderung führt oft zu erstaunlichem Aufholen der verzögerten Entwicklung des Kindes.

10. Handling

Als Handling wird die Handhabung des zerebralparetischen Sauglings bezeichnet, die beim Füttern, Tragen, Baden, Wickeln, Umdrehen, Aufsetzen, An- und Ausziehen etc. Techniken anwendet, wie sie aus dem Bobath-Therapiekonzept entwickelt wurden. Das Handling wirkt der Entwicklung pathologischer Bewegungsmuster entgegen und ergänzt damit die Physiotherapie ganz wesentlich (Hochleitner, 1979), da es – im Vergleich zur bloß 1- bis 2mal wöchentlichen Krankengymnastik – praktisch rund um die Uhr angewandt werden kann.

Eltern können durch bloßes Beobachten nicht die Physiotherapie nach dem Bobath-Konzept erlernen; Eltern sollten aber das Handling als zentral wichtige Therapieergänzung perfekt beherrschen (Der Video-Film „Das Handling“ kann unter der Telefon-Nr. 0043/316/385-2367 oder der Fax-Nr. 0043/316/385-2045 bestellt werden und wird per Nachnahme geliefert.).

14.8 Das Vojta-Konzept

14.8.1 Vorbemerkung

Der Neurologe *Dr. Vaclav Vojta* entwickelte in den 70er Jahren durch intensive Beschäftigung mit behinderten Kindern eine nach ihm benannte Entwicklungsdiagnostik sowie eine Therapieform zur Behandlung von Zerebralparesen etc.

14.8.2 Entwicklungsdiagnostik

Vojta unterscheidet zwischen einer **motorischen Ontogenese,** einem genetisch determinierten, artspezifischen Programm für die Entwicklung der Motorik, das sich unabhängig von Übung oder Training vollzieht, und einer **posturalen Ontogenese,** ein ebensolches Programm für die automatische Haltungssteuerung (Vojta, 1989).

Neben der Beurteilung der Spontanmotorik in RL und BL und der Reflexologie versuchte *Vojta* angesichts einer großen Streubreite normaler motorischer Entwicklung, ein objektives, von der Motivation des Kindes unabhängiges diagnostisches Instrumentarium in Form der **Lagereaktionen** zu entwickeln:

1. Traktionsreaktion
2. Landau-Reaktion
3. axillare Hängereaktion
4. Seitkippreaktion nach *Vojta*
5. horizontale Seithängereaktion nach *Collis/Vojta*
6. vertikale Hängereaktion nach *Peiper/Isbert*
7. vertikale Hängereaktion nach *Collis*

Zur Durchführung dieser Lagereaktionen wird das Kind in rascher Abfolge vom Untersucher in bestimmte, standardisierte, zum Großteil hängende und für das Kind unerwartete Körperpositionen gebracht.

Ganz bestimmte, reproduzierbare Reaktionsmuster sollen nun das motorische Entwicklungsniveau des Kindes exakt widerspiegeln („Lagereaktion"). Vor allem in Fällen ohne Motivation oder gar bei Gegenwehr des Kindes sollen die Lagereaktionen ein rasches und objektives Bild des aktuellen Entwicklungsstandes geben.

Zudem sollen sie nicht nur Störungen im motorischen Bereich (CP), sondern auch Entwicklungsrückstände anderer Genese wie etwa „früh manifeste neurodegenerative Erkrankungen, schwere Oligophrenien und angeborene Stoffwechselstörungen" erkennen lassen (Vojta 1988).

Der Wert der Methode als ergänzende Diagnostik in Fällen unklarer statomotorischer Retardierung etc. ist unbestreitbar. Sie allein gibt jedoch wenig Auskunft über die Art der individuellen statomotorischen Problematik des einzelnen Kindes oder etwa über die Schwerpunkte seiner pathologischen Bewegungsmuster.

Ein umfassendes **Assessment** – also einen umfassenden physiotherapeutischen Untersuchungsbefund nach möglichst mehrmaliger Beobachtung des Kindes in verschiedenen Situationen und Verfassungen – ersetzt sie nicht.

14.8.3 Vojta-Therapie

V. Vojta geht davon aus, daß „alle Bausteine der Motorik im Zentralnervensystem veranlagt sind", sogenannte „Koordinationskomplexe alle für die Fortbewegung des Menschen notigen Voraussetzungen zur Koordination der Muskelgruppen enthalten" und nach Schädigung im Sinne einer CP lediglich die „Zugänge zu physiologischen Haltungs- und Bewegungsmustern blockiert“ seien.

Die Reflexbewegungen („Koordinationskomplexe“) des **Reflexkriechens** und des **Reflexumdrehens** konnte *Vojta* zuerst bei der fixierten CP, später aber auch beim gesunden Neugeborenen beobachten.

Kerngedanke der Therapie ist es, die pathologische motorische Entwicklung bei der CP durch Anwendung der **reflexveranlagten Lokomotion** zu verhindern. Das Lokomotionsprinzip soll die Fixierung der pathologischen Stereotypie bei der CP auflösen und dadurch die weitere normale motorische Entwicklung möglich machen.

V. Vojta fand empirisch 10 Druckpunkte am Körper, die er „Zonen“ nennt und von denen aus motorische und vegetative Antworten (Reaktionen) auslösbar sind.

Mit „3-dimensionalem Druck“ sollen die bei CP blockierten Bewegungsmuster gebahnt werden. Innerhalb der genau definierten „Zonen“ werden Rezeptoren gereizt, die über afferente (aufsteigende) Bahnen ins ZNS weiterleiten. Über efferente (absteigende) Bahnen kommt es hierauf nicht nur zu einer vegetativen Antwort, sondern auch zu einer unbewußten koordinierten motorischen Antwort.

Es entsteht eine **reflexogene Fortbewegung,** indem bestimmte Muskelgruppen aktiviert werden, die den Koordinationskomplexen entsprechen.

Beispiel

Durch Druck auf den Epicondylus medialis humeri kontrahieren sich Muskelgruppen, die

- das Schulterblatt fixieren,
- eine Reflexbewegung des gleichseitigen Armes nach hinten hervorrufen,
- den gleichseitigen Schultergürtel aufrichten,
- das Gleichgewicht der äußeren und inneren Rotation im Schultergelenk herstellen,
- das Schultergelenk sichern und
- den gesamten Unterarm fixieren (in Pronation, radialer Abduktion, Dorsalflexion der Hand und Faustschluß).

Das Muster der aufgelisteten Aktivitäten will als Analogon eines Ellbogenstützes verstanden werden. Dieser werde hier sozusagen vorbereitet.

Durch Bahnung über die Druckpunkte kann ein zu niedriger (hypotoner) oder zu hoher (hypertoner) Muskeltonus innerhalb weniger Minuten normalisiert werden (Vojta, 1988).

Die Therapie der Druckpunkte soll mehrmals täglich einige Minuten lang durchgeführt werden; die Auswahl bestimmter Druckpunkte richtet sich nach der vorherrschenden Problematik des Kindes und kann von der Therapeutin ständig modifiziert werden.

Die Vojta-Therapie wird anfangs von der Krankengymnastin durchgeführt und soll von den Eltern bald erlernt werden. Sie ist vom ersten Lebenstag an anwendbar, man ist nicht auf die Kooperation des Kindes angewiesen.

Zur Behandlung von kongenitalen Plexusparesen (siehe 2.2.1.7) oder Myelomeningozelen (MMC, siehe 2.4.2.3) stellt sie die Therapie der Wahl dar. Überdies scheint sie sich besonders bei Kindern, die unter einer Therapie nach dem Bobath-Konzept wenig Fortschritte zeigen, als alternative Behandlungsmethode zu eignen. Über die Anwendung beider Behandlungstechniken bei ein und demselben Kind sind die Auffassungen geteilt.

Der Kampf um die „Reinheit der Lehre“, streitbar geführt von seiten des Ehepaars *Bobath* und nicht weniger *V. Vojtas,* hat die Verzahnung der beiden Therapiekonzepte über viele Jahre nicht gerade gefördert.

Hunderte Krankengymnastinnen und Krankengymnasten sind heute sowohl nach dem Bobath-Konzept als auch nach der Vojta-Methode ausgebildet. In praxi hat sich gezeigt, daß die wahlweise Anwendung der Methoden – den Bedürfnissen des Kindes angepaßt – die besten Ergebnisse zeitigt.

Das Verdienst dieser sicher fruchtbaren Ergänzung beider Behandlungsmethoden gebührt allen diesen Krankengymnastinnen und Krankengymnasten.

14.9 Konduktive Förderung nach Petö

14.9.1 Vorbemerkung

Der ungarische Neurologe *Dr. András Petö* (1893 – 1967) entwickelte nach Heilungserfolgen an gehbehinderten Kindern in den 40er Jahren in Wien die Philosophie der **Konduktiven Förderung,** die eine Synthese von Entwicklungs-, Lern- und Erziehungsprozessen bei Kindern mit Zerebralschäden anstrebt.

Neben dem Petö-Institut in Budapest existieren „Zentren für konduktive Edukation" in Deutschland, Großbritannien, Japan und Österreich. Sie bieten vorwiegend Kindern mit CP, aber auch mit anderen neurologischen Erkrankungen eine umfassende Diagnostik und Therapie an.

Nach *Petö* stellt eine CP eher eine **Dysfunktion** (Lernhindernis) dar, die durch besondere Förderung überwunden werden kann. Ziel sind die maximale Unabhängigkeit von Hilfsmitteln und Personen sowie die Voraussetzungen für ein vollintegriertes Leben. Am Ende soll die **Orthofunktion** stehen, sowohl in motorischen als auch in intellektuellen, sozialen, emotionalen und lebenspraktischen Bereichen.

14.9.2 Methoden

Die Konduktive Förderung ist zielorientiert, nicht ursachenorientiert. Sie geht von der Formungsfähigkeit (Plastizität) des Gehirns aus, das über die Verbindung von Sprache, Rhythmus, Bewegung und gemeinschaftlichem Imitationslernen seine Schädigungen kompensieren kann.

In einer schlichten und reizarmen Atmosphäre machen Pritschen (Eßtisch und Bett in einem) und Stühle (Sitzgelegenheit und Gehhilfe in einem) wesentliche Einrichtungsgegenstände aus. Rollstühle werden nicht verwendet. Hier üben, essen, spielen und schlafen die etwa 4- bis 10jährigen Kinder.

Es wird auf eine feste Strukturierung des Alltags im Internatsbetrieb Wert gelegt. Belohnungen wie etwa Gutpunkte haben einen fixen Platz in der Erziehung. **Rhythmisches Intendieren,** also rhythmisches Sprechen und/oder Singen, soll jede Planung und Ausführung von Tätigkeiten begleiten und unterstützen.

Eine **Konduktorin** – nach einer 4jährigen Ausbildungszeit ausgezeichnet geschult – soll gleichzeitig die Aufgaben einer Erzieherin, Krankenschwester, Krankengymnastin, Ergotherapeutin, Logopädin, Heilpädagogin und Lehrerin übernehmen.

Für die Versorgung der Kinder steht außerdem ein ambulantes Frühförderzentrum mit Elternschule zur Verfügung.

Das gesamte Entwicklungskonzept wird unter ärztlicher Leitung somit als umfassender Erziehungs- und Lernprozeß organisiert.

Übersteigt die Behinderung ein gewisses Ausmaß, ist die Anwendung der konduktiven Edukation nach Petö nicht möglich. Dies gilt für Kinder mit schweren epileptischen Anfällen, für schwerstbehinderte sowie für seh- und hörgestörte Kinder.

Ziel der Konduktiven Edukation soll die Persönlichkeitsentfaltung des Kindes sein. Einerseits wird auf diese Entfaltung wertgelegt, indem Ästhetik, körperliches und geistiges Wohlbefinden und Kommunikationsfähigkeit ineinandergreifend einbezogen werden.

Andererseits könnten die starke Integration in den Gruppen, die strenge Strukturierung des Tagesablaufs und die angeführten Methoden (wie z.B. das rhythmische Intendieren) die Individualität und Eigeninitiative des Kindes einengen.

Dies mag angesichts unterschiedlicher Erziehungsmodelle nicht immer Anklang finden.

Es wäre aber sicher wertvoll, die von *B.* und *K. Bobath* sowie von *V. Vojta* entwickelten Therapiekonzepte in das edukative Förderungskonzept nach Petö zu integrieren, zumal alle drei großen Therapiekonzepte ein Ziel haben: die Förderung der Selbständigkeit des Kindes.

14.10 Behandlung nach Doman-Delacato

Der amerikanische Neurologe *Temple Fay* (1895–1963) hatte in den 40er Jahren ein Therapieprinzip der „phylogenetisch begründeten Kriechmuster“ entwickelt, die er als Vorstufen für die Entwicklung höherer Fortbewegungsarten ansah.

Kernstück des später von *Glenn Doman* und *Carl H. Delacato* entwickelten „Behandlungsprogramms für gehirnbehinderte Kinder" ist die Erstellung eines Entwicklungsprofils.

Hierbei wird der Entwicklungsstand des Kindes in den Funktionen motorische Beweglichkeit, Sprache, Handfunktion, visuelles und akustisches Erkennungsvermögen und Tastvermögen bestimmt.

Dieses Profil ordnet das Kind einer bestimmten Gehirnreifungsstufe zu (z.B. „Medullakind"); dementsprechend werden die therapeutischen Ziele festgelegt:

Die Kriechmuster werden bei schwerer Zerebralparese von 3 bis 5 Krankengymnasten (!) rhythmisch durchgeführt, später sollen sie vom Kranken selbst ausgeführt werden.

Die Behandlungsprogramme dauern 5 bis 8 Minuten, sollen aber halbstündlich (!) über den ganzen Tag verteilt durchgezogen werden. Ergänzt wird diese motorische Therapie durch bestimmte, dem sensorischen Niveau des Kindes angepaßte Sinnesreize (Lichtblitze, schrille Geräusche, evtl. Geruchsreize und Hautreize) sowie durch die Anwendung CO_2-angereicherter (Ausatmungs-) Luft.

Alles, was diesen strengen Rhythmus unterbricht (z.B. Kindergarten), wird abgelehnt.

Kommentar: Die Befolgung von Behandlungsanweisungen im Halbstundenrhythmus vernachlässigt andere Anliegen innerhalb des Familienverbands; die Androhung von Mißerfolg bei geringsten Therapieausfällen ist ein zwar bekanntes, trotzdem immer unseriöses Mittel.

Wissenschaftlich nicht nachvollziehbare Bestandteile der Behandlung sind die Anwendung des Kohlendioxids durch Rückatmung der eigenen Atmungsluft und bestimmte „gehirnentwässernde" Diäten.

Die Behandlungsform nach *Doman-Delacato* basiert auf einer überschätzten Bedeutung der **Kriechmuster;** sie wurde niemals weiterentwickelt und überzeugt weder vom therapeutischen Prinzip noch von den praktischen Erfolgen her. Weniger die Richtlinien der Behandlung nach *G. Doman,* vielmehr seine herausragende persönliche Überzeugungskraft und die von ihm in Aussicht gestellte Heilung im Falle konsequentester Therapiebefolgung haben zur Verbreitung seiner Thesen geführt.

Dazu kommt eine geradezu sektenähnliche Form der Therapieverbreitung, die abzulehnen ist.

Die Behandlung der CP nach Doman-Delacato ist kein akzeptables Therapiekonzept zur Behandlung der Zerebralparese.

14.11 Versorgung mit Hilfsmitteln

14.11.1 Vorbemerkung

Die **Neuroorthopädie** bietet verschiedenartige, individuell ausgewählte und zugerichtete Hilfsmittel an, die in der überwiegenden Zahl eine entscheidende Hilfe für das zerebralparetische Kind bringen. Für formende Hilfsmittel wird der frühestmögliche Zeitpunkt der beste sein, für solche, die dem Kind Entlastung bringen, ihm Arbeit abnehmen, wird eher ein später Zeitpunkt zu wählen sein.

Wenige Hilfsmittel werden von den Kindern als angenehm empfunden werden, die meisten jedoch als störend, einengend. Hier gilt es also mit Behutsamkeit vorzugehen. Leider sind Druckstellen – meist hervorgerufen durch den „Widerstand" hypertoner Muskelgruppen – im Rahmen der Hilfsmittelversorgung nicht immer zu vermeiden. Gerade deshalb muß nach solchen Druckstellen (auch wenn das Kind keine Schmerzempfindung angibt!) immer sehr sorgfältig gefahndet werden.

Im folgenden sind die Grundzüge der Versorgung schematisch beschrieben; im Einzelfalle wird eine optimale Versorgung jedoch nur mit Einfühlungsvermögen, Kreativität und großer Erfahrung zu erreichen sein.

14.11.2 Schuhversorgung

Nur in Fällen schwerster, dekompensierter Fußdeformitäten (z. B. neurogener Klumpfuß) muß ein lederner sogenannter Innenschuh oder ein echter, hoher „Orthopädenschuh" getragen werden. Letzterer wird – infolge seiner Auffälligkeit – von den Kindern verständlicherweise ziemlich abgelehnt. In den meisten Fällen werden sogenannte „orthopädisch zugerichtete Schuhe" genügen. Als Grundregel für eine solche Versorgung soll gelten:

- Die Schuhe sollen aus Leder und fest gebaut sein, damit sie dem Fuß einen guten Halt bieten. Immer ist daran zu denken, daß eine Fußdeformität einen Schuh wesentlich schneller ruiniert. Er hält oft nicht länger als einige Monate und ist dann irreparabel abgetreten.
- Eingebaute Versteifungen des Schuhschafts – unter Freilassung der Achillessehne – helfen, die Fußachsen effektiv zu korrigieren und stabilisieren die Sprunggelenke.
- Mit einer Schuhaufdoppelung kann eine Beinlängendifferenz ausgeglichen werden (Faustregel: die Hälfte der gemessenen Differenz wird aufgedoppelt). Achtung: **Pseudo-Beinlängendifferenz** bei CP (siehe 4.3.1).
- Die Innenrand- oder Außenranderhöhung korrigiert den Knick-Senk-Fuß bzw. Klumpfuß. Diese korrigierende Maßnahme ist auch ausgezeichnet durch
- eingebaute Einlagen, die medial im Schuh das Fußgewölbe stützen, zu erreichen.
- Eine Absatzverbreiterung stabilisiert das Auftreten (z.B. bei Ataxie). Manche Sportschuhe sind übrigens so gebaut.

14.11.3 Orthopädische Hilfsmittel

- **Bauchliegekeil** (Abb. 10): Er eignet sich ausgezeichnet für Säuglinge und Kleinkinder mit einer CP, wenn sie die Oberkörperaufrichtung bzw. den Ellbogen- oder Handstütz (noch) nicht beherrschen. Mit diesem individuell angefertigten Hilfsmittel werden Arme und Hände für spontane Aktivität frei. Eine
- Hängematte kann – im Gitterbett befestigt – entsprechend ihrer konkaven Form der Opisthotonushaltung eines spastischen Kindes (in RL) entgegenwirken. Ständige Beobachtung ist allerdings geboten, weil sich Kinder leicht in die Seit- oder gar BL weiterdrehen. Damit würde dann der gegenteilige Effekt einer vermehrten Streckung eintreten!
- Sitzschalen bringen das Kind in eine *reflexhemmende Position.* Durch optimale Stellung von Becken und Oberschenkel in einer symmetrischen Sitzhaltung stabilisieren sie die Wirbelsäule bei Freilassen des Schultergürtels und der Arme. Ein zusätzlicher **Abduktionskeil** aus weichem Material kann geeignet sein, der spastischen Hüftadduktion entgegenzuwirken. Das

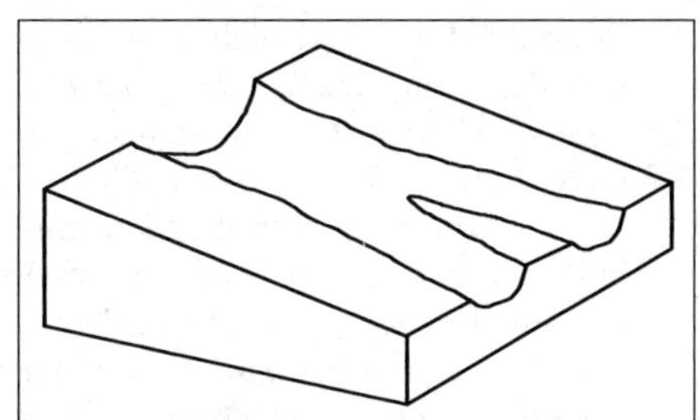

Abb. 10
Individuell angefertigter Bauchliegekeil aus Schaumstoffmaterial

- **Stehbrett** ist oft die einzige Möglichkeit, z.B. ein tetraparetisches Kind in eine aufrechte Position zu bringen, ohne die Aktivität tonischer Reflexe zu verstärken. Die verfrühte Anwendung dieses Hilfsmittels kann allerdings die Entstehung einer neurogenen Skoliose fördern.
- **Kunststofforthesen** aus leichtem Material (z.B. Orthoplast®), die als Unterschenkelschalen mit einem aufsetzbaren Schienbeindeckel (Doppelschalentechnik) das Sprunggelenk in den rechten Winkel korrigieren, wirken so dem Spitzfuß entgegen.
  Besonders bewährt haben sich **Nachtliegeschalen** zur Spitzfußkorrektur während des Schlafs. Immer ist zu bedenken, daß Kinder den exakt angepaßten Hilfsmitteln rasch entwachsen, Säuglinge innerhalb von Wochen, Kleinkinder innerhalb von Monaten.
- **Stützapparate** sind – ein- oder zweigelenkig – aus Metallstäben und Lederringen konstruiert. Erstere können an Knie- bzw. Sprunggelenken mit (feststellbaren) Scharniergelenken versehen sein, letztere umfassen den Ober- und Unterschenkel („Schienen-Schellenapparate“). Stützapparate für die unteren Extremitäten können wesentlich zur Verbesserung von Haltungs- und Bewegungsfunktionen beitragen, wenn die Krankengymnastik allein keine entscheidenden Fortschritte erzielen kann.
  Diese Art der „endgültigen“ Versorgung sollte bei CP nicht zu früh eingesetzt werden – sie ist hier keine Förderung in Richtung einer Verbesserung, sondern unterstützt sozusagen einen Endzustand.
  Bei neuromuskulären Erkrankungen werden Stützapparate eingesetzt, um Restfunktionen der Statomotorik zu einer rollstuhlunabhängigen Fortbewegung zu nützen.

- **Spezialräder** mit seitlichen Stützrädern ermöglichen dem Kind, sich sitzend in *reflexhemmender Stellung* fortzubewegen, und zwar mit dissoziierten Beinbewegungen (und meist mit Vergnügen!).
- **Gehhilfen:** In Fällen schwerer CP ist ein freies Gehen niemals oder nur über kurze Strecken möglich, ein Rollstuhl jedoch keineswegs indiziert. In diesen Fällen (z.B. spastische Diplegie mit überwiegendem Beugetonus) können 4-Fuß-Gehhilfen oder Rollatoren (Abb. 11) die Fortbewegung soweit unterstützen, daß das Kind sich selbständig fortbewegen kann.
  Unterstützt wird hier das maximal erreichbare motorische Niveau, weshalb Gehhilfen ebenfalls erst möglichst spät eingesetzt werden sollten. Es ist zu betonen, daß das Erreichen eines motorischen „Plafonds" die weitere Krankengymnastik keineswegs überflüssig macht. Im Gegenteil, meistens kann nur durch weitere regelmäßige Therapie das statomotorische Niveau über Jahre erhalten werden.
- **Rollstuhl:** Die Anschaffung eines Rollstuhls ist immer ein schwerer, aber entscheidender Schritt im Leben eines Heranwachsenden, der in folgender Hinsicht besonders gut überlegt sein will:
  - Skoliose: Zerebralparesen – und mehr noch degenerative Erkrankungen wie z.B. Muskeldystrophien – werden im Rollstuhl meist rasch schlechter. Die Entscheidung zum Rollstuhl ist jedoch nicht mehr rückgängig zu machen. Es ist zu bedenken,

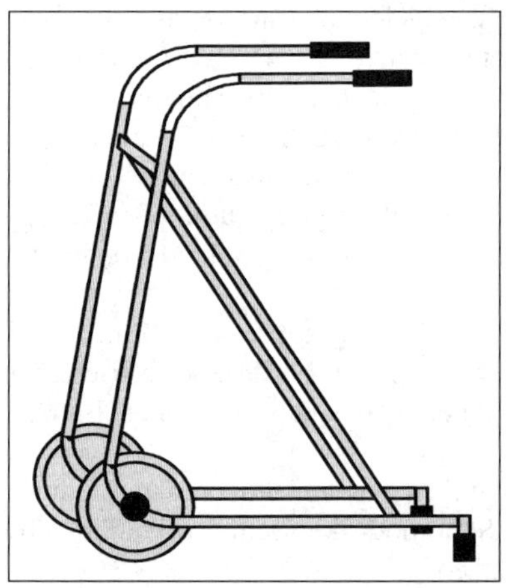

Abb. 11 Gehhilfe „Rollator"

daß eine Verschlechterung einer Skoliose bald die Verschlechterung der Atemfunktion nach sich zieht, welche ja letzten Endes die Lebenserwartung begrenzt.
  - Die Möglichkeit nur teilweiser Rollstuhlverwendung (z.B. für die Schule) sollte vorher klar erörtert werden.
- **Mieder (Korsett):** Zusätzlich zur krankengymnastischen Übungsbehandlung wird in Fällen progredienter Skoliose das Tragen eines Mieders (Korsetts) angezeigt sein. Aus verschiedenen Materialien gefertigt, korrigieren sie die Seitverbiegung der Wirbelsäule weniger passiv, sondern regen den Patienten durch entsprechende Muskelaktivierung zu einer aktiven Korrektur an (z.B. **Milwaukee-Mieder).**

14.11.4 Gipsversorgung

Redressierende (= korrigierende) Gipse zur Behandlung der CP haben prinzipiell eine ähnliche Funktion wie Orthesen. Sie werden jedoch in Allgmeinnarkose (!) angelegt, also in einem Zustand, in dem der erhöhte Muskeltonus medikamentös herabgesetzt ist. In diesem muskelrelaxierten Zustand ist eine Korrektur eines Spitzfußes besser möglich. Der Gips kann in der korrigierten Stellung angelegt werden und durch seine redressierende Wirkung die Spitzfußtendenz eines Kindes in wenigen Wochen deutlich verbessern.

Drei Punkte müssen dabei jedoch besonders beachtet werden:
- Therapeutische Gipse können die Krankengymnastik niemals ersetzen.
- Da in Narkose angelegt, bergen redressierende Gipse besonders die Gefahr von Druckstellen.
- Nur eine exakte krankengymnastische Nachbehandlung **schon während** der und dann im Anschluß an die Gipsbehandlung kann das erzielte Korrekturergebnis erhalten.

14.12 Operative Therapie

14.12.1 Vorbemerkung

Operative Behandlungsmethoden spielen bei der CP seit der ersten Tenotomie von *W. J. Little* (1838) immer eine bedeutende Rolle. Die Technik ist heute ausgereift. Die Schwierigkeit liegt mehr in der Beurteilung, in der Entscheidung, was, wieviel und zu welchem Zeitpunkt zu operieren ist (Evans, 1966).

Operative Eingriffe dienen in erster Linie der Funktionsverbesserung. Versuche, das bestehende Aktivitätsmuster zu verbessern, enden gewöhnlich in einem Desaster (Eggers, 1963).

Ungemein wichtig für den Erfolg chirurgischer Maßnahmen ist die enge und konstante Zusammenarbeit des Operateurs mit der neuroorthopädisch geschulten Krankenschwester und der behandelnden Krankengymnastin. Beide sollten in die gesamte konservative und operative Therapieplanung mit einbezogen werden (Murri, 1980, 1990).

Als Risikofaktoren für einen operativen Eingriff nicht zu unterschätzen sind

- der perioperative Streß für das Kind,
- die mögliche Abnahme der Muskelkraft durch Muskelverlängerungen oder -verpflanzungen und
- die postoperative Gipsfixation; sie ist in fast allen Fällen unerläßlich, sollte aber so kurz wie möglich gehalten werden, da die lange Ruhigstellung sonst unweigerlich Funktionsverluste nach sich zieht.

Folgende Operationsmethoden seien erwähnt:

14.12.2 Umlagerungsosteotomie der Hüfte (Abb. 12 u. 13)

Operationsmethode, die den Neigungswinkel des Oberschenkelhalses so verändert, daß eine möglichst optimale Kongruenz des Hüftkopfes mit der Hüftpfanne gewährleistet wird.

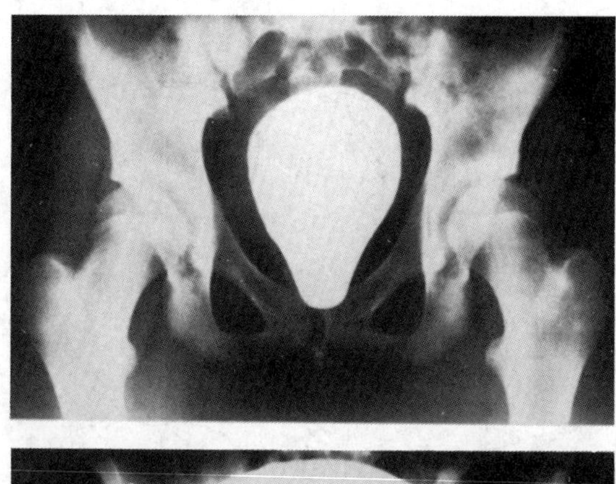

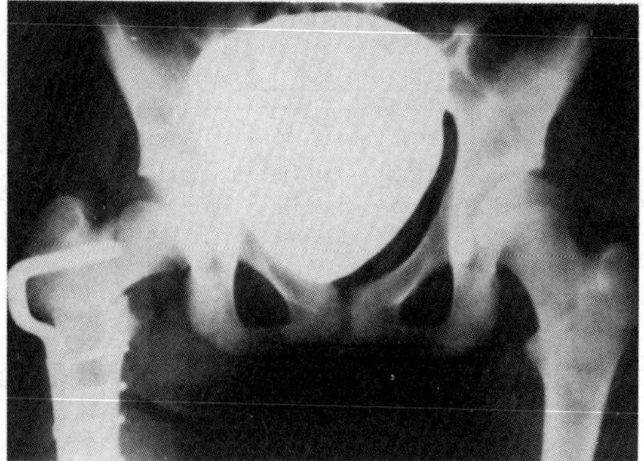

Abb. 12 Varisierende Umlagerungsosteotomie der rechten Hüfte (oben präoperativ, unten postoperativ)

Als unvermeidbarer Nebeneffekt der Operation tritt bei diesen sogenannten **varisierenden Osteotomien** eine gleichseitige Beinverkürzung um 1 bis 2 cm ein.

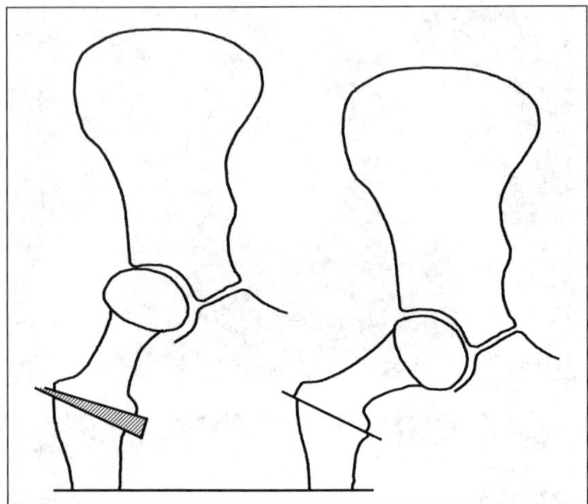

Abb. 13 Umlagerungsosteotomie: Nach Entfernung eines Knochenkeils paßt der Hüftkopf optimal in die Hüftpfanne. Aus der Skizze wird die Beinverkürzung verständlich.

14.12.3 Pfannendach-plastische Operation des Hüftgelenks (Abb. 14 u. 15)

Wie aus der Abbildung ersichtlich, wird in einer aufwendigen Operation durch Verschiebung von Hüftknochenteilen eine neue Hüftpfanne konstruiert. Das Verfahren wird vorwiegend bei schwerer Hüftgelenksluxation angewandt, wie sie bei schwerer CP nicht angeboren, sondern infolge pathologischer Imbalance der Hüftmuskulatur erst sekundär entstanden ist.

14.12.4 Achillessehnenverlängerung

Technisch einfache Methode, durch einen Z-förmigen oder T-förmigen Schnitt die verkürzte Achillessehne zu verlängern (Abb. 16).

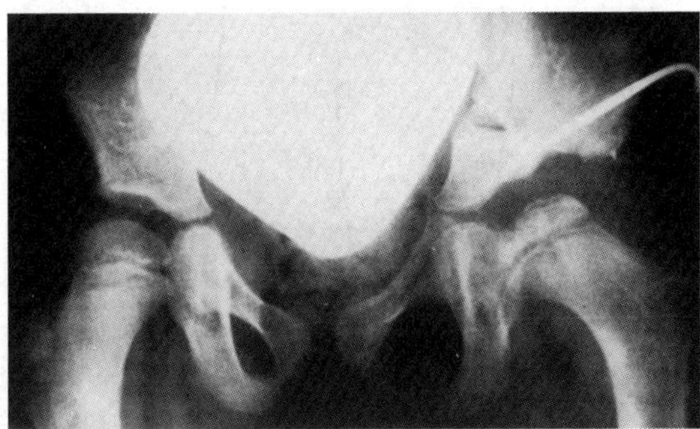

Abb. 14 Beckenosteotomie nach Chiari (in Abb. 15 schematisch erläutert)

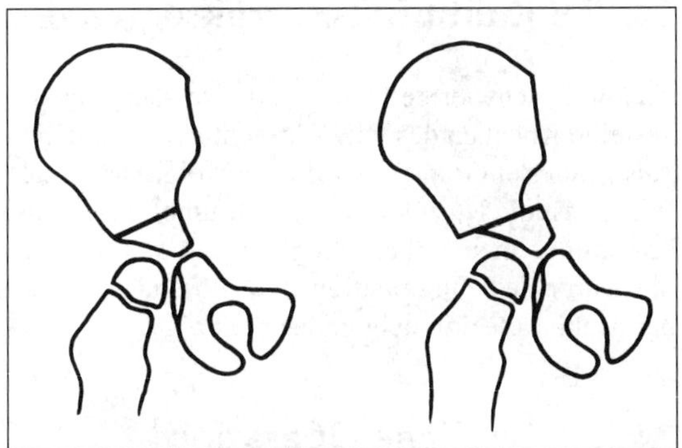

Abb. 15 Schematische Darstellung einer Beckenosteotomie nach Chiari, mit der eine neue Hüftpfanne aufgebaut wird.

Die Kunst des Operateurs besteht vielmehr darin, in Anbetracht von potentieller Progredienz und den Wachstumsphasen eines Kindes den Operationszeitpunkt richtig zu wählen sowie das Ausmaß der Verlängerung richtig zu dosieren.

Eine zu starke Verlängerung der Achillessehne kann – besonders bei muskelkranken Kindern – u. U. zu einer derartigen Instabilität im Sprunggelenk führen, daß freies Gehen verschlechtert oder gar unmöglich wird (!).

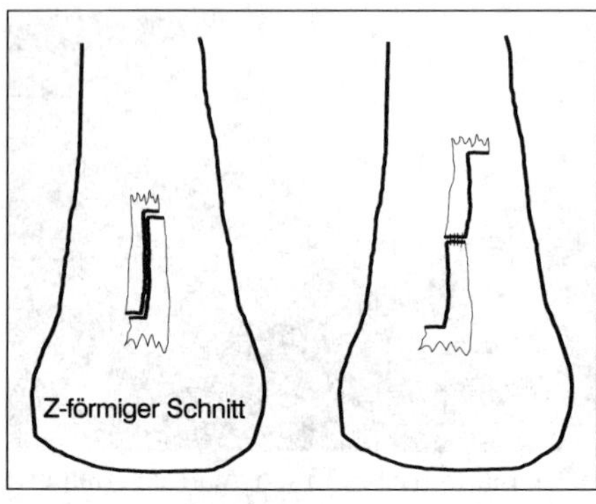

Abb. 16 Schema der operativen Achillessehnenverlängerung

14.12.5 Klumpfuß-Korrektur (siehe auch 2.4.2.4)

Technisch schwierige Methode, die versucht, mehrere, zueinander fehlgestellte Knochen des Fußes in richtigen räumlichen Bezug zu bringen. Aus zweierlei Gründen wird der Erfolg manchmal sehr begrenzt sein: Erstens ist die Korrektur der geschrumpften Gelenkkapsel und -bänder oftmals nur unzureichend möglich, und zweitens wird mit der Operation die neuronale Fehlregulation als auslösendes Agens nicht beseitigt. Eine hartnäckige Rezidivneigung ist die Folge.

14.12.6 Skoliose-Operation

Zerebralparesen und insbesondere neuromuskuläre Erkrankungen entwickeln oft schwere Skoliosen und/oder Kyphosen. Die aufwendige operative Korrektur solcher (oft fixierten) Fehlhaltungen gegen Wachstumsende muß beinhalten:

- wochenlange konservative Vorbehandlung, die die fixierte Skoliose lockern soll, und
- operative Aufrichtung der Skoliose und Fixierung der einzelnen Wirbelkörper an einem implantierten Metallstab.

Die Methode führt zur Versteifung der betroffenen Wirbelgelenke, jedoch zu keiner wesentlichen Bewegungsbehinderung. Der Metallstab wird erst Jahre später entfernt, wenn die Wirbelgelenke fest verwachsen sind.

Obwohl der Eingriff technisch schwierig und aufwendig ist, besteht die zentrale Problematik in der Indikationsstellung: Nur langsame oder fehlende Progredienz der Erkrankung und optimale Langzeit-Kooperation des Kranken garantieren den guten Erfolg.

Bislang war die Implantation eines Metallstabs fixer Länge für ein Kind mit schwerer Skoliose nicht denkbar, solange sein Skelett wuchs. Jüngst wurden nun Techniken entwickelt, die eine sukzessive mechanische Verlängerung des implantierten Metallstabs von außen zulassen. Ob sich diese Methode etablieren kann, wird in größeren Serien überprüft werden müssen (V. Dubowitz, 1989, persönliche Mitteilung).

Nur mit großer neuroorthopädischer Erfahrung sollten die Methoden der **Adduktorenverlagerung** (z.B. nach *Donovan* und *Stephenson)* oder der **Verlagerung des M. iliopsoas** angewandt werden. Erstere versucht die Oberschenkeladduktoren durch operative Verlagerung ihres Ansatzes zu Hüftstreckern umzufunktionieren, bei letzterer wird der M. iliopsoas in seinem Ansatz derart verlagert, daß er von einem primären Hüftbeuger und -adduktor zu einem Hüftstrecker und -abduktor wird (Abb. 17).

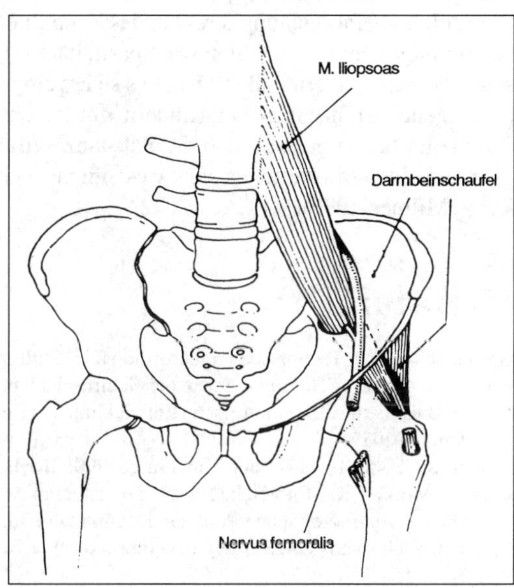

Abb. 17
Verlagerung des M. iliopsoas

Indikationsgebiete für beide Methoden sind die Zerebralparese und vor allem die Myelomeningozele, wenn die zu verlagernden Muskeln ausreichend innerviert sind (d.h., wenn das Niveau der Querschnittsläsion nicht zu hoch liegt).

14.13 Medikamentöse Therapie

Zerebrale Bewegungsstörung bedeutet nicht einen erhöhten Muskeltonus, den man mit tonussenkenden Pharmaka ohne weiteres normalisieren könnte, sie bedeutet eine komplexe zerebrale Fehlregulation in der Koordination von Muskelgruppen, die durch den Ausfall von Gehirnzentren bedingt ist. So ist es verständlich, daß medikamentöse Therapievesuche zur Regulierung (Senkung) des Muskeltonus bei Zerebralparese wenig Bedeutung haben.

Frühe Versuche mit Diazepam (Valium®) und Derivaten erbrachten keinen wünschenswerten Erfolg. Baclophen (Lioresal®) hat sicher einen gewissen, die Spastizität vermindernden Effekt und in jüngster Zeit wurde mehrfach über erfolgreiche intrathekale Applikationen berichtet. Eine solche Verabreichung direkt in das Zentralnervensystem wird aber bestimmten schwersten Fällen von Spastizität vorbehalten bleiben müssen. Als orale Dauermedikation hat es sich wenig bewährt.

Eigene Erfahrungen bei Kindern mit Zerebralparese und starker Spastizität haben gezeigt, daß die Substanz Tetrabenazin den pathologisch erhöhten Muskeltonus ohne wesentliche Nebenwirkungen senken kann (Millner, 1995).

Literatur

Bernbeck R, et al. Technische Kinderorthopädie. Stuttgart: Thieme 1982.

Bobath B. Abnorme Haltungsreflexe bei Gehirnschäden. Stuttgart: Thieme 1976.

Bobath B, Bobath K. Die motorische Entwicklung bei Zerebralparesen. Stuttgart: Thieme 1977.

Bobath K. Das Bobathkonzept. Kinderarzt 1990; 21(6):863–70.

Castillo-Morales R. Motorische Entwicklungstherapie durch frühzeitige Stimulierung von motorischen Punkten. Documenta Pädiatrica 7, Lübeck 1978.

Eggers GWN, Evans EB. Surgery in cerebral palsy. J Bone Joint Surg (A(1963; 54:1275.

Flehmig I. Normale Entwicklung des Säuglings und ihre Abweichungen. 2. Aufl. Stuttgart, New York: Thieme 1983.
Haberfellner H, Richter M. Zur apparativen Therapie orofazialer Dyskinesien bei zerebral bewegungsgestörten Patienten. Fortschr Kieferorthop 1985; 46:224–32.
Hochleitner M. Die Betreuung des zerebral-gestörten Säuglings. Pädiatr Prax 1979; 21:215–20.
Köng E. The very early treatment of cerebral palsy. Dev Med Child Neurol 1966; 8:198–202.
Magnus R. Körperstellung. Berlin: Springer 1924.
Millner MM, Franthal W, Löwenstein E. Tetrabenazin in der symptomatischen Therapie der Spastizität. In: Aktuelle Neuropädiatrie 1994. Rating D, Hrsg. Ciba-Geigy 1995; 356–60.
Murri A. Persönliche Mitteilung 1980 u. 1990.
Phelps HM. The management of cerebral palsies. JAMA 1941; 17:1621–6.
Pohl JF. Cerebral palsy. Bruce: Saint Paul 1950.
Sherrington CS. Reflex inhibition as a factor in the coordination of movements and postures. Q J Exp Physiol 1913; 6:251.
Vojta V. Die zerebralen Bewegungsstörungen im Säuglingsalter. 5. Aufl. Stuttgart: Enke 1988.
Vojta V. Die posturale Ontogenese. Kinderarzt 1989; 20(5):669–74.
Evans EB. The status of surgery of the lower extremities in cerebral palsy. Clin Orthop 1966; 47:127–32.

Anmerkung

Der Video-Film „Das Handling“ kann unter der Telefon-Nr. 0043/316/385-2367 oder der Fax-Nr. 0043/316/385-2045 bestellt werden und wird per Nachnahme geliefert.

Anhang

Der 9teilige Anhang enthält aktuelle Leitlinien der Gesellschaft Neuropädiatrie zur Diagnose und Therapie einiger neuropädiatrischer Erkrankungen.

An der Erstellung dieser Leitlinien waren beteiligt: G. Neuhäuser, H. Bode, R. Korinthenberg, G. Groß-Selbeck und H.E. Boenigk, H. Siemes, F. Hanefeld, G. Jacobi, M. v. Moers, H.J. Christen, weiters die Arbeitsgruppe „Leitlinien“ und der Vorstand der Gesellschaft Neuropädiatrie.

I Abklärung bei mentaler Retardierung

1 Krankheitsbezeichnung

Psychomotorische Retardierung (ICD–10: F89), leichte bis schwerste geistige Behinderung (ICD–10 F70 bis F73)

2 Definition

Als mentale Retardierung bezeichnet man eine Verzögerung der geistigen Entwicklung; nicht selten geht sie mit einem verlangsamten Erwerb statomotorischer Funktionen einher. Sie äußert sich vor allem in veränderten kognitiven, sprachlichen und sozialen Fähigkeiten, auch durch Beeinträchtigung von Kontaktfähigkeit, Konzentration, Aufmerksamkeit, Gedächtnis, Problemlöseverhalten, emotional-affektiven Reaktionen.

Entwicklung vollzieht sich in stetem Wechselspiel zwischen genetisch-konstitutionellen und umweltabhängig interaktionellen Faktoren. Dies ermöglicht Anpassung und Differenzierung, ist aber auch Ursache von Variation und Variabilität. Bei Beurteilung des Entwicklungsstandes ist die Schwankungsbreite der „Norm" in verschiedenen Bereichen zu berücksichtigen. Mentale Retardierung resultiert oft in einer geistigen Behinderung mit Minderung von Intelligenzleistungen und sozialen Fähigkeiten (IQ bzw. SQ unterhalb der Normvariation). Man unterscheidet Lernbehinderung (IQ 85–70), leichte (IQ 69–50), mäßige (IQ 49–35), schwere (IQ 34–20) und schwerste geistige Behinderung (IQ < 20).

3 Ziel der Diagnostik

Zunächst muß der Entwicklungsstand des Kindes in verschiedenen Funktionsbereichen bestimmt werden, sowie seine zeitliche Dynamik („harmonische“ Retardierung, Entwicklungsstillstand oder Entwicklungsknick, Verlust von Fähigkeiten, bleibende Entwicklungsstörung, vorübergehende Verzögerung). Ätiologie und Pathogenese der Entwicklungsstörung sind zu klären.

Da bei Entwicklungsstörungen oft mehrere Funktionsbereiche betroffen sind, ist nach weiteren Symptomen gezielt zu suchen, Maßnahmen der Behandlung und Förderung sind zu planen und einzuleiten, genetische Konsequenzen und Prognose zu bestimmen.

4 Ablauf der Diagnostik

Häufig ist nach Anamnese und klinischem Befund eine hinreichende Stellungnahme möglich; zusätzliche Untersuchungen bringen um so bessere Informationen, je genauer die Indikation gestellt wird.

Anamnese

Das Erheben der Vorgeschichte benötigt Zeit, muß gegebenenfalls in mehreren Sitzungen erfolgen:

- Familienanamnese: Besonders bei Verdacht auf eine genetisch bedingte Störung werden Stammbaumanalysen erforderlich (mindestens drei Generationen).
- Anamnese von Schwangerschaft, Geburt und ersten Lebensmonaten: Erfassen möglicher Komplikationen als Ursache von Entwicklungsstörungen.
- Entwicklungsanamnese: Genaue Rekonstruktion des Entwicklungsverlaufes nach den Angaben der Eltern, ergänzt durch Berichte, illustriert durch Photo- oder Videoaufnahmen.

- Aktuelle Anamnese: Fähigkeiten und Fertigkeiten des Kindes, Sozialverhalten, körperliche Befindlichkeit, Erkrankungen.

Klinische Untersuchung

Das Vorgehen ist dem Alter und Entwicklungsstand des Kindes anzupassen und entsprechend zu modifizieren, Beobachtung spontanen und provozierten Verhaltens steht im Vordergrund; nicht selten sind Kontrolluntersuchungen nötig, um die Wirkung situativer Faktoren zu beurteilen.

- (Neuro)pädiatrische (bzw. kinderpsychiatrische) Untersuchungen, Feststellen der wichtigsten anthropometrischen Daten. Suche nach großen und kleinen Anomalien, Dokumentation qualitativer und quantitativer Veränderungen. Intern-pädiatrischer Befund, neurologischer Befund mit Feststellen eines neurologischen Syndroms (Hypotonie, Spastik, Ataxie, Dyskinesie, Hemisyndrom u.s.w.). Beobachtung von Kontaktverhalten, Reaktionsfähigkeit, Aufmerksamkeit, Konzentration, Anweisungsverständnis, Sprache (Verständnis, Produktion), affektiven Reaktionen u.s.w.
- Entwicklungsdiagnostik. Anwendung von Entwicklungstests (Denver-Developmental Screening-Test, Griffiths-Test, Bayley-Scalen, Münchner Funktionelle Entwicklungsdiagnostik). Erfassen spezifischer Funktionen (z.B. Intelligenz mit HAWIVA oder Kramer-Test, sprachliche Fähigkeiten mit Heidelberger Sprachentwicklungstest. Neuropsychologische Funktionen mit Kaufman-Assessment-Battery (K-ABC) oder TÜKI). Motodiagnostik zur Beteiligung grob- bzw. feinmotorischer Fähigkeiten (MOT 4–6, KTK, LOS-KF 18).
- Vorläufige Diagnose. Vermutung bezüglich der Ätiologie bzw. Pathogenese: Pränatale Ursache, perinatale Komplikationen, postnatale Störung: harmonische Retardierung oder Entwicklungsknick mit Verdacht auf degenerative bzw. neurometabolische Störung. Weitere Untersuchungen erforderlich oder Kontrolle des Entwicklungsverlaufes ausreichend.

Weitere Untersuchungen

Die Reihenfolge der erforderlichen Maßnahmen ergibt sich aufgrund der vorläufigen Diagnose bzw. nach dem jeweils festgestellten Ergebnis im weiteren Verlauf.

- **Neurophysiologische Verfahren**
  Elektroenzephalogramm: Empfehlenswert, jedoch nicht immer erforderlich. Notwendig bei Vorkommen anfallsartiger Symptome.
  Evozierte Potentiale: Gezielte Indikation bei Verdacht auf visuelle oder auditive Wahrnehmungsstörung bzw. bei neurologischem Syndrom.
  Elektromyographie, Nervenleitgeschwindigkeit: Gezielte Indikation bei Verdacht auf neuromuskuläre oder neurodegenerative Störung.
- **Bildgebende Verfahren**
  Röntgenaufnahme: Schädel in zwei (drei) Ebenen nur bei Formanomalien, Handwurzel und LWS bei Wachstumsstörungen/ Dysostose. Sonographie: Bei Säuglingen immer empfehlenswert, notwendig bei Mikro- oder Makrozephalus bzw. bei neurologischem Syndrom. Computertomographie: Nicht erforderlich, wenn MRT verfügbar, ggf. nötig zur Darstellung von Knochenstrukturen oder Verkalkungen. Magnetresonanztomographie (MRT): Immer empfehlenswert bei sicherem Entwicklungsrückstand. Nötig bei Entwicklungsknick oder neurologischem Syndrom (Nachweis von Fehlbildungen, Dysplasien; Myelinisierung; raumfordernde und degenerative Prozesse). PET oder SPECT, auch MR-Spektroskopie: Nur bei speziellen Fragestellungen (wissenschaftliche Studien)
- **Biochemische Verfahren**
  Untersuchung von Blut, Urin, evtl. auch Liquor bei Verdacht auf Stoffwechselstörung bzw. neurodegenerative Erkrankung. Es ist sinnvoll, ausgehend von wenigen Screening-Tests die Untersuchungen syndromgeleitet einzuengen.
- **Zytogenetische und molekulargenetische Verfahren**
  Chromosomenanalyse (mit moderner Technik): Erforderlich bei entsprechendem Syndromverdacht (nicht erforder-

lich bei monogen bedingten Störungen). Molekulargenetische Analyse: Gezielte Fragestellung (genetisch bedingte Erkrankung in der Familie, klinischer Befund und Verlauf). Jeweils Rücksprache mit Speziallabors erforderlich.

- **Serologische Verfahren**
  Bestimmung des Antikörpertiters und der Immunglobuline: Verdacht auf intrauterine Infektion, sinnvoll nur im ersten Lebensjahr.
- **Hormonanalysen**
  Der Auschluß einer Hypothyreose ist immer empfehlenswert.
- **Spezifische Untersuchung von Sinnesfunktionen**
  Pädaudiologische Untersuchung und ophthalmologische Untersuchung sind als Grundlage für die Therapieplanung immer empfehlenswert, insbesondere bei klinischem Verdacht auf eine Wahrnehmungsstörung. Sehr häufig liefern sie auch wichtige differentialdiagnostische Hinweise.
- **Bioptische Untersuchungen**
  Nur bei gezielter Indikation (Haut, Muskel/Nerv, Leber). Rücksprache mit Spezialinstituten erforderlich.

Literatur

1. Crome L., Stern J: Pathology of Mental Retardation. Curchill Livingstone, Edinburgh-London 1972.
2. Neuhäuser G., Steinhausen H-Chr. (Hrsg.): Geistige Behinderung. Kohlhammer Verlag, Stuttgart 1971 (2.Auflage in Vorbereitung).
3. Schlack HG., Largo RH., Michaelis R, Neuhäuser G, Ohrt B (Hrsg): Praktische Entwicklungsneurologie. Marseille Verlag, München 1994.
4. Michaelis R, Niemann G. Entwicklungsneurologie und Neuropädiatrie. Hippokrates-Verlag, Stuttgart 1995.

II Abklärung bei chronischem Kopfschmerz

1 Krankheitsbezeichnung

Chronische Kopfschmerzen werden nach Ursache und Pathophysiologie klassifiziert: Migräne ohne Aura (ICD – 10: G 43.0), Migräne mit Aura (G 43.1), sonstiger Kopfschmerz. Syndrome (G 44), insbesondere vasomotorischer Kopfschmerz (G 44.1) und Spannungskopfschmerz (G 44.2), symptomatische Kopfschmerzen (G 44.2 – G 44.8).

2 Definitionen und

3 Leitsymptome

Pathophysiologie der Migräne: Man nimmt ein komplexes Zusammenwirken von exogenen und endogenen Faktoren an, die zu neuronalenVeränderungen im Gehirn und (nur bei Migräne mit Aura) zu Veränderungen des regionalen Blutflusses im Gehirn führen – rCBF (spreading oligemia, Oszillationen eines verminderten rCBF, tardive Hyperämie). Migränekopfschmerzen werden wahrscheinlich über eine trigeminusvermittelte Erweiterung von Hirn- und Duragefäßen eingeleitet. Dies führt zu Extravasation von Albumin, Auswanderung von Lymphozyten, Freisetzung von Prostaglandinen, Substanz P, calcitonin-gene-related peptide (CGRP) und anderen Polypeptidneurotransmittern. Die dadurch hervorgerufene aseptische perivaskuläre Entzündung stimuliert afferente schmerzleitende C-Fasern, die zu den Trigeminuskerngebieten zurückführen.

- **Migräne ohne Aura**
(Synonyma: einfache Migräne, gewöhnliche Migräne)
Mindestens 5 Attacken, Kopfschmerzdauer 1/2–48 Stunden, für Erwachsene typische Schmerzqualität (pulsierend, mäßig bis schwer, Verstärkung durch körperliche Aktivität), bei Kindern oft nicht erfragbar, unilateraler Kopfschmerz nur bei 20–30% der Kinder, Übelkeit/Erbrechen, Photo-/Phonophobie, Besserung nach Schlaf, positive Familienanamnese.
- **Migräne mit Aura**
(Synonyma: klassische Migräne, Migraine accompangnée, komplizierte Migräne)
Mindestens 2 Attacken, 1 oder mehrere voll reversible Aurasymptome (homonyme Sehstörung, einseitige Parästhesien/Taubheitsgefühl, einseitige Schwäche, Aphasie, Hirnstammsymptome), Kopfschmerzen vor, während oder spätestens 1 Stunde nach den Aurasymptomen.
- **Vasomotorischer Kopfschmerz**
Pulsierende Schmerzen, rezidivierend-remittierender Verlauf, wird häufig der Migräne ohne Aura zugeordnet, z.T. auch den Spannungskopfschmerzen.
- **Spannungskopfschmerzen**
Episodische oder chronische Kopfschmerzen, Schmerzcharakter (pressend, drückend, milde bis mäßige Intensität, bilateral, keine Verstärkung durch körperliche Aktivität) bei Kindern oft nicht erfragbar, keine Übelkeit/Erbrechen, Phono- oder Photophobie möglich. Pathophysiologie: Psychogene Faktoren spielen eine Hauptrolle. Bei einzelnen Patienten können Migräne und Spannungskopfschmerzen kombiniert auftreten.
- **Symptomatische Kopfschmerzen**
Kopfschmerzen als Symptom einer anderen Grunderkrankung, z.B.: intrakranielle Raumforderung, vaskuläre Prozesse, Schädel-Hirn-Trauma, vertebragen, Augen-, HNO-, Zahn- und Kiefererkrankungen, Toxine, Stoffwechselstörungen (Einzelheiten siehe Literatur). Kopfschmerzlokalisation zum Teil diagnostisch hilfreich, z.B. Nackenkopfschmerz nach HWS-Trauma, bei Tumoren der hinteren

Schädelgrube und des oberen Halsmarkes oder Subarachnoidalblutung.

4 Diagnostik

4.1 Zielsetzung einzelner diagnostischer Verfahren

a) Anamnese und klinisch/neurologische Untersuchung: Ausschluß/Nachweis symptomatischer Kopfschmerzen
b) CT/MRT: Intrakranielle Raumforderung, intrakranielle Gefäßveränderungen
c) Ultraschall/Röntgen Nasennebenhöhlen: Sinusitis) EEG: Allgemeinveränderungen, Herdbefunde, abnorme Graphoelemente insbesondere bei Migräne, epilepsiespezifische Veränderungen
e) Allergiediagnostik: Nahrungsmittelallergene
f) Schlafpolygraphie: Obstruktive Apnoen
g) Metabolische Abklärungen: Hypoxie, Hyperkapnie, Hypoglykämie, Dialysefolgen u. a.

4.2 Zusammenstellung einer gebräuchlichen Auswahl

Anamnese (inkl. psychosoziale Situation) und klinisch/neurologische Untersuchung (kompletter Status inkl. Blutdruck, Auskultation an Hals und Kopf, Hirnnerven, Fundus, Visus, Gesichtsfeld, HNO-, Zahnstatus, HWS, Meningismusprüfung). Weitere apparative Diagnostik im Einzelfall.

4.3 Bewertung einzelner diagnostischer Verfahren

Anamnese und klinisch/neurologische Untersuchung obligat und meist ausreichend. Weitere apparative Diagnostik medizinisch – nur bei entsprechenden Hinweisen aufgrund von Anamnese und/oder klinischem Befund indiziert:

4.3.1 CT/MRT

Bei chronischen Kopfschmerzen und zusätzlichen akuten neurologischen Aufffälligkeiten, persistierendem/zunehmendem Erbrechen, zunehmender Schwere/Häufigkeit der Kopfschmerzen, geändertem Kopfschmerzcharakter, Diabetes insipidus, Neurofibromatose, Kindern unter 3 Jahren (auch ohne neurologische Anomalien). CT Untersuchung meist ausreichend; bei fokalen Symptomen, vermuteten Veränderungen im Bereich von Sella turcica oder hinterer Schädelgrube sowie unter dem Aspekt fehlender Strahlenbelastung ist ein MRT vorzuziehen.

4.3.2 Ultraschall-/Röntgen-NNH

Ultraschall wegen fehlender Strahlenbelastung soweit verfügbar vorzuziehen.

4.3.3 EEG

- Zum Ausschluß intrakranieller Raumforderungen bildgebenden Verfahren unterlegen.
- Zur Diagnose einer Migräne ohne Aura entbehrlich trotz häufiger, aber unspezifisch-pathologischer Befunde im Intervall.
- Stützt im Verlauf die Diagnose einer komplizierten Migräne.
- Selten bei Kopfschmerzen im Rahmen eines epileptischen Geschehens diagnostisch entscheidend.

4.3.4 Lumbalpunktion

Sehr selten indiziert.

4.3.5 Allergiediagnostik

Umstritten, in Einzelfällen schwerer Migräne empfehlenswert (Eliminationsdiät, oligoantigene Diät etc.).

4.3.6 Schlafpolygraphie

Bei prädisponierenden Erkrankungen (z.B. Myopathien, verschiedenen kraniofazialen Syndromen).

4.3.7 Metabolische Abklärung

Bei prädisponierenden Erkrankungen.

4.4 Ausschlußdiagnostik

Siehe 4.1–4.3.
Aus psychologischen Gründen ist gelegentlich eine – medizinisch nicht unbedingt indizierte – CT-Untersuchung zu erwägen.

4.5 Nachweisdiagnostik

Bei Migräne und Spannungskopfschmerzen gibt es in der klinischen Praxis keine apparative Nachweisdiagnostik. Bei symptomatischen Kopfschmerzen siehe 4.1 und 4.3.

4.6 Entbehrliche Diagnostik

In den meisten Fällen ist bei chronischen Kopfschmerzen jede apparative Diagnostik entbehrlich. Ausnahmen siehe 4.3.

4.7 Durchführung der Diagnostik

a) Klinisch/neurologische Untersuchung: je nach Alter durch Kinderarzt, Neuropädiater, Allgemeinarzt, Internisten, Neurologen. Bei gezieltem Verdacht in Einzelfallen zusätzlich Augenarzt, HNO-Arzt, Zahnarzt, Orthopäden.

b) CT/MRT: Radiologe
c) Ultraschall/Röntgen der Nasennebenhöhlen: HNO-Arzt, Radiologe, ggf. Kinderarzt.
d) EEG: Neuropädiater.
e) Allergiediagnostik: wenige, hochspezialisierte pädiatrische Allergologen in Zusammenarbeit mit Diätberatern.
f) Schlafpolygraphie: Schlaflabors mit regional unterschiedlicher fachärztlicher Leitung.
g) Metabolische Abklärungen: je nach Verfügbarkeit.

Literatur

1. Barlow, C.F .: Headaches and Migraine in Childhood. Clinics in Developmental Medicine, No 91. London: S.I.M.P . 10–13, 181–97 (1984).
2. Bode, H.: Zusatzuntersuchungen bei Kopfschmerzen im Kindesalter. Der Kinderarzt, 171–6 (1990).
3. Egger, J., Wilson, J., Carter, C.M., Turner, M.W., Soothill, J. F.: Is migraine food allergy? Lancet II, 865–8 (1983).
4. Headache Classification Commitee of the International Headache Society: Classification and diagnostic criteria for headache disorders, cranial neuralgias and facial pain. Cephalgia 8 (Suppl. 7), 1–96 (1988).
5. Hockaday, J. M.: Migraine in Childhood. Butterworths, London 1988.
6. Korinthenberg, R.: Kopfschmerzen bei Kindern, organische und funktionelle Aspekte. Pädiat. Prax. 42, 409–16 (1991).
7. Shashia, S.S., Wolstein, J.R., Adams, C., Booth, F.A., Reggin, J.D.: International Headache Society Criteria and Childhood Headache. Dev Med Child Neurol, 36, 419–82 (1994).

III Guillain-Barré-Syndrom (GBS)

1 Krankheitsbezeichnung

Synonyma: akute Polyradikuloneuritis, akute inflammatorische demyelinisierende Polyneuropathie (ICD-10: G61.9).

2 Definitionen, Basisinformation

Akute, meist postinfektiös auftretende Polyneuritis mit multifokaler Demyelinisierung im peripheren Nervensystem. Ätiologie und Pathogenese noch nicht aufgeklärt, Autoantikörper gegen Myelinbestandteile scheinen eine zentrale Rolle zu spielen. Bei Erwachsenen häufig vorangehende Infektionen mit Campylobacter jejuni, Zytomegalievirus, Epstein Barr-Virus oder Mycoplasma pneumoniae. Bei Kindern gibt es bisher keine systematischen mikrobiologischen Untersuchungen.

Beginn in der Regel mit symmetrischen, aufsteigenden Paresen mit abgeschwächten oder erloschenen Muskeleigenreflexen. In 35–50% Hirnnervenbeteiligung, in 15–20% Ateminsuffizienz und vegetative Symptome. 75 % der Kinder sind auf dem Höhepunkt der Erkrankung nicht mehr frei gehfähig, 30% sind tetraparetisch. Bis zu 50% leiden an heftigen neuralgischen Schmerzen ohne objektivierbare Sensibilitätsausfälle. Im Kindesalter erholen sich fast alle Patienten vollständig. Die Dauer der Erkrankung hängt in erster Linie vom Ausprägungsgrad auf dem Maximum der Erkrankung ab.

3 Leitsymptome

Fortschreitende Schwäche mehr als einer Extremität, Verlust mindestens der distalen Muskeleigenreflexe, Progredienz über maximal 4 Wochen, relative Symmetrie der Paresen, nur milde sensorische Symptome, Beteiligung der Hirnnerven, Erholung nach 1- bis 4wöchiger Plateauphase, autonome Dysregulation, kein Fieber bei Beginn der Neuropathie.

4 Diagnostik

4.1 Zielsetzung einzelner apparativer diagnostischer Verfahren

a) Liquordiagnostik: Nachweis der typischen „dissociation albumino cytologique"
b) Elektrophysiologie: Nachweis der multifokalen Demyelinisierung bzw. einer axonalen Schädigung
c) Spinales MRT: Ausschluß einer spinalen Raumforderung

4.2 Zusammenstellung einer gebräuchlichen Auswahl

a) Lumbalpunktion: Zellzahl, Gesamteiweiß
b) Elektrophysiologie: Nervenleitgeschwindigkeit (NLG), evtl. mit F-Welle; evtl. Elektromyogramm; evtl. somatosensorisch evozierte Potentiale.

4.3 Bewertung einzelner diagnostischer Verfahren

a) Lumbalpunktion: Liquorzellzahl typischerweise < 50/mm^3, geringere Erhöhung ist möglich. Liquoreiweiß im Verlauf ansteigend, nach 7–10 Tagen in der Regel erhöht, selten jedoch über 2500 g/L (dann Diff.-Diagnose: Sperrliquor bei Raumforderung).
b) Elektrophysiologische Kriterien der peripheren Demyelinisierung. Motorische NLG < 90 % des unteren Grenzwertes bei Reduktion der Amplitude um > 50 % (an 2 oder mehr Nerven gemessen). Distale Latenz > 115 % des oberen Grenzwertes bei normaler Amplitude, > 125 % bei verminderter Amplitude. Amplitudenverhältnis des Summenaktionspotentials bei proximaler und distaler Reizung < 0,7. F-Wellen-Latenz > 125 % des oberen Grenzwertes.

4.4 Ausschlußdiagnostik

Pathogenetisch ähnlich, unter prognostischen und therapeutischen Gesichtspunkten jedoch abzugrenzen sind folgende Varianten:
a) Miller-Fischer Syndrom (primärer Hirnnervenbefall)
b) rein axonaler Typ des GBS (bisher nur bei Erwachsenen nachgewiesen)
c) Polyradikulomyeloneuritis mit myelitischer Beteiligung (perakuter Beginn, initiale Blasenstörung, sensibles Niveau) und schlechterer Prognose
d) die chronische inflammatorische demyelinisierende Polyneuropathie (CIDP) mit protrahiertem Beginn (>4 Wochen Progredienz) und persistierender oder fluktuierender Behinderung

In begründeten Zweifelsfällen
- zum Ausschluß einer Raumforderung: spinales MRT
- zum Ausschluß einer toxischen Polyneuropathie: Anamnese, evtl. Toxikologie

- zum Ausschluß einer Poliomyelitis oder infektiösen Polyneuropathie: Anamnese und Befund, Diphtherie und Lyme-Borreliose

4.5 Nachweisdiagnostik

Die Diagnose ist in der Regel aufgrund von Anamnese und klinischem Befund zu stellen (siehe oben). Liquor und NLG werden häufig erst nach einiger Latenz typisch.

4.6 Entbehrliche Diagnostik

Mikrobiologische und serologische Untersuchungen sind nur von epidemiologischem Interesse.

Voraussetzungen für die Durchführung diagnostischer Prozeduren sind ein geeignetes Labor bzw. ein einschlägig erfahrener Elektrophysiologe.

5 Therapie

5.1 Kausale Behandlung

Nicht möglich

5.2 Symptomatische Behandlung

In schweren Fällen von eminenter Bedeutung!

a) engmaschige Überwachung der Atemfunktion, ggf. vor kritischer Dekompensation rechtzeitige Intubation und Beatmung
b) engmaschige kardiovaskuläre Überwachung wegen vegetativer Neuropathie mit Hochdruck (Herzinsuffizienz!) und

Tachyarrhythmie, ggf. gezielte Therapie, Vermeiden von Vagusreizen

c) engmaschige Überwachung der Blasenfunktion, ggf. Katheter
d) ggf. adäquate Bekämpfung der neuropathischen Schmerzen
e) psychologische Führung und ggf. Sedierung tetraparetischer Kinder. Benzodiazepine sind wegen der möglichen Ateminsuffizienz kontraindiziert!
f) Lagerung, Dekubitusprophylaxe.

5.3 Medikamentöse Therapiemaßnahmen

Vor allem bei schweren Verläufen ist eine immunmodulierende Therapie sinnvoll und indiziert. Angesichts der insgesamt guten Prognose des GBS im Kindesalter ist der Einsatz der nicht ganz risikolosen Maßnahmen aber in jedem Einzelfall kritisch abzuwägen. Zum Effekt einer Behandlung vor Verlust der freien Gehfähigkeit liegen keinerlei Daten vor, so daß in diesem frühen Stadium von einer spezifischen Therapie eher abzuraten ist.

a) Kortikoide von zweifelhaftem Wert, eher nicht ratsam.
b) Plasmapherese: Bei Erwachsenen in mehreren kontrollierten Studien als wirksam bewiesen, vor allem bei Einsatz in der ersten Behandlungswoche. Signifikante Verkürzung von Beatmungsdauer und Bettlägrigkeit. Indikation bei Verlust der freien Gehfähigkeit. Widersprüchliche Publikationen bei Kindern. Bei jungen Kindern technisch schwer durchzuführen. Wesentlich höhere Komplikationsrate als Immunglobuline (s. unten). Dosierung: 250 ml/kg KG in 7–14 Tagen.
c) Hochdosierte 7S-Immunglobuline: Fallbeobachtungen und eine kontrollierte vergleichende Studie bei Erwachsenen weisen daraufhin, daß Immunglobuline ähnlich wirksam sind wie Plasmapherese. Beatmungsdauer und Dauer zum Wiedererwerb des freien Gehens werden statistisch etwa halbiert. Andererseits sind 25–30 % der Patienten als Nonresponder anzusehen. Eine retrospektive Studie bei Kindern zeigte eine Wirksamkeit bei gehunfähigen, nicht aber

bei tetraparetischen und beatmeten Patienten. Für noch frei gehfähige Kinder und Erwachsene liegen keine Daten vor. Dosierung: 5 x 0,4 g/kg KG an 5 Tagen oder 2 x 1 g/kg KG an 2 Tagen. Berichtete Nebenwirkungen: Überwässerung, Viskositätszunahme, Herzinsuffizienz, Meningismus, Stauungspapille, Niereninsuffizienz. Auch die Übertragung viraler Infektionen ist trotz aller Vorsichtsmaßnahmen im Herstellungsprozeß nicht absolut auszuschließen!

6 Habilitation, Rehabilitation

Beginn einer passiven Physiotherapie in der Plateauphase, zunehmende Aktivierung mit beginnender Besserung. Konsequente Kontrakturprophylaxe. Bei protrahierten Verläufen geeignete Versorgung mit Hilfsmitteln (Rollstuhl, Stehbrett, Duschhilfe etc.), bei älteren Kindern evtl. stationäre Rehabilitationsmaßnahmen.

7 Primäre und sekundäre Prävention, Schulung, Nachsorge, Behandlung von Folgeerkrankungen

Siehe unter 6. Fortsetzung bis zur weitgehenden funktionellen Wiederherstellung.

Literatur

1. Asbury A.K., Cornblath D.R.: Assessment of current diagnostic criteria for Guillain-Barré syndrome. Ann Neurol 1990; 27(suppl): 21–4.

2. Epstein M.A., Sladky J.T.: The role of plasmapheresis in childhood Guillain Barré syndrome. Ann Neurol 1990; 28: 65–9.
3. French Cooperative Group in plasma exchange in Guillain Barré syndrome. Efficiency of plasma exchange in Guillain Barré syndrome: role of replacement fluids. Ann Neurol 1987; 22: 753–61.
4. Guillain-Barré Syndrome Study Group. Plasmapheresis for acute Guillain-Barré syndrome. Neurol 1985; 35: 1096–1104.
5. Korinthenberg R., Schulte Mönting J.: Natural history and treatment effects in Guillain-Barrè-Syndrome: a multicentre study. Arch Dis Child 1996; 74: 281–7.
6. van der Meché F.G.A., Schmitz P.I.M., and the Dutch Guillain-Barré Study Group. A randomized trial comparing intravenous immune globulin and plasma exchange in Guillain-Barré syndrome. N Engl J Med 1992; 326: 1123–9.
7. Shahar E., Murphy E.G., Roifman C.M.: Benefit of intravenously administered immune serum globulin in patients with Guillain-Barré syndrome. J Pediatr 1990; 116: 141–4.

IV Diagnostische und therapeutische Prinzipien bei Epilepsien im Kindesalter

1 Krankheitsbezeichnung

Epilepsien, ICD-IX: 345.0–345.9, nach modernen Kriterien unbrauchbar. ICD-X: G 40–41; der Internationalen Klassifikation nicht vollständig angelehnt, insgesamt zu wenig detailliert.

2 Definition, Basisinformation

Epilepsien sind chronische Erkrankungen des Zentralnervensystems (ZNS) mit wiederholt auftretenden, in der Regel unprovozierten zerebralen Anfällen als Ausdruck einer paroxysmalen lokalen und/oder generalisierten neuronalen Funktionsstörung (s. unter 3). Sie müssen unterschieden werden von den sehr viel häufigeren epileptischen Gelegenheits-Anfällen (z. B. im Rahmen einer akuten Erkrankung wie Meningoenzephalitis, Fieberkrämpfen u. a.), die allenfalls akut behandelt werden müssen. Ätiologisch bestimmen genetische und läsionelle Faktoren Art und Verlauf des jeweiligen Erkrankungstyps. Die Internationale Klassifikation der Epilepsien und epileptischen Syndrome folgt zwei Einteilungsprinzipien:

1. **Ätiologisch: idiopathisch,** d.h. genetisch, und **symptomatisch/kryptogen,** d.h. läsionell, wobei der Begriff kryptogen signalisiert, daß sich eine Läsion mit den verfügbaren diagnostischen Methoden nicht nachweisen läßt, diese aber aus Anamnese, Befund und Verlauf anzunehmen ist.

2. **Lokalisatorisch: fokal (partiell)** – d. h. die Anfälle beginnen lokalisiert, können auf einen Neuronenverband begrenzt bleiben oder sich im Anfallsverlauf ausbreiten (sekundäre Generalisation) – und **generalisiert,** d.h., in das Anfallsgeschehen sind primär beide Hemisphären einbezogen. Die Klassifikation des Epilepsiesyndroms erfolgt aus der Analyse des Anfallsablaufs, neurologischem Befund, EEG und Bildgebung (s. u.). **Idiopathische Epilepsien** sind altersgebunden, zeigen typische Verlaufscharakteristika und sind überwiegend gut behandelbar. Behandelbarkeit und Verläufe der symptomatischen/kryptogenen Epilepsien sind abhängig von Ätiologie, Ausmaß der Läsion, Erkrankungsalter u. a. Ihre Prognose ist in der Regel ungünstiger.

3 Leitsymptome

Leitsymptome sind epileptische Anfälle, die nach der Internationalen Klassifikation epileptischer Anfälle ebenfalls den Einteilungsprinzipien **fokal** (lokal, partiell) und generalisiert folgen. Fokale Anfälle werden unterschieden nach ihrer Ursprungsregion und der dafür jeweils typischen Symptomatik mit motorischen, sensibel/sensorischen, vegetativen und/oder psychischen Zeichen. Sie sind „einfach“, wenn das Bewußtsein (Bewußtheit und/oder Reagibilität) erhalten ist, d.h. die epileptische Aktivität regional begrenzt bleibt, oder „ komplex“, wenn die Ausbreitung auch limbische Strukturen erfaßt und das Bewußtsein eingeschränkt ist. Bei Ausbreitung der Erregung über den gesamten Cortex kommt es zu einem (sekundär) generalisierten Anfall.

Generalisierte (primär generalisierte) Anfälle mit Beteiligung beider Hemisphären von Beginn an gehen immer mit einem Bewußtseinsverlust einher (wobei der Anfall so kurz sein kann, daß die Bewußtseinsstörung nicht objektivierbar ist). Sie treten entweder als Absencen auf (nur Bewußtseinspause, gelegentlich gepaart mit milden motorischen oder vegetativen Begleitsymptomen), oder sind gekennzeichnet durch motorische Phänomene wie tonische, myoklonische, klonische oder atonische Muster. Der klassische Vertreter ist der „große" generalisierte tonisch-klonische Krampfanfall.

4 Diagnostik

Die wichtigste diagnostische Maßnahme ist die exakte Anfallsanamnese und -analyse.

4.1 Zielsetzung einzelner apparativer diagnostischer Verfahren

- **Video:** unterstützt die Anfallsanamnese mit der Möglichkeit exakterer Analyse der Anfälle.
- **EEG:** *interiktaler* Nachweis fokaler oder generalisierter epilepsietypischer Potentiale (ETP) zur Unterstützung von Anfalls- und Epilepsieklassifikation. Analyse der Grundaktivität zum Ausschluß oder Hinweis auf diffuse Enzephalopathie. Nachweis fokaler Funktionsstörung als Ausdruck einer lokalen Läsion. *Iktal:* Analyse von Anfallsmustern zur Sicherung der Diagnose und Unterstützung der Anfallsklassifikation. „Routine"-EEG zur Bestimmung der alterstypischen Grundaktivität. Erfassung interiktaler ETP, insbesondere mit Provokationsmethoden wie 3minütiger Hyperventilation oder intermittierender Lichtreizung (Photostimulation). Schlaf-EEG zum Nachweis von ETP im Übergang zum Schlaf oder während des Schlafs als typische Merkmale bestimmter Epilepsieformen (vor allem fokaler Genese). Schlaf-Entzug unterstützt Spontanschlaf (cave Anfallsprovokation!). Mobiles Langzeit-EEG: dient zur quantitativen Erfassung von ETP über 24 Stunden zur Erfassung von Anfällen, Diagnosesicherung und Behandlungskontrolle (z. B. bei Absence-Epilepsien oder Nachweis eines kontinuierlichen Spike-wave-Status [CSWS]).

Stationär videogestützt (synchrone Doppelbildaufzeichnung, SDA) zur Anfallserfassung bei unklaren Anfällen und zur Lokalisationsdiagnostik. Ein unauffälliges EEG schließt eine Epilepsie nicht aus. Der Nachweis von ETP's beweist nicht das Vorliegen einer Epilepsie!

- **Bildgebung:** Nachweis und Artdiagnose diffuser und/oder lokaler Läsionen
  Röntgen Schädel nativ: Nachweis von Verkalkungen.
  cCT: Nachweis akuter Blutungen, Verkalkungen, lokaler und diffuser Atrophien sowie Raumforderungen (nicht alle Tumoren, keine fokalen Dysplasien).
  MRT: Nachweis diffuser und lokaler residualer Läsionen, kortikaler Fehlbildungen wie Dysplasien und Heterotypien, lokaler und systemischer dysontogenetischer Störungen, Tumoren mit und ohne Raumforderung.
  SPECT: interiktaler Nachweis lokaler Minderperfusion als Hinweis auf lokale Läsion, iktaler Nachweis lokaler Hyperperfusion als Regionalisierungshinweis.
  PET: interiktaler Hypometabolismus zur Unterstützung der Anfallslokalisierung.
- **Labor:** Verschiedene Verfahren zur Diagnostik ursächlicher metabolischer Erkrankungen (u.a. Hypoglykämie, Hypocalcämie, neurometabolische Erkrankungen).
  Molekulargenetische Untersuchungen (wissenschaftlich) bei definierten Epilepsien.

4.2 Zusammenstellung einer gebräuchlichen Auswahl

In aller Regel genügen zur Diagnose und Klassifikation einer Epilepsie im Kindesalter eine exakte Anamnese und (eventuell videogestützte) Anfallsanalyse zusammen mit einem (ggf. wiederholten) Routine-EEG und/oder Kurzzeitschlaf-EEG. Bei fokaler symptomatischer oder kryptogener Epilepsie ist eine Bildgebung (MRT) erforderlich zur Ursachenklärung, insbesondere zum Ausschluß eines raumfordernden Prozesses. Zum Ausschluß metabolisch bedingter Anfälle sollten in jedem Fall

Blutzucker und Elektrolyte mit Calcium bestimmt werden. Andere technische Untersuchungen sind Spezialfragen vorbehalten.

4.3 Bewertung einzelner diagnostischer Verfahren

Siehe unter 4.1 und 4.2

4.4 Ausschlußdiagnostik

Abgrenzung nichtepileptischer Anfälle, ggf. mittels iktaler Analyse durch SDA.

4.5 Nachweisdiagnostik

Siehe unter 4.1 und 4.2

4.6 Entbehrliche Diagnostik

Bildgebung bei eindeutigem Nachweis idiopathischer Epilepsien. Labor-Spezialdiagnostik ohne begründeten Verdacht auf metabolische Grunderkrankung.

4.7 Hinweise, wer welche diagnostischen Prozeduren ausführen sollte

Voraussetzung: einschlägige Erfahrungen und Kenntnisse in der Anfalls-/Epilepsieklassifikation und Elektrophysiologie (EEG-Zertifikat der Deutschen Gesellschaft für Klinische Neurophysiologie und möglichst auch Zertifikat der Epilepsie-Liga). Diagnostik und Therapie bei schwierigen Verläufen sollten in Epilepsieambulanzen und -abteilungen erfolgen, epilepsiechirurgische Fragen in dafür ausgewiesenen Zentren abgeklärt werden.

5 Therapie

5.1 Kausale Behandlung

In der Regel nicht möglich, abgesehen von wenigen symptomatischen Epilepsieformen bei metabolischen Erkrankungen oder Raumforderungen.

5.2 Symptomatische Behandlung

Die Anfälle werden je nach ihrer Art und Zugehörigkeit zu dem entsprechenden Syndrom behandelt. Dies geschieht in der Regel durch eine medikamentöse Langzeitbehandlung.

Medikamentöse Therapiemaßnahmen
Es stehen eine Reihe antiepileptischer Substanzen (AE) zur Verfügung, die abhängig vom jeweiligen Epilepsie- und Anfallstyp verschieden wirksam sind.

Therapeutische Prinzipien: Voraussetzung für eine Langzeitbehandlung ist die gesicherte Epilepsiediagnose mit wiederholten Anfällen. Im Einzelfall wird man die Entscheidung, ob mit einer Behandlung begonnen werden muß oder noch abgewartet werden kann von der Frage abhängig machen, inwieweit die Chance besteht, daß die Anfälle spontan sistieren und ob der Patient durch die Anfälle in seiner somatischen und/oder psychosozialen Entwicklung beeinträchtigt ist bzw. Schaden nimmt. Grundsätzlich erfolgt zunächst eine Monotherapie. Die Art des Aufdosierens (Einschleichen oder sofort volle Initialdosis) und die optimale Dosis richten sich nach den Eigenschaften der Substanz. Dosissteigerungen erfolgen bis zum

Erreichen des Therapieziels (Anfallsfreiheit) oder bis zum Auftreten von Unverträglichkeitserscheinungen. Bei Versagen der Therapie erster Wahl erfolgt ein Wechsel auf das Antiepileptikum zweiter Wahl, ehe eventuell eine Kombinationsbehandlung begonnen wird. Mehr als zwei Medikamente gleichzeitig sind fast nie notwendig. Regelmäßige klinische Kontrollen sind besonders zu Beginn einer Behandlung erforderlich, ebenso allgemeine Laborkontrollen; EEG und Serumspiegelbestimmungen nur bei gezielten Fragestellungen.

Antiepileptika bei verschiedenen Epilepsien und Anfällen

Die Wirkwahrscheinlichkeit und Auswahl des Medikamentes hängt von der Syndromzugehörigkeit der Anfälle ab. Während hierüber im wesentlichen Einigkeit besteht, ist die Wertung der Reihenfolge der Medikation (1., 2.,... Wahl) nicht ganz unumstritten und von individuellen Faktoren abhängig. Die folgende Liste ordnet die Medikamente den Syndromen zu, die Reihenfolge ist dabei aber nicht verbindlich!

Idiopathische generalisierte Epilepsien mit „großen" (tonisch-klonischen) Anfällen: Valproinsäure (VPA), Phenobarbital (PB) oder Primidon (PRI, wird zu PB metabolisiert), Brom (bei frühkindlicher Grand-mal-Epilepsie).

Idiopathische generalisierte Epilepsien mit „kleinen" Anfällen (Absencen, myoklonischen, myoklonisch-astatischen Absencen): VPA, Ethosuximid (ESM), Methosuximid (MSM), Lamotrigin* (LTG).

Idiopathische fokale Epilepsien (sog. benigne Epilepsien) Sultiam (ST), Sultiam und Clobazam (CLB), Carbamazepin (CBZ), VPA, Vigabatrin* (VGB), ACTH oder orale Steroide.

---

* Neue Medikamente, die bisher nur in Kombinationstherapie zugelassen sind, LTG und GBP erst ab 12. Lebensjahr, Felbamate (FBM) ab 4. Lebensjahr bei Lennox-Gastaut-Syndrom. VGB inzwischen etabliert, besonders beim West-Syndrom. Für LTG, GBP und FBM liegen noch nicht genügend Daten für gültige Empfehlungen vor.
Die Therapiedauer ist abhängig von Art und Schweregrad der Epilepsieform, in der Regel mindestens über zwei Jahre, meist länger.

Symptomatische/kryptogene fokale Epilepsien
Carbamazepin (Oxcarbazepin), VGB*, ST, VPA, Phenytoin (PHT), PB/PRI, Gabapentin* (GBP), LTG*.
Symptomatische/kryptogene generalisierte Epilepsien
VPA, ESM, MSM, LTG*, VGB*, ACTH oder orale Steroide.

5.3 Interventionelle Therapiemaßnahmen

In der Regel nicht erforderlich. Anfälle hören meist nach 2–3 Minuten von selbst auf!
Indikation: Generalisierte tonisch-klonische Anfälle von mehr als 2–3 Minuten Dauer, Serie von (auch „kleinen") Anfällen in immer kürzeren Abständen mit Gefahr der Status-Entwicklung.
Maßnahmen: Diazepam rektal (Rectiole) nicht unter 0,5 mg/kg oder Diazepam bzw. Clonazepam i.v. (0,1 mg/kg), wenn möglich alternativ oral (Diazepam oder Clonazepam-Tropfen). Ersatzweise oder ergänzend Chloralhydrat (20%-Lsg.) 0,5 ml/kg rektal oder (10%-Lsg.) 1 ml/kg oral. Grand-mal-Status: siehe unter Status epilepticus.

5.4 Chirurgische Therapiemaßnahmen

Nur bei symptomatischen fokalen Epilepsien mit nachgewiesener Läsion möglich. Voraussetzung: Pharmakoresistenz, Identifikation des epileptogenen Areals, Abklärung des postoperativen Risikos. Durchführung nur an spezialisierten Zentren möglich.

6 Habilitation, Rehabilitation

Regelmäßige begleitende Beratung hinsichtlich Lebensführung, Erziehung, Eingliederung in Kindergarten, Schule, Beruf, Aufklärung des Umfeldes u.a. Förderung bei begleitenden Entwicklungsdefiziten.

7 Primäre und sekundäre Prävention, Schulung, Nachsorge, Behandlung von sekundären Folgeerkrankungen

Siehe unter 6.

Literatur

1. Aicardi, J.: Epilepsy in children. Raven Press, New York 1994
2. Besser, R., Gross-Selbeck, G.: Epilepsiesyndrome – Therapiestrategien. Thieme, Stuttgart, New York 1996.
3. Commission on Classification and Terminology of the International League Against Epilepsy. Proposal for revised clinical and electroencephalographic classification of epileptic seizures. Epilepsia 22 (1981): 489–501.
4. Commission on Classificiation and Terminology of the International League Against Epilepsy. Proposal for revised classification of epilepsies and epileptic syndromes. Epilepsia 30 (1989): 389–99.
5. Doose, H.: Epilepsien im Kindes- und Jugendalter. 10. Aufl. Desitin Arzneimittel GmbH, Hamburg 1995.
6. Matthes, A., Schneble, H.: Epilepsien. Thieme, Stuttgart-New York 1992.
7. Roger, J., Bureau, M., Dravet Ch., Dreifuss, F.E., Perret, A., Wolf, P. (eds.). Epileptic Syndromes in Infancy, Childhood and Adolescence. 2nd. ed. John Libbey & Comp. Ltd., London 1992.
8. Schneble, H., Ernst, J. P.: Vademecum Antiepilepticum. 13. Aufl. Deutsche Sektion der Int. Liga gegen Epilepsie, Bielefeld 1995.

V Fieberkrämpfe

1 Krankheitsbezeichnung

ICD-10: R56

2 Definitionen, Basisinformation (Klassifikation, Schweregrade)

Ein Fieberkrampf ist ein epileptischer Gelegenheitsanfall, der im Säuglings- und Kleinkindesalter auftritt und mit Fieber (ab 38 °C) verbunden ist, ohne Hinweis auf eine intrakranielle Infektion oder eine andere definierte zerebrale Ursache. Auszuschließen sind Krampfanfälle mit Fieber bei Kindern, bei denen vorher ein afebriler Krampfanfall aufgetreten ist. Fieberkrämpfe sind von der Epilepsie abzugrenzen, welche durch das wiederholte Auftreten afebriler Krampfanfälle gekennzeichnet ist. Betroffen sind etwa 2–5 % aller Kinder. Fieberkrämpfe treten in der Regel im Alter zwischen 6 Monaten und 4 Jahren auf, am häufigsten im zweiten Lebensjahr. Nach dem Alter von 4 Jahren, bis zum Alter von 7–8 Jahren, manifestieren sich etwa noch 15 % der Fieberkrämpfe. Bei bis zu 40 % der Kinder liegt eine familiäre Belastung mit Fieberkrämpfen vor.
Den kurzdauernden, generalisierten und isoliert während einer Fieberperiode auftretenden Anfällen als einfachen Fieberkrämpfen werden die Fieberkrämpfe, die länger als 15 Minuten anhalten, fokal ablaufen oder wiederholt während einer Fieberperiode auftreten, als komplexe oder komplizierte Fieberkrämpfe gegenübergestellt, da diese mit einem höheren Epilepsierisiko verbunden sind. Es besteht eine enge Korrelation zwischen fokalen und prolongierten Fieberkrämpfen.
Das Risiko des Kindes, durch einen Fieberkrampf zu versterben oder permanente neurologische und mentale Folgeschäden zu erleiden, ist sehr gering. Etwa ein Drittel der Kinder mit

einem Fieberkrampf erleiden einen oder mehrere weitere Fieberkrämpfe, wobei folgende Faktoren das Wiederholungsrisiko signifikant erhöhen: junges Alter (unter 1 Jahr), Dauer des vorangegangenen Fiebers < 1 Stunde, niedrige Körpertemperatur und eine positive Familienanamnese bezüglich Fieberkrämpfen. Komplexe Fieberkrämpfe, entwicklungsneurologische Auffälligkeiten vor dem Auftreten des Fieberkrampfes und eine positive Familienanamnese für Epilepsie erhöhen das Risiko nicht oder nur unwesentlich. Das Epilepsierisiko nach Fieberkrämpfen beträgt insgesamt etwa 2–4,5 %. Folgende Risikofaktoren sind mit einem deutlich erhöhten Epilepsierisiko verbunden: familiäre Belastung mit afebrilen Krampfanfällen, ein komplexer erster Fieberkrampf und vorbestehende neurologische Auffälligkeiten. Es ist unklar, ob durch eine antiepileptische Prophylaxe das Auftreten einer Epilepsie vermieden werden kann. Eine kausale Beziehung zwischen komplexen Fieberkrämpfen und dem späteren Auftreten einer Temporallappenepilepsie ist nicht erwiesen.

3 Leitsymptome

Fieberkrämpfe treten in der Regel in Verbindung mit einer klinisch manifesten extrazerebralen Infektion auf, am häufigsten bei Infektionen der oberen Luftwege, Otitis media acuta, gastrointestinalen Infektionen, Harnwegsinfektionen und insbesondere beim Exanthema subitum. Virusinfektionen liegen sehr viel häufiger zugrunde als bakterielle Infektionen, auch Impfungen (Pertussis, Masern) können Fieberkrämpfe auslösen. Bei der größten Zahl der Fieberkrämpfe handelt es sich um kurzdauernde, bilaterale, klonische bzw. tonisch-klonische oder atonische Anfälle, fokale Anfälle kommen ebenfalls vor. Etwa 30 % der Fieberkrämpfe zeigen einen oder mehrere komplizierende Faktoren.

4 Diagnostik

Eine Routine-Diagnostik ist nicht erforderlich, die spezielle Diagnostik richtet sich nach dem Alter des Kindes und nach der Fieberursache.

4.1 Zielsetzung einzelner apparativer diagnostischer Verfahren

a) Liquordiagnostik: Ausschluß einer Entzündung des ZNS, insbesondere einer bakteriellen Meningitis.
b) EEG: Nachweis von biparietalen Theta-Rhythmen, Spike-and-wave-Entladungen und Photosensibilität.
c) Kraniales CT oder MRT: Ausschluß hirnorganischer Ursachen.

4.2 Zusammenstellung einer gebräuchlichen Auswahl

a) Lumbalpunktion (obligat bei Meningismus, bei Kindern unter 1 Jahr und bei ungewöhnlich lang anhaltender Schläfrigkeit, fakultativ bei Kindern im Alter von 12 bis 18 Monaten, bei komplizierten Fieberkrämpfen).
b) EEG (bei prolongierten und fokalen Fieberkrämpfen).
c) Kraniales CT bzw. MRT (bei neurologisch vorgeschädigten Kindern und bei Halbseitenanfällen).

4.3 Bewertung einzelner diagnostischer Verfahren

a) Lumbalpunktion: der Liquorbefund ist bei Fieberkrämpfen in der Regel unauffällig, bei sehr lang anhaltenden Krampfanfällen kann es zu einem leichten Anstieg von Zellzahl und Gesamteiweiß kommen.

b) EEG: hat keine Bedeutung für die akute Behandlung des Fieberkrampfes, auch der Wert des EEGs für prognostische Aussagen ist gering.

4.4 Ausschlußdiagnostik

a) Ausschluß eines symptomatischen febrilen Krampfanfalles bei Entzündungen des ZNS oder akuten metabolisch toxischen Enzephalopathien (Meningismus bzw. Bewußtseinsstörungen, neurologische Ausfälle, auffallend lange Schläfrigkeit nach dem Anfall).
b) Ausschluß eines Krampfanfalles bei Fieber als Erstmanifestation einer Epilepsie (neurologische Vorschädigung, Abgrenzung von benignen Fieberkrämpfen erst im Verlauf möglich).

4.5 Nachweisdiagnostik

Die Diagnose ist nach Ausschluß einer akuten ZNS-Infektion aufgrund von Anamnese und klinischem Befund zu stellen.

4.6 Entbehrliche Diagnostik

EEG nach unkompliziertem Fieberkrampf, kranielles CT bei unkomplizierten Fieberkrämpfen.

4.7 Hinweise, wer welche diagnostischen Prozeduren ausführen sollte

Voraussetzungen sind ein geeignetes Labor, einschlägige Erfahrungen in der Auswertung von EEGs sowie einschlägige neuroradiologische Erfahrungen.

5 Therapie

5.1 Kausale Therapie

Nicht möglich.

5.2 Symptomatische Behandlung

Fiebersenkende Maßnahmen (Antipyretika, Wadenwickel, adäquate Flüssigkeitszufuhr).

5.3 Medikamentöse Therapiemaßnahmen

a) Akute Therapie: Diazepam flüssig rektal bzw. Diazepam i.v. oder Clonazepam i.v.

b) Prophylaxe (Dauer 1–2 Jahre):
- Intermittierende Kurzzeitprophylaxe während der Fieberperioden (längstens 2 Tage). Indikation ist erhöhtes Rezidivrisiko für Fieberkrämpfe (nach dem 2. Fieberkrampf; Alter <1 Jahr; positive Familienanamnese bezüglich Fieberkrämpfen) und komplexe Fieberkrämpfe.
  - rektales Diazepam (Supp. oder Lsg.): 0,5 mg/kg alle 12 Std.
  - orales Diazepam: 0,33 mg/kg alle 8 Std.
- Langzeitprophylaxe
  Aufgrund des nicht unbeträchtlichen Nebenwirkungsrisikos strenge Indikationsstellung: bei erheblichem Verdacht auf eine beginnende Epilepsie (u. a. komplizierter Fieberkrampf mit 2 oder 3 komplizierenden Faktoren; neurologische Vorschädigung plus komplexer Fieberkrampf insbesondere plus fokaler und prolongierter Fieberkrampf) muß eine Langzeittherapie mit Phenobarbital oder Valproat erwogen werden.

5.4 Interventionelle Therapiemaßnahmen

Status-Therapie bei febrilem Status epilepticus

5.5 Chirurgische Therapiemaßnahmen

Entfallen.

6 Habilitation, Rehabilitation

Entfällt.

7 Primäre und sekundäre Prävention, Schulung, Nachsorge, Behandlung von sekundären Folgeerscheinungen

Umfassende Aufklärung der Eltern; Rezeptierung von Diazepam flüssig für den Notfall eines weiteren Fieberkrampfes; nach dem ersten Fieberkrampf frühzeitige fiebersenkende Maßnahmen (ab 38,5 °C) zu Beginn fieberhafter Infektionen in den darauffolgenden 1–2 Jahren (Wirksamkeit vermutet, aber nicht belegt).

Literatur

1. Annegers, J.F., Hauser, W.A., Shirts, S.B., Kurland, L.T.: Factors prognostic of unprovoked seizures after febrile convulsions. N Engl J Med (1987) 316: 493–8.
2. Berg, A.T., Shinnar, S., Hauser, W.A., Alemany, M., Shapiro, E.D., Salomon, M.E., Grain, E.F.: A prospective study of recurrent febrile seizures. N Engl J Med (1992) 327: 1122–7.

3. Doose, H.: Standardtherapien der Epilepsien im Kindes und Jugendalter, I. Fieberkrämpfe. Empfehlungen des Königsteiner Arbeitskreises für Epileptologie. Epilepsie-Blätter (1991) 4: 17–8.
4. Farwell, J.R., Lee, Y.J., Hirtz, D.G., Sulzbacher, S.I., Ellenberg, J.H., Nelson, K.B.: Phenobarbital for febrile seizures-effects in intelligence and on seizure recurrence. N Engl J Med (1990) 322: 364–9.
5. Joint working group of the Research Unit of the Royal College of Physicians and the British Paediatric Association. Guidelines for the management of convulsions with fever. BMJ (1991) 303: 634–6.
6. Knudsen, F.U.: Recurrence risk after first febrile seizure and effect of short-term diazepam prophylaxis. Arch Dis Child (1985) 60: 1045–9.
7. Nelson, K.B., Ellenberg, J.H.: Prognosis in children with febrile seizures. Pediatrics (1978) 61: 720–7.

VI Muskeldystrophie Duchenne/Becker

1 Krankheitsbezeichnung

ICD–10: G71.0

2 Definition, Basisinformation (Klassifikation, Schweregrade)

Die Muskeldystrophien bilden eine Gruppe von genetischen Erkrankungen, die mit einem fortschreitenden Untergang der Skelettmuskulatur und deren Ersatz durch Bindegewebe einhergehen. Abhängig vom klinischen Erscheinungsbild, Verteilung und Ausprägung der Muskelschwäche und dem Vererbungsmodus werden die Muskeldystrophien klassifiziert.
Die häufigste Form ist die geschlechtsgebundene Muskeldystrophie Duchenne (DMD), die 1 pro 3500 männliche Neugeborene betrifft. Die Rate der Neumutationen liegt mit einem Drittel sehr hoch. Das Gen der Muskeldystrophie vom Typ Duchenne/Becker wurde auf der Region Xp21 lokalisiert. Das physiologische Genprodukt Dystrophin stabilisiert die Zellmembran der Muskelfasern und ist mittels Immunfluoreszenz nachweisbar. Eine Klassifizierung in Dystrophinopathien wurde versucht.

3 Leitsymptome

Die Xp21-Muskeldystrophien sind durch eine proximale Muskelschwäche besonders im Beckengürtel, eine Muskelhypotonie mit anfänglicher Reflexsteigerung und späterer Areflexie und eine auffällige Wadenhypertrophie gekennzeichnet. Muskelschmerzen treten in der Regel nicht auf. Bei der Duchenneschen Form lernen die betroffenen Knaben häufig verspätet laufen (nach dem 18. Lebensmonat). Als Folge der proximalen Schwäche fallen früh ein watschelnder Gang, häufiges Hinfallen sowie Schwierigkeiten beim Treppensteigen auf. Die Kinder richten sich, an sich selbst festhaltend, im sogenannten Gower-Manöver auf. Zwischen dem 8. und 15. Lebensjahr werden die Patienten rollstuhlpflichtig. Die durchschnittliche Lebenserwartung beträgt 18 – 25 Lebensjahre. Eine Beteiligung der Herzmuskulatur tritt in den späteren Stadien der Erkrankung in Erscheinung und ist neben der muskulär bedingten Ateminsuffizienz nicht selten Todesursache. Bei ca. 30 % der betroffenen Kinder liegt der Intelligenzquotient im niedrigeren Bereich. Bei der Beckerschen Muskeldystrophie (BMD) treten erste Symptome zwischen dem 3. und 25. Lebensjahr auf Die Patienten sind über das 16. Lebensjahr hinaus bis ins Erwachsenenalter gehfähig, die Lebenserwartung ist reduziert. Das klinische Erscheinungsbild ist dem der Duchenneschen Muskeldystrophie sehr ähnlich.

4 Diagnostik

4.1 Zielsetzung einzelner apparativer diagnostischer Verfahren

a) Labordiagnostik: Erhöhung muskulärer Serumenzyme. speziell der Kreatinphosphokinase.
b) EMG: Myopathische Veränderungen
c) Ultraschall: Myopathische Veränderungen
d) Muskelbiopsie (Gefrierschnitte): Histologischer/Histochemischer Nachweis eines dystrophischen Prozesses in der Muskulatur. Immunfluoreszenz: Differenzierung zwischen Duchenne (Dystrophin stark vermindert produziert) und Typ Becker-Kiener (Dystrophin fehlerhaft hergestellt)

e) Molekulargenetik: Nachweis einer Deletion im Dystrophin-Gen (70% aller Patienten) aus kernhaltigen Zellen des Blutes. Heterozygotendiagnostik.

4.2 Zusammenstellung einer gebräuchlichen Auswahl

a) Labordiagnostik
b) EMG
c) Ultraschall
d) Muskelbiopsie
e) Molekulargenetik

4.3 Bewertung einzelner diagnostischer Verfahren

a) Labordiagnostik: Eine Kreatinkinase über dem 10fachen des Normalwertes deutet auf eine DMD hin.
b) EMG: Unterscheidung zwischen neurogenem und myopathischem Krankheitsprozeß der Muskulatur. Besonders bei kleinen Kindern technisch schwierig und für die Diagnose überflüssig.
c) Ultraschall: Einfache, empfindliche, aber nicht sehr spezifische Methode zum Nachweis pathologischer Veränderungen in der Muskulatur.
d) Muskelbiopsie: Wegen der Implikationen, welche die Diagnose einer Muskeldystrophie sowohl in prognostischer wie auch in genetischer Hinsicht darstellt, unerläßlich.
e) Molekulargenetik: Eine Deletion im Dystrophin-Gen ist ein sicherer Nachweis der DMD/BMD. Er gelingt jedoch nur in 70% der Fälle. Gegebenenfalls ist eine Ergänzung durch Western-Blot-Untersuchung des Dystrophins notwendig.

4.4 Ausschlußdiagnostik

Ausschluß anderer Muskeldystrophien, wie z.B. der Gliedergürteldystrophie oder der schweren kindlichen autosomal-rezessiven Muskeldystrophie, entzündlicher und metabolischer Myopathien und spinaler Muskelatrophien.

4.5 Nachweisdiagnostik

Die Verdachtsdiagnose kann aufgrund von Anamnese, klinischem Befund und erhöhter Kreatinphosphokinase gestellt werden. Gesichert wird die Diagnose entweder durch die Muskelbiopsie und/oder durch den Nachweis einer Deletion im Dystrophin-Gen.

4.6 Entbehrliche Diagnostik

EMG (häufig), bildgebende Verfahren (Ausnahme Ultraschall), Western Blot

4.7 Hinweise, wer welche diagnostischen Prozeduren ausführen sollte

Bei klinischem Verdacht und Nachweis einer erhöhten CK sollte die Biopsie in einem geeigneten Krankenhaus durchgeführt werden, das über ausreichende Erfahrung in der weiterführenden Diagnostik verfügt.

1. Erfahrung mit der Durchführung von Nadelbiopsien und offenen Biopsien.
2. Erfahrung mit neurophysiologischen Untersuchungen bei Kindern.
3. Zugang zu einem Muskelbiopsielabor mit Verfügbarkeit aller histologischen/histochemischen Techniken einschließlich der Immunfluoreszenz.

4. Verfügbarkeit molekulargenetischer Methoden, in der Regel an einem molekulargenetischen Institut.

5 Therapie

5.1 Kausale Behandlung

Zur Zeit nicht möglich.

5.2 Symptomatische Behandlung

a) Regelmäßige krankengymnastische Übungsbehandlung
b) Versorgung mit orthopädischen Hilfsmitteln (Nachtschienen, Swivel Walker, Rollstuhl)
c) Unterstützung der Atemmuskulatur durch Atemtraining und nächtliche Heimbeatmung
d) Kardiologische Überwachung (EKG, Echo) s. Kardiaka.

5.3 Medikamentöse Therapiemaßnahmen

Therapien mit Steroiden und Antioxidanzien zur Verlängerung der Gehfähigkeit werden versucht.

5.4 Interventionelle Therapiemaßnahmen

Frühzeitige kontrakturlösende Operation nach Rideau bei progredienten Gelenkkontrakturen.
Frühzeitige operative Stabilisierung der Wirbelsäule bei progredienter Skoliose.

6 Rehabilitation

a) Medizinisch: siehe 5.2 und 5.4.
b) Schulisch/beruflich: Sonderpädagogische Maßnahmen zur Integration des Kindes (Frühförderung, Kindergarten, Schule, Ausbildung).
c) Sozial: Finanzielle Leistungen zur Unterstützung der Teilnahme am Leben in der Gesellschaft.

7 Primäre und sekundäre Prävention, Schulung, Nachsorge, Behandlung von sekundären Folgeerkrankungen

Umfassende Aufklärung der Eltern und psychosoziale Beratung zur Vorbeugung und Behandlung auftretender Folgeprobleme der Behinderung.
Medizinische Prävention siehe 5.2.

Literatur

1. Angelini; C., Pegorado, E., Turella Es Intino, M., Pini, A., Costa, C.: Deflazacort in Duchenne dystrophy. Study of long term effect. Muscle and Nerv (1994) 17: 368–91.
2. Dubowitz, V.: Muscle disorders in childhood. A colour atlas. (1989) Wolfe Medical Publications LTDs, London.
3. Mortier W., Muskel- und Nervenerkrankungen im Kindesalter (1994) Georg Thieme Verlag, Stuttgart.
4. Naumann, T., Kollmannsberger, A., Weiss, S., Puhl, W.: Darstellung eines Konzeptes zur Behandlung der Duchenne Muskeldystrophie (DMD) mit dem Ziel der Verbesserung und Wiedererlangung der Geh- und Stehfähigkeit. Z.Orthop. 1994, 132: 327–34.
5. Samaha, F.J., Quinlan, J.: Dystrophinopathies: Classification and complication. J Child neurol 1996, 11: 13–20.
6. Walton J: Disorders of voluntary muscle. Fifth edition. (1988) Churchill Livingstone, Edinburgh.

VII Diagnostisches Vorgehen bei Hirntumoren

1 Krankheitsbezeichnung

Hirntumoren sind eigenständige Gewebsneubildungen des Gehirns oder seiner Hüllen, oder hämatogen oder per continuitatem aufgetretene metastatische Prozesse. Die verschiedenen nosologischen Entitäten sind durch Histologie und Lokalisation definiert (ICD–9: 191.0–191.99, 192.0–192.9, 194.3–194.4, 225, 0–225.9).

2 Basisinformation

Der Hirntumor ist eine intrakranielle Raumforderung (RF), die sich raumersetzend oder raumverdrängend ausbreitet. Er kann abgegrenzt oder infiltrierend wachsen, oder aber diffus auftreten (diffuse Gliomatose). Grad-III- und vor allem Grad-IV-Tumoren können sich im Liquorraum metastasierend ausbreiten, entlang der weichen Hirnhäute und des Ventrikelependyms, und sehr selten als extraneurale Metastasen (Germinome, Medulloblastome, Glioblastome, primitive neuroektodermale Tumoren, Ependymome, selten aber auch Grad-I/II-Astrozytome). Je länger die Überlebenszeit des Patienten ist, um so eher kann es zu seltenen Absiedlungen und zum Auftreten eines Zweit-Tumors kommen. Hier scheinen neben Radio- und Chemotherapie genetische Faktoren eine wichtige Rolle zu spielen, die sonst nur bei Tumoren im Rahmen einer Neurophakomatose (TS, NFl und NF2, Sturge-Weber-Syndrom, Angioblastom des Kleinhirns, Basalzellen-Naevus) und bei Retinoblastom als gesichert gelten dürfen.

Da die Artdiagnose zunächst offen ist und auch Abszesse, umschriebene Blutungen und reine Zysten sich als intrakranielle RF präsentieren können, muß in der Regel die endgültige Diagnose durch die Histologie erfolgen und nicht bereits aufgrund klinischer Symptome, bildgebender Verfahren oder neurophysiologischer Daten.

3 Leitsymptome

a) **Zeichen einer intrakraniellen Drucksteigerung:** Insbesondere bei Tumoren der Mittellinie früh im Krankheitsverlauf mit Kopfweh, Erbrechen, Nüchternerbrechen, Nackensteife, zunehmender Bewußtseinsstörung, Funktionsstörungen des kaudalen Hirnstamms in absteigender Höhe bis zu zentralen Atmungs- und Kreislaufregulationsstörungen.

b) **Lokalsymptome:** Bei supratentoriellen Tumoren zerebrale Anfälle, eventuell monosymptomatisch über Jahre. Halbseitige Symptome wie Hemiparese, sensorisches oder hemianopisches Defizit. Sprachstörungen, Wesensänderungen.

   Bei suprasellärem Sitz endokrinologische und visuelle Ausfallserscheinungen und früh Hirndruckerscheinungen.

   Bei Sitz im rostralen Hirnstamm Abmagerungssyndrom, zunehmende Freßsucht und Adipositas, Schlaf-Wach-Umkehr, endokrine Symptome.

   Bei Tumoren des kaudalen Hirnstamms die Trias Hirnnervenparesen, Ausfälle langer Bahnen und ataktische Symptome, oft ohne oder erst spät im Verlauf mit Hirndruckzeichen.

   Bei Tumoren des IV. Ventrikels und Vermis cerebelli frühe Hirndrucksymptome, ataktische Erscheinungen, Störungen des kaudalen Hirnstamms.

   Bei Tumoren der Kleinhirnhemisphäre ataktische Symptome, Nystagmus, spater erst erhöhter intrakranieller Druck.

Hirnnervenparesen können grundsätzlich lokalisierende Bedeutung haben (I, II, IV, V, VII, VIII, IX–XII), aber auch Zeichen einer intrakraniellen Drucksteigerung (III, VI, selten IV und VII und XII) sein. Die Affektion des N. acusticus und des V. Hirnnerven beim Kind im Kontext Hirntumor signalisiert praktisch immer Sitz im kaudalen Hirnstamm und nicht wie beim Erwachsenen Kleinhirnbrückenwinkelprozeß.

4 Diagnostik

Zielsetzung der gesamten Diagnostik bei Verdacht auf eine intrakranielle RF ist der Ausschluß oder die Bestätigung derselben, sowie die Bereitstellung von Ausgangsbefunden für eine gezielte Langzeitüberwachung nach Abschluß der Behandlung durch Operation, Chemotherapie und Radiotherapie. Im einzelnen geht es dabei um:

1) Die genaue Lokalisation des Tumors. Darstellung seiner Größe, Grenzen, Nachbarschaftsbeziehungen.
2) Erfassung seiner Lage zu Gefäßen und des Grades seiner Vaskularisation. Dabei kann es bei einigen Tumorarten wichtig sein, zuführende und abführende Gefäße zu identifizieren.
3) Erfassung seiner biologischen Charakteristika: erhöhte Tumormarker (AFP, CEA, ßHCG) in Liquor und Blut. Fähigkeit, Radionukleide zu speichern (Thallium-SPECT und IgF-SPECT können ggf. maligne oder benigne Tumoren differenzieren; im positiven Fall ist eine postoperative Verlaufsstudie mit diesen Methoden möglich).
4) Erhebung eines exakten neurophysiologischen Befundes, wobei pathologische Befunde der visuell evozierten Potentiale (VEP) als zusätzliche zerebrale, solche der akustisch evozierten Hirnstammpotentiale (AEHP) als Himstamm-, und solche der somatosensorisch evozierten Potentiale (SEP) als zerebrale oder Hirnstammsymptome zu bewerten sind. Das EEG gibt oft exakter als eine klinische Prüfung Hinweise auf eine Vigilanzstörung.

5 Empfehlenswerte diagnostische Schritte

Das MRT stellt in der Regel nicht den ersten, sondern einen wichtigen bestätigenden Schritt der Himtumordiagnostik dar. Jeder der folgenden Schritte kann im Einzelfall wichtig sein, jedoch sind nicht alle zugleich erforderlich. Nur im Notfall mit Gefahr der Einklemmung (Bewußtseinstrübung, Nackensteife, einseitige Okulomotoriusparese, cerebellar fits) ist der direkte Weg von der Klinik zur cCT/MRT und direkt in den OP sinnvoll.

a) Eine Schädelleeraufnahme in zwei Ebenen kann Auskunft über die Langständigkeit einer intrakraniellen Drucksteigerung geben. Eventuell sind Spezial-Nativaufnahmen des Schädels, etwa Aufnahmen nach REESE, des Meatus acusticus internus u.a.m. indiziert.

b) Neurophysiologische Untersuchungen:
EEG: insbesondere dann, wenn zerebrale Anfälle vorausgingen.
VEP: bei suprasellärem Prozeß.
AEHP und SEP: bei Prozeß im kaudalen Hirnstamm.
VEP und SEP: bei Sitz in der Großhirnhemisphäre.

c) Eine endokrinologische Diagnostik mit Einschluß von Belastungstests ist bei supraselärer RF und in der Nachsorge nach Schädelbestrahlung indiziert.

d) Ophthalmologische Untersuchung unter Einschluß von Fundoskopie, Visus und Gesichtsfelduntersuchung bei allen supraselären und intraorbitalen Raumforderungen und Prozessen im weiteren Bereich der Sehbahn bis zur Calcarina.

e) HNO-ärztliche Untersuchung: Hör- und Labyrinthfunktionsprüfungen bei Prozessen im Bereich des kaudalen Hirnstamms und im Kleinhirnbrückenwinkel.

f) Eine präoperative psychologische Untersuchung und psychometrische Evaluation ist zur Abschätzung krankheits und therapiebedingter kognitiver und neuropsychologischer

Ausfälle von großer Bedeutung. Bei Tumoren in der Nähe kritischer Hirnregionen kann mittels neuropsychologischer Testung, selektivem Wada-Test und funktionellem MRT das Risiko postoperativer Residuen besser eingeschätzt werden.

g) MRT/cCT, ggf. mit i.v. Kontrastmittel.

h) Die zerebrale Angiographie hat einen besonderen Stellenwert bei suprasellären RF und solchen der Pinealisloge/des Tectum mesencephali. Sie ist weiterhin wünschenswert bei all den Raumforderungen, die einen erheblichen i.v.-Kontrast geben, da eine Schrankenstörung und eine starke Vaskularisation nicht voneinander unterschieden werden können. Die Indikation muß in jedem Einzelfall in Absprache mit dem Neurochirurgen erfolgen.

i) Zur Liquordiagnostik bei intrakranieller Raumforderung: Diese ist grundsätzlich zu unterlassen, solange bei klinischem Verdacht nicht durch die bildgebenden Verfahren ausgeschlossen ist, daß eine große intrakranielle Masse oder ein Okklusionshydrozephalus vorliegt.

Umgekehrt muß, wenn beim Vorliegen einer Stauungspapille durch die bildgebenden Verfahren eine intrakranielle Raumforderung oder Hydrozephalie ausgeschlossen werden konnte, eine Liquoruntersuchung stattfinden, da hierbei eine Leukämie, ein andersartiger, die weichen Hirnhäute infiltrierender diffuser Prozeß des ZNS oder eine chronische Entzündung (z.B. eine Lyme-Borreliose) vorliegen kann.
Zur Tumordiagnostik im Liquor ist einschränkend zu sagen, daß die Ausbeute pathologischer Zellen nach der angewandten Konzentrationsmethodik und nach der Erfahrung des Beurteilers stark variiert und praktisch nie eine Artdiagnose aus dem Liquor allein möglich ist.

Literatur

1. Chang, C.H., Housepian, E.M., Herbert, C.: An operative staging system and a megavoltage radiotherapeutic technic for cerebellar medulloblastoma. Radiology (1969) 93: 1351–9.

2. Cohen, M.E., Duffner, P.K.: Brain Tumors in Children. Principles of Diagnosis and Treatment. (1994) Raven Press, New York.
3. Jacobi G.: Infratentorielle Tumoren des Kindes. Klinische Untersuchung zur Frage einer Hirnstammbeteiligung. Therapiewoche (1984): 1343–7.
4. Jacobi, G., Kornhuber, B.: Malignant Brain Tumors in Children. In: Jellinger, K. (editor): Therapy of Malignant Brain Tumors. (1987) Springer, Berlin, New York, p 396–493.
5. Laurent, J.P., Chang, C.H., Cohen, M.E.: A classification system for primitive neuroectodermal tumors (medulloblastoma) of posterior fossa. Cancer (1985) 56: 1807–9.

VIII Myelomeningozele

1 Krankheitsbezeichnung

Meningomyelocele (MMC), Spina bifida aperta (SB)
ICD–10 Nr. Q 05.9, mit Hydrozephalus Q 05.4. ICD-Nr. nach Läsionshöhe: Cervical Q 05.5, mit Hydrozephalus Q 05.0; thorakal Q 05.6, mit Hydrozephalus Q 05.1; lumbal Q 05.7 mit Hydrozephalus Q 05.2; sakral Q 05.8, mit Hydrozephalus Q 05.3.

2 Definitionen, Basisinformation

Die MMC ist die klinisch bedeutendste Form von Neuralrohrdefekten. Die Häufigkeit wird mit 0,5-1 % der Neugeborenen angegeben. Der Schädigungszeitpunkt liegt zwischen dem 22. bis 28. Schwangerschaftstag. Es ist von einer multifaktoriellen Genese auszugehen. Neben genetischen Faktoren sind u. a. Folsäureantagonisten (Valproinsäure) von Bedeutung. Die betroffenen Organsysteme sind das ZNS (Hydrozephalus, Chiari-Syndrom, spinale Fehlbildungen), das Muskel-Skelett-System sowie die ableitenden Harnwege und der Darm. Der Schweregrad der Erkrankung richtet sich nach der Läsionshöhe und dem Ausmaß der assoziierten Fehlbildungen. Verteilungshäufigkeit der Läsionshöhe: 4 % zervikal, 6 % thorakal, 15 % thorako-lumbal, 37 % lumbal, 27 % lumbo-sakral, 11 % sakral. In 75–90 % sind ein Hydrozephalus und ein Chiari-Syndrom vorhanden.

3 Leitsymptome

3.1 Querschnittsyndrom

Schlaffe motorische und sensible Lähmung in Abhängigkeit von der Läsionshöhe, neurogene Blasen- und Darmentleerungsstörung.

3.2 Hydrozephalus

Makrozephalie, Erbrechen, Kopfschmerz, Sonnenuntergangsphänomen.

3.3 Chiari-Syndrom

Hirnstammfunktionsstörungen (schlafbezogene Atemstörungen, Schluckstörungen, Stridor).

3.4 Wirbelsäule und untere Extremitäten

Skoliose, Kyphose und Fehlstellungen der Hüft-, Knie- und Sprunggelenke.

3.5 Assoziierte spinale Fehlbildungen

(Lipom, Diastematomyelie, Syringo-/Hydromyelie-Komplex. Tethered cord): progrediente motorische und sensible Funktionsverluste, Spastik. Kontrakturbildung, Schmerzen.

4 Diagnostik

4.0 Klinische Diagnostik

4.0.1 Säuglingsalter

Motorik, Kopfumfang, Augen, psychomotorische Entwicklung.

4.0.2 Schulkind und Jugendliche

Siehe oben, Fundus, Ventil, Vitalkapazität, Harnwege, Genitale, Wirbelsäule, untere Extremitäten, Sozialkompetenz, Tethered-cord-Syndrom (s.o.).

4.1 ZNS

4.1.1 Zielsetzung einzelner apparativer diagnostischer Verfahren

Zerebrale Sonographie: Hydrozephalus, Ausgangs- und Verlaufsdiagnostik; Spinalkanal: Tethered cord (Gefäßpulsationen, Atemverschieblichkeit)
Myelo-CT: Diastematomyelie und andere Wirbelfehlbildungen, kraniales CT: Hydrozephalus nach Verschluß der Schädelnähte
MRT: Basisdiagnostik für zerebrale und spinale Fehlbildungen
Evozierte Potentiale (Medianus-SEP, Tibialis-SEP, AEP, Transkranielle Magnetstimulation): Verlaufsdiagnostik für spinale und Hirnstammfunktionsdiagnostik
Polysomnographie: Hirnstammfunktionsdiagnostik
EEG: Hirndruck (Allgemeinveränderung), Krampfaktivität

4.1.2 Bewertung einzelner diagnostischer Verfahren

Sonographie: Breite Anwendung in der Basis- und Verlaufsdiagnosik, v. a. im Säuglingsalter
CT: Präoperative Darstellung knöcherner spinaler Fehlbildungen, kraniales CT bei Verdacht auf Drainageinsuffizienz nach Verschluß der Schädelnähte

MRT: Differenzierte Darstellung von zerebralen und spinalen Fehlbildungen in allen Altersstufen, insbesondere präoperativ
Evozierte Potentiale: Verlaufsdiagnostik, die in Kombination mit den klinischen Befunden aussagekräftig ist.

4.1.3 Hinweise, wer welche diagnostischen Prozeduren ausführen sollte

CT/3D-CT/MRT: Neuroradiologe
Sonographie: Pädiater, Pädiatrischer Neurologe
Evozierte Potentiale: Neuropädiater, Neurologe

4.2 Niere, Blase

4.2.1 Zielsetzung einzelner apparativer diagnostischer Verfahren

Sonographie: Basisdiagnostik bezüglich von Fehlbildungen der ableitenden Harnwege, Wachstum und Entwicklung der Nieren, Darstellung von Abflußstörung und Druckschädigung, Konkrementdarstellung, Pseudozyste am peritonealen Shuntende.
MCU: Reflux, Druckschädigung der Blasenwand, Darstellung der Urethra.
Videozystomanometrie: Entleerungscharakteristik unter Einbeziehung des Druckes, Elastizität und Kontraktilität von Blase und Blasensphinkter.
Nierenszintigraphie: Messung des Plasmaflusses oder der glomerulären Filtration global und seitengetrennt.
Urin: Infektionsdiagnostik.
Infusionsnephrogramm: Beurteilung des oberen Harntraktes, funktionell und strukturell.
Blutentnahme: Messung harnpflichtiger Substanzen.

4.2.2 Zusammenstellung einer gebräuchlichen Auswahl

Zur Basisdiagnostik gehören vor dem 3. Lebensmonat Sonographie, ab dem 3. Monat Videozystomanometrie/Urodynamik, Urindiagnostik, Blutentnahme. Bei pathologischem Sonographiebefund und/oder Videozystomanometrie wird eine seitengetrennte Nierenszintigraphie empfohlen.
Monatliche Urinkontrollen.
Bei unauffälliger Basisuntersuchung in halbjährlichen Abständen Sonographie und Videozystomanometrie, ab dem 3. Lebensjahr 1mal jährlich mit Blutentnahme.

4.2.3 Bewertung einzelner diagnostischer Verfahren

Im Zentrum der Diagnostik stehen die Sonographie, die Videozystomanometrie (Urodynamik) und regelmäßige Urinkontrollen zur Erfassung von Harnwegsinfekten. Eine Szintigraphie sollte bei besonderen Risiken für eine Störung des oberen Harntraktes erfolgen.

4.2.4 Entbehrliche Diagnostik

Die Durchführung eines Infusionsnephrogrammes ist nur noch in wenigen Ausnahmefällen erforderlich.

4.2.5 Hinweise. wer welche diagnostischen Prozeduren ausführen sollte

MCU, IVP, Videozystomanometrie: Nephrologe/Urologe, Kinderchirurg.

4.3 Darm

Keine Routinediagnostik: bei konservativ nicht beherrschbarer Entleerungsstörung Manometrie des Enddarmes (Gastroenterologe/Kinderchirurg), Koloskopie (Gastroenterologe/Kinderchirurg)

4.4 Haut

Dekubitusprophylaxe, Dekubitusausschluß

5 Therapie

5.1 Kausale Behandlung

Eine kausale Behandlung ist nicht möglich.

5.2 Symptomatische Behandlung

5.2.1 Neurologie

Physiotherapie

5.2.2 Darm

Kombination von Diät, Stuhlregulanzien und Laxanzien, Konditionierung, Biofeedback und Irrigationstechniken.

5.2.3 Haut

Dekubitusprophylaxe/-therapie

5.3 Medikamentöse Therapiemaßnahmen

5.3.1 ZNS

5.3.1.1 Bei Epilepsien

Siehe dort.

5.3.1.2 Hirndruck/Chiari-Syndrom

In Ausnahmefällen zur Überbrückung einer operativen Behandlung Acetazolamid 5–10 mg/kg Tag in 1–2 Einzeldosen. Unterdruck/Schlitzventrikel: Vergrößerung der Trinkmenge.

5.3.1.3 Bei spinaler Spastik

Zum Beispiel Versuch mit Dantrolen 3–4x tgl. 2 mg/kg KG (meist individuelle Dosierung).

5.3.2 Blase/Niere

5.3.2.1 Infektionen

Antibiose entsprechend Antibiogramm. Bei rezidivierenden Infekten nach Beginn des intermittierenden Katheterisierens und vesico-ureteralem Reflux Dauerprophylaxe über mindestens 6 Monate. Cave: hohe Leukozytenzahlen nach Ileum-/Colon-Interposition.

5.3.2.2 Neurogene Blasenentleerungsstörung, insbesondere Detrusor-Sphinkter-Dyssynergie

Anticholinerge Substanzen Propiverin bis 1 mg/kg/Tag, Oxibutynin 0,5 mg/kg/Tag. Medikamentöse Therapie in Kombination mit sauberem intermittierendem Einmalkatheterisieren.

5.3.3 Darm

Weichmacher (z. B. Lactulose), Stimulanzien (Senna, Bisacodyl). Reflexentleerung via rektale Stimulation (z. B. Lecicarbon Supp.). Bikarbonatsubstitution evtl. bei Verlust durch interponiertes Darmsegment/Blasenaugmentation.

5.4 Interventionelle Therapiemaßnahmen

5.4.1 Niere, Blase

Sauberes intermittierendes Einmalkatheterisieren. Credé- und Reflexentleerung sind obsolet.

5.5 Chirurgische Therapiemaßnahmen

5.5.1 ZNS

5.5.1.1 Primärversorgung

Innerhalb von 24–48 Stunden nach der Geburt durch einen Neurochirurgen/Kinderchirurgen in mikrochirurgischer Technik in latexfreier Umgebung.

5.5.1.2 Hydrozephalus

Ventriculo-peritonealer Shunt, selten ventriculo-atrialer Shunt. Bei späterer Shuntinsuffizienz operative Revision.

5.5.1.3 Chiari-Syndrom

Nur bei klinischen Symptomen Dekompressionsoperation unter Einbeziehung des 4. Ventrikels ggf. mit Resektion der kaudalen Anteile der Kleinhirntonsillen.

5.5.1.4 Tethered cord

Nur bei klinischen Symptomen Neurolyse in mikrochirurgischer Technik.

5.5.2 Blase, Niere

Ggf. operative urologische Verfahren (z. B. Blasenaugmentation, Reflux-OP, Kontinente Ableitungen).

5.5.3 Darm

Bei individueller Indikation Anlegen eines künstlichen Analsphinkters

5.5.4 Skelett/Muskelapparat

Bis zum Abschluß des Wachstums stehen bei Kontrakturen Weichteileingriffe im Vordergrund (Tenotomien und Sehnenverlängerungen). In Ausnahmefällen ergibt sich die Indikation zur knöchernen Hüftrekonstruktion oder Derotationsosteotomien der Unterschenkel. Bei progredienter Skoliose ist die operative Stabilisierung sinnvoll, bei ausgeprägtem Gibbus kann eine Gibbusabtragung erforderlich werden.

6 Habilitation, Rehabilitation

6.1 Im Vordergrund der Habilitation steht die eigenständige Bewegungsentwicklung des Kindes mit Integration in Regeleinrichtungen. Diese wird durch die Kombination von Physiotherapie und läsionsgerechten, körpernahen (Orthesen, Korsett, Swivel-Walker, Parawalker) und körperfernen (Rollstuhl, Sitzschalen) Hilfsmitteln und weiteren entwicklungfördernden Therapien unterstützt. Rehabilitationsmaßnahmen können nach komplexen operativen Eingriffen zur Mobilisierung und zur Sicherung des Operationsergebnisses indiziert sein.

6.2 Behandlung von Sinnesstörungen und Teilleistungsstörungen

6.3 Psychosoziale Maßnahmen

Kindergarten/Schulberatung, Intervention bei psychoreaktiven Störungen, Hygieneberatung, Sauberkeitserziehung, Sexualberatung, allgemeine Gesundheitsberatung aufgrund der vielfältigen Risiken.

7 Primäre und sekundäre Prävention

7.1 Primäre Prävention

Folsäureprophylaxe: bei Frauen im gebärfähigen Alter 0,4 mg/Tag bis zum Abschluß des 3. Schwangerschaftsmonats. Bei erhöhtem Risiko (siehe unter 2.) 4 mg/Tag.

7.2 Sekundäre Prävention

Schwangerschaftsvorsorge mit Ultraschalluntersuchung und Bestimmung des α-1-Fetoproteins aus Fruchtwasser oder Serum. Primäre Sectio bei Diagnose in der Spätschwangerschaft zur Verhinderung zusätzlicher mechanischer Schädigung.

7.3 Schulung

Sauberes intermittierendes Einmalkatheterisieren (clean intermittent catheterization): bei Kleinkindern Anleitung der Familie und anderer Betreuungspersonen; bei Schulkindern Anstreben des Selbstkatheterisierens. Hilfsmittel: Gebrauchstraining, z.B. Rollstuhltraining, Stehtraining. Selbstüberwachung der Ventilfunktion.

Literatur

1. Ferrari A. Convenio di assistenza del bambino con spina bifida. In: Riabilitatione in eta evolutiva. Padua, 1988.
2. Galloway NTM, Melras JA, Utelins M, Webster GD. An objective score to predict upper tract deterioration in myelodysplasia. J Urol 1991;145:535–7
3. Holter M, Feiwell E, Perry R, Bannett Ch. Bone and Joint Surg 1973; 55 A:137–48. Functional ambulation in patients with myelomeningocele.
4. J. Kries v R, Lenard HG. Anmerkungcn zur Prävention von Neuralrohrdefekten durch Folsäure. Monatsschr. Kinderheilkunde 1994;142:705–11.
5. Mazur JM, Shurtleff D, Menelans M, Colliver J. Orthopaedic management of high-level spina bifida. J Bone and Joint Surg 1989: 56–61.
6. McLone DG, Naidich TP. Myelomeningocele: Outcome and late complications. In: Pediatric Neurosurgery 1989, 53–69.
7. Parsch KD, Schulitz KP. Das Spina-bifida Kind, Klinik und Rehabilitation. Georg Thieme Verlag Stuttgart, 1972.

8. Perez LM, Khoury J, Webster GD. The value of urodynamic status in infants less than 1 year old with congenital spinal dysraphism. J Urol 1992;148: 5–82.
9. Stark GD. Spina bifida problems and management. Oxford: Blackwell Scientific Publications, 1977.
10. Thon WF, Thon A, Grünewald V, Höfner K. Urologische Langzeitbetreuung von Patienten mit Myelomeningozele: Diagnostik (I); Therapie (II). Akt. Urol. 1994; 25:55–62 und 63–76.

IX Virale Infektionen

1 Krankheitsbezeichnung

Virale Infektionen von Gehirn und Rückenmark

2 Definitionen, Basisinformation

Virusmeningitis: akute Entzündungsreaktion der Meningen auf eine virale Infektion; viraler Erreger bleibt bei mehr als der Hälfte der Fälle unerkannt; in Mitteleuropa bei Kindern am häufigsten Infektion durch Enteroviren und das Mumpsvirus; Prognose fast immer gut.

Virusenzephalitis: virusinduzierte Erkrankung des Hirnparenchyms mit 3 unterschiedlichen Manifestationen:

1) **akute/subakute Enzephalitis,** direkt erregerbedingt (z.B. Herpes-simplex-Virus-(HSV-)Enzephalitis),
2) **postinfektiöse Enzephalomyelitis,** immunpathogenetisch bedingt, überwiegend das Marklager betreffend,
3) **Slow-virus-Infektionen des ZNS** bei persistierendem Erreger (z.B. SSPE: subakut sklerosierende Panenzephalitis); bei zwei Drittel aller akuten Erkrankungsfälle ungeklärter Erreger; HSV-Enzephalitis therapeutisch und prognostisch am bedeutsamsten; die postinfektiöse Enzephalomyelitis wird als Komplikation u.a. bei Masern, Varizellen, Röteln und Mumps beobachtet.

Virusmyelitis: seltener als Virusmeningitis oder -enzephalitis; als Erreger vornehmlich Herpesviren (Herpes-simplex-Virus Typ 2, Varizella-Zoster-Virus (VZV), Epstein-Barr-Virus).

3 Leitsymptome

Virusmeningitis: Fieber, Kopfschmerzen. Nackensteife, Photophobie, Übelkeit und Erbrechen; Besonderheiten: bei Mumpsmeningitis häufig milde meningitische Symptomatik, obwohl Liquorpleozytose bei 50 % aller Mumpserkrankungen nachweisbar.
Virusenzephalitis: Fieber, Vigilanzstörungen, psychotische Episoden, epileptische Anfälle, fokale neurologische Symptome. Besonderheiten: bei HSV-Enzephalitis rezidivierende komplex-fokale Anfälle, bei Neugeborenen septisches Krankheitsbild; bei VZV-Enzephalitis zerebelläre Symptome; bei FSME hohes Fieber und ausgeprägter Meningismus; bei Tollwut Hydrophobie und inspiratorischer Muskelkrampf; bei SSPE stadienhafter progredienter Verlauf mit zunächst Verhaltensstörungen und intellektuellen Defiziten, dann neurologischen Symptomen und Epilepsie und schließlich Dezerebrationsstarre.
Virusmyelitis: sehr variable Symptomatik mit flüchtigen neurogenen Blasenstörungen als Minimalform und komplettem Querschnittssyndrom als Maximalform.

4 Diagnostik

4.1 Zielsetzung einzelner apparativer diagnostischer Verfahren

a) Liquordiagnostik: Nachweis entzündlicher Liquorveränderungen, Erreger- bzw. Antikörpernachweis, Ausschluß einer bakteriellen Infektion
b) EEG: Nachweis einer fokalen oder diffusen Hirnfunktionsstörung
c) MRT: Nachweis entzündlicher zerebraler oder spinaler Veränderungen.

4.2 Zusammenstellung einer gebräuchlichen Auswahl

a) Liquor: Zellzahl und -differenzierung, Gesamteiweiß, Zucker, Liquor-Serum-Quotienten für Albumin, IgG, IgA, IgM, oligoklonale IgG-Banden, bakteriologische Liquorkultur, Antikörper gegen Borrelia burgdorferi
b) EEG
c) MRT: bei Enzephalitis und Myelitis
d) Erregerspezifische Diagnostik aus Blut, Liquor, Stuhl und Urin nach Maßgabe assoziierter, diagnostisch wegweisender anamnestischer oder klinischer Befunde; bei Enzephalitis HSV-Diagnostik (PCR sowie IgG- und IgM-Antikörper in Blut und Liquor) obligat
e) Hirnbiopsie: nur bei nicht identifizierbaren entzündlichen ZNS-Prozessen mit rascher Progredienz als Ultima ratio

4.3 Bewertung einzelner diagnostischer Verfahren

a) Liquor:

	Virusmeningitis	**Virusenzephalitis**	**Slow-virus-Erkrankung**
Zellzahl	bis 1000/μl	10–30/μl	normal
Zelldiff.	initial polynukleär dann mononukleär	mononukleär	mononukleär
Eiweiß	500 (–1000) mg/l	bis 1500 mg/l	normal (selten ↑)
Albumin-Quotient	< 8 (selten –20)	bis 30	< 20
IgG-Quotient	normal	normal	↑
Oligoklon.IgG	0	0	+

b) EEG: diffuse Allgemeinveränderung; Besonderheiten: bei HSV-Enzephalitis fakultativ Herdbefunde mit periodischen Komplexen; bei SSPE triphasische Wellen mit frontotemporaler Betonung simultan zu Myoklonien (Radermecker-Komplexe).
c) MRT (T2-gewichtete Spinechotechnik): bei Enzephalitis hyperintense fokale Veränderungen; Besonderheiten der Lokalisation: bei HSV-Enzephalitis temporo-basale, periinsuläre und zinguläre Herdveränderungen; bei postinfektiöser Enzephalomyelitis großflächige Marklagerveränderungen; bei Frühsommer-Meningoenzephalitis (FSME) asymmetrischer Stammganglienbefall.
d) Erregerdiagnostik:
Antikörpernachweis: mindestens 4facher Titeranstieg der erregerspezifischen Antikörper mit Latenz von 7–10 Tagen; Besonderheiten: eine HSV-Enzephalitis ist durch einen negativen IgM-Befund nicht ausgeschlossen; die FSME kann in der Frühphase durch den Nachweis spezifischer IgM-Antikörper im Serum zuverlässig diagnostiziert werden.
PCR: für die meisten Erreger noch nicht routinemäßig etabliert bzw. evaluiert; bei der HSV-Enzephalitis aussagekräftiger als der Antikörpernachweis, jedoch initial negative Befunde möglich.
Virusisolierung: Methode der Wahl bei Enterovirusinfektionen (Liquor), jedoch nur bei Epidemien sinnvoll.

4.4 Ausschlußdiagnostik

Virusmeningitis: Weder klinisch noch anhand des Liquorbefundes ist die Borrelienmeningitis abzugrenzen, so daß bei jedem Erkrankungsfall routinemäßig die Liquoruntersuchung auf Antikörper gegen Borrelia burgdorferi indiziert ist. Ferner ist die Möglichkeit einer antibiotisch anbehandelten bakteriellen Meningitis zu bedenken. Weitere Differentialdiagnosen einer Virusmeningitis sind: tuberkulöse Meningitis, Pilzmeningitis, postvakzinale Meningitis, Infektion durch Myco-

plasma pneumoniae, Meningeosis leucaemica, Autoimmunerkrankungen (systemischer Lupus erythematodes, Sarkoidose), Migräne, medikamentös bedingte aseptische Meningitis (Immunglobuline, Isoniazid, Cotrimoxazol, Azathioprin).
Virusenzephalitis: Differentialdiagnostisch ist eine Intoxikation zu bedenken (EEG: β-Aktivität; stets initiale Blut- und Urinprobe asservieren).
Virusmyelitis: Obligater Ausschluß einer spinalen Raumforderung mittels MRT.

4.5 Nachweisdiagnostik

Virusmeningitis: klinisch (kein septisches Krankheitsbild), Liquorbefund, negative bakteriologische Liquorkultur.
Virusenzephalitis: klinisch (hirnorganisches Psychosyndrom und epileptische Anfälle), Liquorbefund, MRT (fokale hyperintense Veränderungen), PCR auf HSV. Virusmyelitis: klinisch (Paraparese, autonome Störungen), Liquorbefund.

4.6 Entbehrliche Diagnostik

Bei der Virusmeningitis ergibt sich die Indikation für virologische Untersuchungen in der Regel nur bei epidemischem Auftreten.

5 Therapie

5.1 Kausale Behandlung

Eine kausale Therapie ist nur bei der HSV- und der VZV-Enzephalitis möglich.
Antivirale Therapie mit Aciclovir bei jedem Verdacht auf eine HSV-Enzephalitis und bei immunsupprimierten Patienten

sowie Neugeborenen mit VZV-Infektion bzw. Verdacht auf eine VZV-Enzephalitis (Dosierung: Säugl. bis 3 Monate und Kinder über 12 Jahre 30 mg/kg KG/d in 3 Einzeldosen, Kinder ab 3 Monaten bis 12 Jahren 1500 mg/m^2 KO/d in 3 Einzeldosen; Dauer: mindestens 14 Tage bei nachgewiesener HSV-Infektion).

5.2 Symptomatische Behandlung

Virusmeningitis: Antipyretika und Analgetika
Virusenzephalitis: Intensivmedizinische Behandlung mit Überwachung von Atmungs- und Herz-Kreislauf-Funktion sowie Flüssigkeits- und Elektrolytbilanzierung; Flüssigkeitsrestriktion; Vermeidung einer Hypoxämie, ggf. Intubation und Beatmung; Hirnödemtherapie, ggf. unter kontinuierlicher Hirndruckmessung mittels epiduraler Drucksonde; ggf. antikonvulsive Therapie
Virusmyelitis: engmaschige Überwachung der Blasenfunktion, ggf. Blasenkatheter; Thromboseprophylaxe; Kontrakturprophylaxe.

5.3 Chirurgische Therapiemaßnahmen

Bei Virusenzephalitis nach Maßgabe der Ausprägung des Hirnödems Indikation für Implantation einer epiduralen Drucksonde.

6 Habilitation, Rehabilitation

Frühzeitiger Beginn einer passiven und aktiven Physiotherapie; nach Maßgabe von Residualsymptomen Versorgung mit Hilfsmitteln; ggf. stationäre Rehabilitationsmaßnahme.

7 Primäre und sekundäre Prävention, Schulung, Nachsorge, Behandlung von sekundären Folgeerkrankungen

Primäre Prävention durch Impfung gegen Masern, Mumps und Röteln gemäß den Empfehlungen.
Primäre Prävention durch Indikationsimpfung gegen Frühsommer-Meningoenzephalitis.
Bei jeder Virusmeningitis und -enzephalitis Hörtest 6 bis 8 Wochen nach der Erkrankung.
Antikonvulsive Langzeittherapie bei postenzephalitischer Epilepsie (erhöhtes Risiko insbesondere nach HSV-Enzephalitis).
Spezielle Rehabilitationsmaßnahmen nach HSV-Enzephalitis, bei der als besondere Residuen aphasische Störungen und Verhaltensauffälligkeiten möglich sind.
Nach § 3, Abs. 2 des deutschen Bundesseuchengesetzes sind Erkrankung und Tod an Virusmeningitis und -enzephalitis meldepflichtig.

Literatur

1. Hanefeld F (1986) Children with Infections of the Nervous system. In: Gordon N, McKinlay I (eds.) Neurologically sick children: Treatment and management. p 36–67. Blackwell, Oxford.
2. Prange H (1995) Infektionskrankheiten des ZNS. Chapman & Hall, Weinheim.

Sachverzeichnis

A

B

C

D

E

F

G

I

J

K

L

M

O

P

Q

R

U

V

W

X

Z